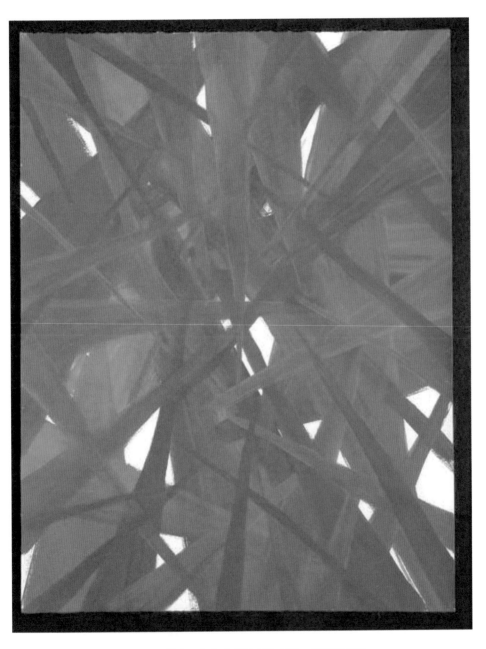

圖 3.1：憤怒（廣告顏料於 12"×26"畫紙）

（p.54）

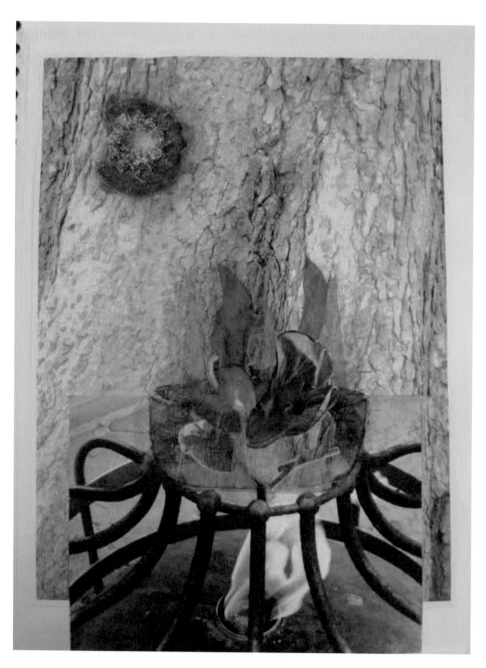

圖4.8：永恆滋養

（p.77）

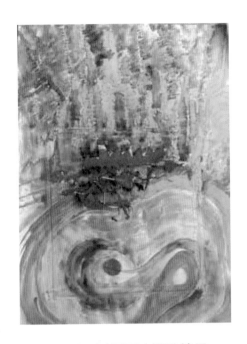

圖5.4：(a)周圍空間的擴展

（p.93）

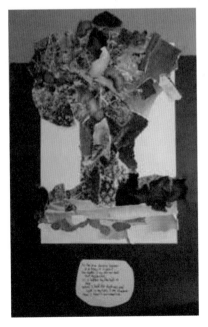

圖10.3：個人的樹

（p.171）

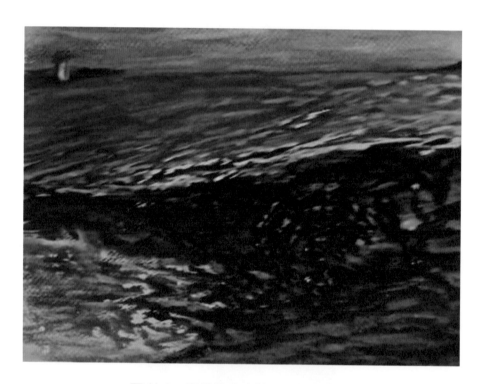

圖 11.1：母親的癌症被沖刷掉的意象

（p.178）

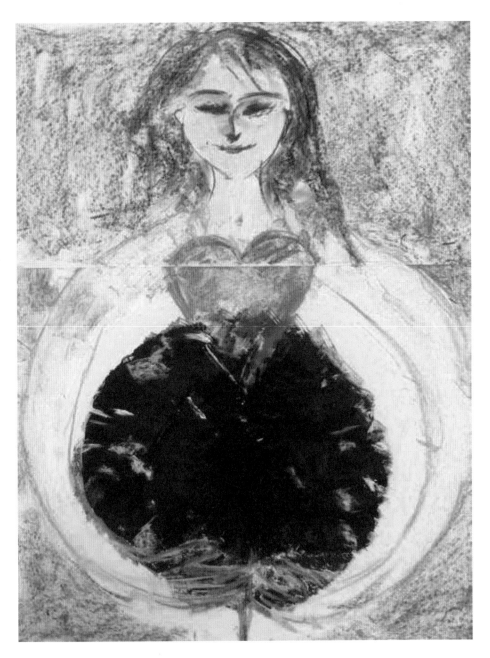

圖 14.6：它需要什麼？

（p.239）

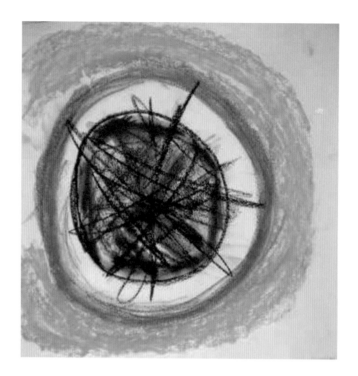

圖 15.2：Nick 被包圍的球體

（p.253）

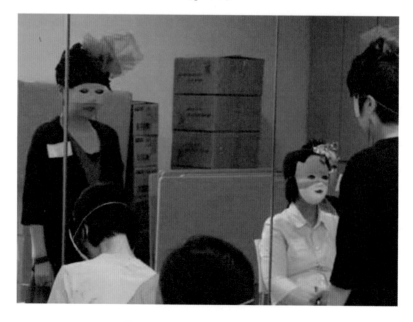

圖 16.9：來自半面具的聲音

（p.272）

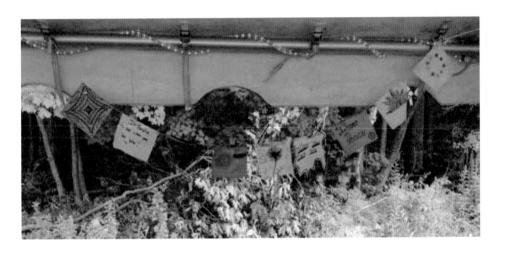

圖 18.5：祈禱旗：「我想要帶走什麼」

（p.303）

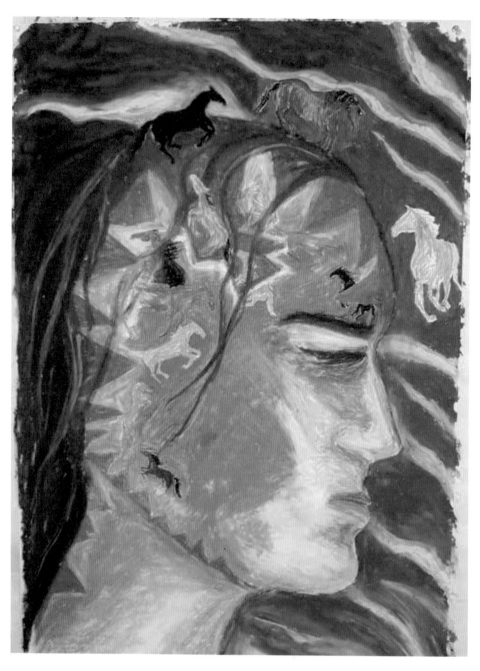

圖 19.1：惱怒思緒的學生作品

（p.322）

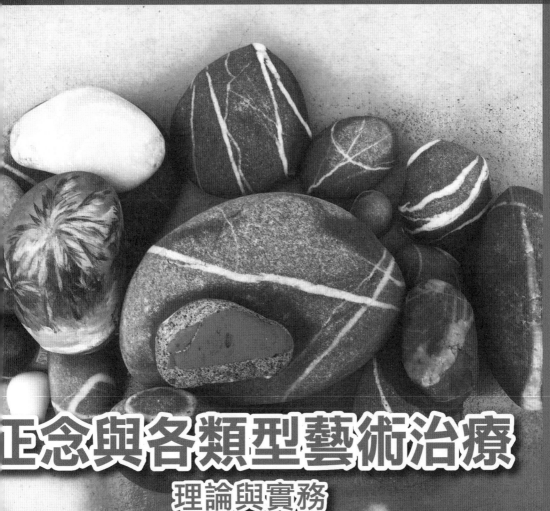

正念與各類型藝術治療
理論與實務

Laury Rappaport 主編

吳明富 審閱　　吳明富、陳雪均、江佳芸 譯

Mindfulness and the Arts Therapies
Theory and Practice

Mindfulness and the Arts Therapies

Theory and Practice

Edited by Laury Rappaport, Ph.D.
Foreword by Jakusho Kwong-roshi

First published in the UK and USA in 2014 by Jessica Kingsley Publishers Ltd
73 Collier Street, London, N1 9BE, UK
www.jkp.com

Printed in [*country*]

目錄

主編簡介

Laury Rappaport, Ph.D., REAT, ATR-BC, MFT

Laury Rappaport 是一位在表達性藝術領域的先驅。她目前在 Sonoma State University 任教，也在國際上訓練其他的專業人士，同時也擔任 Lesley University, Notre Dame de Namur University 和 Five Branches University 的兼任講師。她是《澄心聚焦藝術治療》（*Focusing-Oriented Art Therapy*）的作者，也是澄心聚焦和表達性藝術學院的創始人和主任，並且是加州健康與療癒學院薩德康健（Sutter Health）診所的一位整合型心理治療師。

譯者暨審閱者簡介

吳明富

學歷

美國聯合大學跨域整合研究藝術治療博士

美國路易維爾大學表達性治療碩士

國立臺北教育大學初等教育學士

經歷

臺北市立大學視覺藝術學系碩士班藝術治療組專任副教授

國立臺灣大學社會工作學系兼任副教授

美國紐約希望之門青少年中心藝術治療師

專長領域

人本─完形─存在取向藝術治療、個別與團體督導、失落與悲傷輔導、
正念存在攝影治療

譯者簡介

陳雪均

學歷

美國加州整合研究學院（CIIS）東西方心理學博士

國立彰化師範大學輔導與諮商學系碩士、學士

經歷

國立彰化師範大學輔導與諮商學系專任助理教授

國際分析心理學會（IAAP）榮格分析師

美國舊金山原型象徵檔案研究中心（ARAS）志願助理

專長領域

身體取向榮格心理分析、真實動作療法、意象體現療法、
芳香療法、直覺式塔羅牌諮詢、樹的原型象徵與心靈

江佳芸

學歷

 美國那慕爾聖母大學藝術治療博士

 美國路易維爾大學藝術治療碩士

 美國福特赫斯州立大學心理學學士

經歷

 加州西海岸兒童診所兒童青少年心理治療師

 美國北加州藝術治療協會公共關係委員

 美國藝術治療協會期刊評閱員

專長領域

 安寧療護、兒童青少年團體輔導、個別輔導、兒童與親子瑜伽

譯者與審閱者序
拾石漫步

封面故事

　　偶爾，連續假期我會開著二十幾年的貨卡老車，帶著柴犬「小樹」到臺東興昌一間靠海的小屋，在那裡待上個幾天，遠離塵囂、沉澱靜心。

　　每天清晨和傍晚牽著「小樹」散步，早已被我視為是一種正念練習，一種向新的一天道早安和說再見的儀式。

　　來到臺東小屋亦不例外，總會沿著海岸、伴著浪聲，靜走一、兩個小時。在這一段行禪裡，「小樹」熱切的左聞右嗅尋求生理的解放，我則望向廣闊大海放空心神。這段路並不好走，腳踏的不是柔軟舒適的沙灘，而是猶如健康步道的石灘。興致一來，背著皮袋，沿灘撿拾被海水沖刷過的石頭。

　　經過潮浪洗禮過的它們，外表看起來格外清新漂亮，尤其是那些有著單純或錯綜白色紋理，襯映著深色石面的大小卵石，十分吸引我的目光。於是，觀海漫步頓時變成採石靜觀，一心一意、不偏不倚的當下專注，踏著石堆尋找著會驅使我伸出手將其拾起的那顆幸運石。

　　回到小屋，倒出皮袋裡的「戰利品」，眼前的石頭散亂一地，隨著水份的蒸發，已不復當時的純淨清亮，露出石頭原本的黯灰與坑洞，映證了時間的蒼桑。當下，小小困頓了一下，為何「今非昔比」，不久前還閃亮迷人，如今少了海水的滋潤，顯得暗淡無光，頓時有種被時間詐騙的感覺。

　　索性將這些形狀各異的卵石排列起來，利用它們各自獨特的紋理，創作出一幅「拼貼畫」。接著，澆淋上些許清水，瞬間讓每顆石頭清醒過來，像盛開的花朵一樣，彼此爭奇鬥豔。最後，再擺上一顆彩繪石頭，成就出一件自然與

人工交織而成的藝術作品。

　　生活如潮汐，日復一日、年復一年歷經沖刷推擠的我們，隨著時間難免被磨出瘡孔、枯燥耗竭，需要定期被滋養。日常的正念靜觀與藝術創作，猶如能涵養滋潤石頭的海水，使我們紋理清晰、越見美麗。

譯詞說明

　　翻譯此書並非一件易事，我們一直掙扎於如何選擇合適的中文譯詞來詮釋某些英文字句和專有名詞。畢竟一個英文單字，根據上下文脈絡，可能會有好幾組不同的中文字詞來直譯，整體意思也會因字彙的選擇而稍有差異。因此，以下提出本書中幾個重要翻譯詞彙做進一步的解釋，希望減少讀者在閱讀時的障礙。儘管如此，仍會有不少未能詳盡釐清的部分，盼能瑕不掩瑜的忠實呈現原文作者的寫作意圖。

　　「正念」這一專有名詞（英語原文為 mindfulness）常會讓人產生困惑，在翻譯上也頗有爭議，因為乍聽之下也許會誤以為是「正向的意念」的節縮。若用這樣的詮釋連結到心理治療領域，表面上可能說得通。很多時候助人工作者的確會期望患者或個案能保有正向的思維、帶著正向的意念、付諸正向的行動，達到正向的改變，但實際上這並非「正念」真正的意涵，也會扭曲了mindfulness 原本的字義。

　　mind（名詞）在本書中譯為「心神」（有些中文書翻成心或心靈；有些則譯為精神，在此綜合兩者），而 mindful（形容詞）和 mindfulness（名詞）在本書中盡可能統一譯為「正念的」和「正念」。

　　不偏不倚謂之「正」（如：正中）；即時即地（當下）亦謂之「正」（如：正在），而心中的想法則稱之為「念」（如：意念）。正念可以是一種一心一意、不偏不倚（just right）的當下（right now）專注、留意、注意、覺知、覺察、關照、關注、觀察自己心神和身體的狀態，同時意識到外在環境對自己身心的影響。因此，在這裡選擇「正念」這一譯詞是要強調「此地此時（here and now）的身心覺照」。

meditation（名詞）通常被翻譯為「冥想」，或在前面多加個「靜心」兩個字，變成「靜心冥想」；當然也有作者將其詮釋為「內觀」。在翻譯此書之前，我並沒有多想這些譯詞的適切性，也習慣在操作時使用「冥想」二字。只是由於本書大量使用 meditation，我發現若統一套用「冥想」，在許多上下文脈絡中並不妥當；再者，「冥」想多少帶點「宗教性」的意涵，且容易讓人覺得 meditation 是需要「想」的，而這似乎又不是那麼貼切。經過深思熟慮後，我發現「靜心內觀」較能符合自己從事 meditation 的經驗，因此本書統一取其節縮，以「靜觀」兩字來翻譯。

其他還有出現較多的譯詞，如：「反映」或「反思」（reflect, reflection）；「沉思」（contemplate, contemplation）；「回應」（respond, response）；「反應」（react, reaction）；「關懷」（compassion, compassionate）；「臨在」（presence）；「同理」（empathy）；「關注」（attention）；「洞見」（insight）；「澄心聚焦」（Focusing）……等，也都希望統一翻譯，以免造成混淆。

最後，-based（譯為「本位」）這個用法，在「正念減壓」的英語原文 Mindfulness-Based Stress Reduction 中有出現，為了不與這個目前在臺灣已普遍熟知的專有名詞衝突，中文翻譯並不特別加上「本位」二字。其他的治療取向，如：正念認知治療（Mindfulness-Based Cognitive Therapy）、正念飲食覺察治療（Mindfulness-Based Eating Awareness Therapy）、正念藝術治療（Mindfulness-Based Art Therapy）和正念表達性藝術治療（Mindfulness-Based Expressive Arts Therapies），也都不特別將「本位」譯出；然而在第一章內文中有出現 mindfulness-informed therapy 和 mindfulness-based therapy 兩種不同的模式，為此，前者翻成「正念知情治療」；後者譯為「正念本位治療」。

結語

藝術本來就是正念的，創作即是一種靜觀；然而，關鍵的前提是，我們得「正念的」把藝術創作的意圖放在自己身上，而非意欲討好他人、迎合市場或

屈就某些的審美標準。我常跟學生們開玩笑說：創作要「霸氣」一點——放下過去的包袱，拋開他人的眼光，靜默內在批判的聲音，「觀自在」當下的身心狀態。靜觀，靜心內觀，而非太過重視外觀，否則容易引發「藝術創傷」。我想，任何藝術型式都是一樣的。

《正念與各類型藝術治療：理論與實務》這本書，除了一開始的引言、第一章的概論和根源，以及最後一章的神經科學觀點外，其他章節均以「前言」、「理論架構」、「臨床應用」、「總結」為架構來撰寫，闡述關於正念與各類型藝術治療的整合。由於本書的英文標題為 *Mindfulness and the Arts Therapies*，強調複數的 Art Therapy，也就是包含：美術治療、舞蹈治療、音樂治療、戲劇治療⋯⋯等多元藝術療法。因此，在中文書名和譯文中，我們特別將 Arts Therapies 翻譯成「各類型藝術治療」，而不專指某一特定的「表達性藝術治療」或「創造性藝術治療」取向。

我邀請雪均和佳芸兩位譯者合作翻譯《正念與各類型藝術治療：理論與實務》這本書，冀望仰賴雪均在心理諮商和舞蹈治療上的專業知能，以及佳芸在正念藝療與澄心聚焦上的學習經驗，讓這本譯作融入較多元的觀點，而不至落入我個人對特定內容和譯詞的主觀見解。因此在這裡要特別感謝雪均和佳芸兩位藝術治療師的熱情投入，共同催生出《正念與各類型藝術治療：理論與實務》譯書的完成。

吳明富

前言

　　原本正念即是人性本善的實現。正念與新的治療形式具創造性的結合，提供給相當古老的人性一支流的協助和關懷的服務。如果這樣的新形式能超越文字和領域而被應用，那此支流將會變成汪洋。

　　我很感恩 Laury Rappaport 努力投入於這件有價值的工作，它連結了我們並呈現出所有關於對人有助益和療癒的未見之事。這本書是來自我們本初善的一種愛的表達。

—Jakusho Kwong-roshi

美國加州聖塔羅莎玄奘寺索諾馬山禪修中心協同創辦者和住持

著作：《無始無終：禪的親密之路》

（*No Beginning, No End: The Intimate Path of Zen*

Co-founder and Abbot, Sonoma Mountain Zen Center—Genjoji, Santa Rosa, California）

感謝

這本書的撰寫是要榮耀一行禪師（Thich Nhat Hanh）和關寂照老師（Jakusho Kwong-roshi）——他們滋養了我內在和世界的正念種子——還有我第一位靜觀老師 Gurumayi。

我很感激 Jessica Kingsley 對這本著作的深信和她無窮的智慧與關懷，以及對我的相信。這本書會如此的豐富和深入，全歸因於所有的作者——十分感謝你們獨特的貢獻和誠摯的合作。

在此也要榮耀我在表達性藝術領域早期的導師——Shaun McNiff、Paolo Knill、Norma Canner、Peter Rowan 和 Elizabeth McKim；以及 Spring Hill——「打開心房」工作坊之家（home of the Opening the Heart workshop）——你的隱喻和教學故事仍活在第一章節裡。感謝 Gene Gendlin，她的澄心聚焦歷程是我在正念覺察、不評判、深入聆聽和抱持關懷之心的導師；也感謝所有澄心聚焦社群朋友的支持，以及在撰寫這本書時你們的豐富交流。

十分感謝對我提供智慧和支持的先進朋友們——Cathy Malchiodi、Shaun McNiff、Terri Halperin-Eaton、Jared D. Kass、Michael A. Franklin、John Amodeo 和 Madelaine Fahrenwald。謝謝 Richard Carolan 在先前對這本書概念化及合作的協助。十分感謝我的研究助理 Emily Tara Weiner、Melanie Dorson 和 Chessey Bird Henry，也謝謝加州 Five Branches University 和 Sonoma Mountain Zen Center 的同事 Ron Zaidman 和 Joanna Zhao。

最重要的是，我先生 Wayne 日復一日對我的支持與諮詢協助，充滿在這本書的每一頁當中，他的關懷滋養了我的靈魂；而我的女兒 Zoe 是我真正的支持者，她就像正念響鈴一樣，提醒我什麼才是生命中最重要的事；我同時感謝其他親愛的家人和朋友。

引言

吸氣，我意識到自己正在吸氣

吐氣，我意識到自己正在吐氣

（一行禪師根據佛學教義所常用的正念用語）

　　我很榮幸且興奮能成為其中的一份子，編寫出第一本將正念和各類型藝術治療整合起來的書籍。本書中所有的作者都是將新思維、創造力和臨床取向帶入，讓這兩種具有強大轉化力量的方法相互交流的先驅者。

　　在過去的 40 年中，靜觀（meditation）和正念（mindfulness）練習已經進入心理治療和身心醫療領域裡——也有越來越多的臨床證據證明它們對於減壓、降低憂鬱和焦慮、改善生活品質、提升身心健康、改善免疫功能、降低血壓和提供其他的助益（請參見第 1 章和第 21 章文獻）。在過去的 75 年中，我們已經藉由藝術治療、舞蹈／動作治療、音樂治療、戲劇治療、心理劇、詩歌治療和整合型表達性藝術治療的發展，以及它們逐漸成長的臨床應用和研究，看到應用了各類藝術於療癒工作中。如今，神經科學家已不斷證實，靜觀帶領者和各類型藝術治療師們從自身以及與其他人工作的經驗中，體會到的正向助益和療癒改變。透過大腦的顯像、監測心跳和其他的心理測量，神經科學家能夠記錄特定的改變，來顯示這些取向的效用（見 21 章）。

　　就當正念取向逐漸擴展到心理治療和與健康相關的應用上時，各類型藝術治療也持續為廣泛的臨床族群帶來正向的效果，而這本書即是在探索此兩種取向的交集之處。本書的每一個章節可以被視為是從正念到各類型藝術治療間連續光譜的一種探索，同時強調不同的觀點。有趣的是，我們可以看見各類型藝術治療如何培養正念、當下的覺察、關懷和內在的洞察；以及正念如何提升生命創造力脈動本身的覺察和調和。

正念與各類型藝術間的相互連結，在文化、宗教和靈性傳統上都可以看見。例如，聖物和藝術合而為一成了療癒儀式、靜觀和祝禱的焦點。藝術工匠們接受藝術和靈性上的訓練而創造出這些作品，讓這些聖物有了適如其分的品質。正念宗師一行禪師（1991）視存在於不同事物之間關聯性的方式為「互在」（interbeing）：

> 如果你是一位詩人，你將在這張紙上清楚的看見雲的飄動。沒有雲，就不會有雨；沒有雨，樹就不會成長；沒有樹，我們就不能造紙，所以雲對紙的存在很重要。如果雲不在這裡，那這張紙也就不會在這裡，所以我們可以說，雲和紙是一種互是（inter-are）。「互在」（interbeing）是一個字，還沒被放在字典裡，但如果結合字首「inter-」和動詞「to be」，我們就有了一個新的動詞「inter-be」（p.95）。

當我在 30 年前開始學習如何靜觀時，我注意到這樣的互在。我感覺似曾相識，並且理解到當我在創作時會有類似的感受。當我沉浸於繪畫或絹印時，以及當我學習如何在靜觀過程中留意、迎接和放下思緒和感覺時，我日常的擔憂似乎就退居於後了。在這兩種歷程中，我感到一種內心深處的平靜和安適感，即使我正在畫一幅關於某人所經歷的巨大苦痛或見證到自己的憂慮。透過靜觀，我總是驚訝的注意到每一刻都有新的東西持續湧現，接著隨之退去，然後又隨著循環的開展，新的東西繼續誕生，即時即地。對我來說，這就是創造力本質的一種微觀。

我開始在一本期刊上分享自己的靜觀經驗，並且發現藝術和寫作能幫助我捕捉靜觀經驗中精華的部分，也可以幫助我從更加內化到自己身體裡的方式感受這些經驗。藝術讓我藉由形狀、顏色、質地和影像去表達那些微妙的能量，而寫作幫助我淨化經驗。後來我發現，一個動作或姿勢能協助我去表達那種神聖感，而聲音可以協助我去擴展那些細微的內在能量，就像吟誦一樣。

好幾年下來，我開始教個案正念的方法，並且加入了各式各樣的藝術治療模式。我通常在靜觀後結合藝術活動，但有時我會在靜觀前就進行藝術活動，

做為一種提升專注和平靜的方法。個案們開始學習如何呼吸來定錨和放鬆自己。他們開始發現和深化自身與平靜中樞的連結,而那個平靜中樞之後會成為一種所謂有安全感、內在滋養的家。透過各類型藝術來表達正念練習的經驗,也提供給個案一種具體的提醒確認來自經驗的正向狀態,之後他們就可以再度返回正向狀態。

根據我自身的經驗和在專業上超過 30 年與各種不同的個案工作,我能與介於內斂的正念和外放的藝術治療表達間的平衡產生很深的共鳴。二者一起應用,它們能協助發展更熟練的去覺察不同層次的內在經驗——感覺、思緒、知覺和能量;並且藉由正念練習和/或創作方式去轉化這些內在經驗,也用一種具建設性的方式去釋放它們,並與內在智慧接觸,同時培養自我疼惜和對他人的關懷。此書中所有的作者都在探索正念與各種藝術治療間的相互關聯性,並在這個連續光譜上各自要強調的不同觀點和各類型的取向。

本書的架構

這本書分成六個部分來闡述不同關於正念和各類型藝術治療的觀點,包含:(1)正念及它在心理治療和各類型藝術治療中的發展概論;(2)表達性藝術在培養正念和臨在(presence)的角色定位;(3)將正念融入各類型藝術治療的方法;(4)具正念本質的取向;(5)正念在各類型藝術治療訓練和教育中的角色定位;以及(6)正念和各類型藝術治療的神經科學基礎。很多章節涵括了臨床和訓練實例,案例中的個案姓名及背景資料都已修訂以維護其保密性(除非取得同意書)。至於在文章中的性別中立議題,我選擇使用單、複數形(如:個案/他們的)。

在第一部分,Debra Kalmanowitz 和我不帶任何宗教和靈性傳統色彩的對正念的本質提出了定義,我們提供了一個簡短的概述來說明正念的佛學根基,並且討論到正念練習也在其他的智學傳統(wisdom tradition),包含印度教、基督教、猶太教和伊斯蘭教中的發現。我們所寫的第一章,希望除了能在一般的心理治療和減壓課程中提供的操作方法之外,對於正念的學習能創造出一種

對宗教的和文化上敏感的意識。我們辨識出早期影響正念發展的精神分析學者，包含 Sigmund Freud、Wilfred Bion、Karen Horney 和 Erich Fromm 的著作——以及後來所發展而成的當代取向，例如：正念認知治療（Mindfulness-Based Cognitive Therapy，簡稱 MBCT）、辯證行為治療（Dialectical Behavioral Therapy，簡稱 DBT），以及接納與承諾治療（Acceptance and Commitment Therapy，簡稱 ACT）。這一章以簡短的討論正念和各類型藝術治療間的關係來做總結，其他的章節會再深入的探討此主題。

　　第二部分探索了各類型藝術治療在培養正念和臨在所扮演的角色。Shaun McNiff 是創辦世界上第一所表達性藝術治療學位學程的人，他回想起早期引導他的老師們和自己超過 30 年的臨床和訓練經驗，確認了各類型藝術治療在提升正念感知和見證意識的角色。他討論到如何使用創造性空間和藝術治療實務的一些元素，來增長正念、接納和同情理解的能力。我在他的工作坊中，實際見證並經驗到 McNiff 邀請參與者，無論是分享者或是見證者「停頓」，以深刻的進入正念覺察和臨在。

　　工作室三部曲（Open Studio Process，簡稱 OSP）的創始人 Pat B. Allen，描述了介於正念和 OSP 操作之意圖、寫作、創作與見證歷程間的關聯性。她分享了一個將這樣的歷程用在青少年男孩上強而有力的實例，來呈現意圖寫作、見證和繪畫如何成為正念練習的行動，並能導引產生洞察和關懷。

　　第三部分由九個章節所組成，呈現正念練習如何與各類型藝術治療融合在一起。有幾位作者的書寫內容衍生自 Kabat-Zinn（1990）的正念減壓（Mindfulness-Based Stress Reduction，簡稱MBSR）課程，Caroline Peterson 把藝術治療和 Kabat-Zinn 的模式整合，設計出一套八週的正念藝術治療課程（Mindfulness-Based Art Therapy，簡稱 MBAT）。Peterson 和同事的研究已經證實了這套課程對癌症病患的正向影響（Monti *et al.* 2006）。除了描述她的 MBAT 課程外，Peterson 分享了一個新設計的課程「漫步」（Walkabout），結合大自然環境、攝影和拼貼，幫助參與者培養日常生活的正念。Patricia D. Isis 也是長期將表達性藝術與正念結合的先驅，描述了她將綜合性的表達性藝術與MBSR 兩者具創意的整合應用在一個社區的推廣方案中。她也分享了自己一個動人的

生命故事，如何牽引她開始從事 MBSR 的訓練，認定治療師要從內而外的去學習這些實務操作。Daniel Herring 被 Peterson 的 MBAT、洞見靜觀（Insight Meditation）和 MBSR 所啟發，開創了正念表達性治療（Mindfulness-Based Expressive Therapy，簡稱 MBET）模式來服務有嚴重和長期精神疾患的病人。他描述了自己從受訓者和表達性治療師的回饋中發展出來的實務活動，以及與這個族群工作時重要的注意事項。

來自德國的藝術治療師 Jürgen Fritsche 描述了他受內觀靜坐（Vipassana meditation）和 MBSR 所發展出來的取向，將正念覺察、身體掃描和藝術治療整合在一起。他詳述了一位有長期疼痛症狀之女性患者的轉變過程，她在一個能允許自己同時創作小件和超大型畫作的藝術工作室環境裡，使用這種方法讓自己變得更有活力和愉悅。

第三部分也包含了幾個章節關於正念與戲劇治療、舞蹈／動作治療、音樂治療、詩文治療和一種整合型創造性藝術治療靜默課程的應用。戲劇治療師 Joel Gluck 發展出一種整合洞見靜觀和戲劇治療的心理劇（psolodrama）。在釐清了理論架構後，Gluck 示範了教導正念實務、真實動作（authentic movement）和心理劇的方法，如何能幫助一位憤怒失控的個案，減少勃然大怒、消除內外在衝突、並且將靜觀帶入他的日常生活中。舞蹈／動作治療師 Jennifer Frank Tantia 發表了一套理論模式——關注的身體模式（somatic modes of attention）（Csordas 1993）——對於創傷工作特別有用。在描述了介於專注身體和與身體同在之間的差別後，Tantia 示範了這種細緻敏感的將身體覺察和舞蹈／動作治療用在一位創傷個案上的實例。

來自澳洲的音樂治療師 Carolyn Van Dort 和 Denise Grocke 介紹了一個十次團體療程的取向，將音樂、意象和正念混合運用在物質依賴患者上。他們描述了這套課程的方法學，並且包含了案例研究來闡明其療癒成效。再者，他們還在附錄一中為引導想像提供了豐富的音樂資源。詩文治療師 John Fox 描述了如何運用強而有力的文字和詩文創作來駕馭正念和臨在當下，他也在這章涵蓋了將詩文創作的療癒力量用在醫院環境中的病人和工作人員身上。

Paola Luzzatto 是最早將靜默和靜觀帶入創造性藝術中的藝術治療師之一。

她和共同執筆者描述了他們的國際團隊在義大利阿西西為癌症患者創立了一個靜默創造性休養課程（Silent Creative Retreat）。他們在十年間持續提供這樣的課程，並且服務了超過154位參與者，其中包含一些病患的家庭成員。他們希望此章能為其他想要提供這類療癒中心的專業人士一些指引。

第四部分呈現了五種正念本位的藝術治療取向，它們在一種理論和實務的導向下，整合不評判、覺察和見證等性質。開發出「真實動作」的先驅 Zoë Avstreih 說明了真實動作如何是一種體現正念的實務，她描述真實動作背後的發展和意圖，並且釐清動作者和見證者雙方的角色和形式。根據她 40 年的經驗，Avstreih 示範了真實動作如何能培養臨在、接納和關懷特質，並且將其連結到古老的正念覺察練習。

哈科米（Hakomi）療法（Kurtz 1990）是一種根據佛學的正念和非暴力準則，以身體為導向的心理治療取向。Merryl E. Rothaus 提供了一個對哈科米的概觀，並且描述了它與藝術治療結合時的共同效益。她提出了一個豐富的個案研究來說明哈科米如何與藝術治療整合，於即時即地開展的歷程。

來自香港的 Fiona Chang 討論到個人中心的表達性藝術（Person-Centered Expressive Arts）——以無條件的正向看待、和諧和同理為基礎——背後的價值和準則，如何與正念練習的理念相似。她也提出在門診癌症病患的支持性團體中運用以正念為導向的表達性藝術實例。

Karin von Daler 和 Lori Schwanbeck 發展出創造性正念（Creative Mindfulness），一種將 DBT 和表達性藝術治療整合起來的取向。他們在這章涵蓋了對DBT的概觀和DBT與表達性藝術間的理論連結、它的臨床應用，以及一個案例研究來說明他們的取向。他們提供了一些豐富的創造性活動資源，將傳統的 DBT 實務連結在一起。

我撰寫了兩章關於澄心聚焦藝術治療（Focusing-Oriented Arts Therapies，簡稱FOAT），來描述介於一行禪師的正念教義和FOAT兩者間的相似關係。我提出了FOAT的幾個主要方式——透過各類型藝術表達深感、用藝術理出空間（Clearing a Space with the Arts）、主題導向（Theme-Directed）FOAT，以及澄心聚焦藝術心理治療。Emily Tara Weiner 和我一起撰寫了一章關於如何將

正念和FOAT應用在兒童和青少年族群上。這章概要呈現了兒童和青少年的正念、藝術、FOAT 的理論與研究，並包含了一個 Emily 為五天的歐米伽青少年夏令營（Omega Teen Camp）所設計和帶領的正念藝術方案，此正念藝術方案整合了正念練習和 FOAT；針對年紀較小兒童的變化應用，也涵蓋其中。

第五部分專注在將正念和靜觀整合入各類型藝術治療師之訓練課程的重要性。Michael A. Franklin 是沉思藝術治療（contemplative art therapy）的開創先鋒，也是 Naropa 大學的藝術治療研究所主任，正念練習是此研究所課程的一部分。他提出將靜觀與藝術治療課程相互整合之重要性的見解，並且呈現介於靜觀和藝術治療之間的理論連結。Franklin 還將四位 Naropa 大學講師對於教導諮商和藝術治療學生靜觀之重要性的訪談摘要放入章節中，以及一份案例研究來說明從學生的觀點來看正念與藝術的應用。

舞蹈／動作治療師 Nancy Beardall 和史東中心（Stone Center）Jean Baker Miller 訓練機構的創始學者 Janet Surrey，呈現了在關係中正念的重要性。他們討論並說明了在訓練舞蹈／動作治療師時，以關係正念、關係動作、關係文化理論、洞見對話（Inside Dialogue）和來自人際神經生物學文獻為基礎的理論和實務模式。他們在這章涵蓋了一套訓練課程的描述，以及一個來自學生對此課程之助益所做的主題式分析。

在第六部分中，資深的整體心理學（holistic psychology）專家 Jared D. Kass 和 Sidney M. Trantham，針對正念練習和各類型藝術治療背後的神經科學基礎，提供了一個清楚且全面性的概觀。他們解釋了為何及如何培養內在沉著（internal composure）對彈性調適（resilient coping）的好處，並且描述了最前衛的聚合迷走神經（polyvagal）理論的優勢；彈性調適和消極調適（destructive coping）兩者間依附模組的重要性；受自主神經系統所主導的心身動力（mind-body dynamic）；下丘腦—垂體—腎上腺軸（Hypothalamic-Pituitary-Adrenal Axis，簡稱 HPA）和三腦一體（triune brain）；鏡像神經元（mirror neurons）在同理中所扮演的角色；以及針對心身機制背後之體感記憶的新興見解。這兩位作者將這樣的神經科學與正念練習和針對音樂、動作和舞蹈、美術和戲劇演繹的獨特應用連結起來，涵括了強調一個正向的治療關係如何能建

立穩固依附的能力。這個重要的一章為所有前面章節所提到的臨床論述提供了
一個紮實的神經科學基礎。它將幫助臨床實務工作者理解和精鍊他們在以正念
練習和各類型藝術治療為媒介來培養內在沉著和彈性調適上的應用。

正念鐘聲

　　我希望本書中的章節能對你本身和自己的工作有所啟發，並且有助於世界
的療癒。我想要以一種讓人容易理解與在此呈現的所有取向相關的正念如何能
被培養出來的方式來撰寫此書，我也想要讓身為讀者的你能夠看見每一位作者
的取向間相似和相異之處，或許你在此所閱讀到的許多方法和技巧也許看起來
或聽起來如「吸氣、吐氣」般的容易，但它們不會只是這樣而已。所有的作者
都已經在藝術和／或正念領域工作許多年，將藝術和正念應用在不同的族群，
需要適切的訓練和一種願意先為我們自己學習的意願。我們探索這個領域，學
習當困難和無法預知的內在經驗浮上意識時，如何正念呼吸和行走；我們學習
不同的意識狀態與如何應用正念和藝術對我們帶來鎮靜和自我撫慰，以及它們
如何能被調整來與各種不同需求和年齡層的人們工作。這是一個溫和的正念鐘
聲，強調當我們要應用正念和各類型藝術心理治療與他人工作時，獲得適切訓
練和督導的重要性。

　　與你們分享了這樣的意念，我希望這本書能滋養正念和創造力的種子，以
新的方式發芽成長而助益到所有人。

文獻

Csordas, T. (1993) "Somatic modes of attention." *Cultural Anthropology 8*, 2, 135–156.

Hanh, T.N. (1991) *Peace is Every Step: The Path of Mindfulness in Everyday Life.* New York: Bantam Books.

Kabat-Zinn, J. (1990) *Full Catastrophe Living: Using the Wisdom of Your Body and Mind to Face Stress, Pain, and Illness.* NewYork: Delacorte Press.

Kurtz, R. (1990) *Body-Centered Psychotherapy: The Hakomi Method.* Mendocino, CA: LifeRhythm.

Monti, D., Peterson, C., Shakin Kunkel, E., Hauck, W.W., *et al.* (2006) "A randomized, controlled trial of mindfulness-based art therapy (MBAT) for women with cancer." *Psycho-Oncology 15*, 5, 363–373.

第一部分

正念和各類型藝術治療

概觀和根源

第一章

正念、心理治療和
各類型藝術治療

Laury Rappaport、Debra Kalmanowitz

正念是一種用接納和不評判的態度將覺察帶入到當下的練習，經常溯源至 2500 年前的佛教教義，正念練習也能在大部分主要的智學傳統中發現。古老的正念練習已被調整以適用於當今世俗背景——心理治療、教育和工作環境——做為對眾多在正念和靜觀練習上標準化臨床應用的回應（Burke 2010; Chiesa and Serretti 2009, 2011; Fjorback *et al.* 2011; Hussain and Bhushan 2010; Keng, Smoski, and Robins 2011; Shennan, Payne, and Fenlon 2011）。正如一行禪師（2012）所言：「當你有足夠的正念能量，你能深入洞見任何情緒，並且發現那個情緒的真正本質。如果你能如此做到，你將能夠轉化情緒（p.89）。」根據每個人的需求（個案和治療師），正念練習在靈性和世俗的情境中皆能學習到。

我們用對正念本質的介紹——不具任何宗教性或靈性脈絡，來開始本章。接著，我們針對它的靈性根源、對心理學和當代文化領域的歷史性影響而形成心理治療中的正向取向應用，然後再討論正念對表達性藝術治療的關係。

正念的本質

我們想用一個圖像和隱喻來介紹正念的本質。想像一場風暴，花點時間留意圖 1.1 所描繪的風暴。

你注意到什麼？這是一個漩渦，內含強風，大雨和冰雹。在所有風暴的正中央有一個地方叫做暴風「眼」。暴風眼通常具有穩定、平靜和清明的特質。

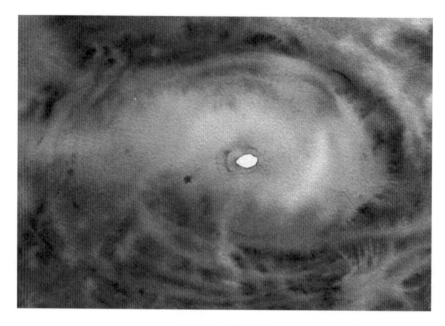

圖 1.1：暴風眼

正念練習牽涉到花時間接近那隻「眼」本身——我們能夠觀察到風暴的那部分
自己。正念練習幫助我們找到自己內在的中心（眼或「我」），以接納的方式
來見證我們的思緒、感受、知覺風暴和所有我們經驗的面向。

鳥的雙翼：經驗和見證

　　正念練習也能用鳥的雙翼來做比喻（Spring Hill 1983）。一張翅膀象徵我
們的經驗，另一張翅膀則代表我們能見證和觀察自身經驗的能力。如果我們只
擁有經驗，我們可能會在風暴中迷失；如果我們只關注在自己的見證層面，那
麼我們可能會與自身經驗中具生命力的部分隔離和斷絕——無論是愉悅、害
怕、樂趣……等等。鳥兒需要一雙翅膀才能飛，我們也一樣。正念練習和表達
性藝術教導我們如何能覺察內在見證，同時留意和知覺我們的經驗。

靈性根源和正念應用

　　雖然要提供一個對正念的靈性根基進行深入的回顧，會超乎本書的範圍所及，我們仍想要簡短地概觀它在佛教、印度教、基督教、猶太教和伊斯蘭教的根源（也承認還有其他的智學傳統）。覺察到不同傳統的正念練習能對那些有興趣從自身文化和宗教根源來學習的個案和治療師，提供具文化敏感度的選項。

佛教

　　正如之前提到，正念的根源大多來自約 2500 年前的佛學教義。在佛經中描述到一個能減輕苦痛並歡喜平靜生活的八正道（Eightfold Path）。佛法（*Dharma*）「並不是一套固定不變要求信仰的教義，而是一種能維持人類追求幸福與靈性自由之原則和實踐的文本」（Bhikku 2011, p.20）。這八支正道包括：(1)正見、(2)正思惟、(3)正語、(4)正業、(5)正命、(6)正精進、(7)正念，和(8)正定。一行禪師（1975, 1976）形容佛經的第七正道「正念」為：

> 　　走路時，人必須有意識到他／她正在走路。坐著時，人必須有意識到他／她正在坐著。躺著時，人必須有意識到他／她正在躺著……不管身體的姿勢為何，人必須有意識到他／她的姿勢。練習如此，人們以直接且不斷的覺照自己的身體而活著……（p.7）。

　　從這個引述中可以看到，正念是一種覺察。佛祖說有四個正念的基礎——對身體、感覺、心境和現象的沉思。正念呼吸是一個基本的練習，當作是一種定錨以留意持續浮現和閃過的念頭、感受、覺知和現象。正念練習能協助進入一種內在見證和對自己較寬廣的視野，以審視我們經驗中最真實的本質；能去除認同（dis-identify）那些在我們的經驗中不屬於真正自己的感受、念頭和覺知；理解生命中的每件事都不斷的在改變（非永恆）並且獲得洞察與關懷。

　　佛教徒的正念修行包含正式的練習——靜坐、靜走、身體掃描、飲食靜觀

和慈愛靜觀（loving kindness）（對自己和他人帶來和善與關懷）——以及在日常生命中的非正式練習，例如：在洗碗盤時、等紅綠燈時，或當你的手機鈴響時，練習正念呼吸。在佛學裡，正念是藉由各式各樣的方法來教導，包含內觀靜坐（Hart 1987）、洞見靜觀（Goldstein 1993, 2007; Kornfield 2009; Salzberg 2011）、藏宗（Tibetan）（Chodron 2013; Tenzin Gyatso 1995）和禪學（Zen）（Hanh 1975, 1976, 1991）。

印度教

　　印度教早於佛教，涵括了許多練習來培養正念。其中一個基本的靜觀方法包含複誦祈禱文（mantra）——神聖的文字、名字或聲音。實踐者配合吸氣吐氣靜默的複誦祈禱文——並且留意念頭、感受、覺知和環境中所發生的事——允許它們像天上的雲一樣飄過。在這樣的靜觀過程裡，複誦祈禱文的穩定和律動幫助人們進入內在見證（saksin）——不做評判的留意來來去去的內外在經驗。這樣的見證幫助修行者去觀察和去除認同感受、念頭和覺知而達到與自覺、自我，或與神合而為一的經驗（Anantananda 1996; Shantananda 2003）。

基督教

　　在基督教的傳統中，是透過沉思禱告和靜觀來練習正念。Meninger、Pennington 和 Keating（Keating 2009; Pennington 1982）發展出歸心禱告（Centering Prayer），是根據第四和第五世紀沙漠教父和教母（Desert Fathers and Mothers）的修行及來自 Thomas Merton（1960, 1961）的啟發。在歸心禱告裡，修行者選擇一個獻給上帝的字、句或神聖象徵，接著閉上眼睛安靜的坐著。與持續複誦祈禱文不同，修行者只有在注意到自己被念頭、感受和其他事物分心時才會聚焦在神聖的字句或象徵。教父 Keating 描述到要以「微笑、友善或愉悅」的心情來看待念頭和不安（Keating 2008）。Blanton（2011）將歸心禱告與正念相比較，並且討論到它在心理治療上的應用。Symington 和 Symington（2012）提出了一種基督教模式的正念，以三個支柱為基礎——心的臨在、接受和內觀。基督教正念的關鍵要素是經驗上帝的存在。

猶太教

　　雖然猶太教的沉思修行可以回溯到幾千年前，靜觀修行「經常隱藏在師對生直接口語教誨的傳統中，或在神祕哲學文獻裡（Kabbalistic writings）而難以辨讀」（Cooper 2000, p.6）。猶太靜觀指的是一種受到 kavanah（對神的專心誠意）所牽引，可以掌控自身思維或所謂駐居在靈魂裡之意識流的能力（Kaplan 1995）。近年來，猶太靜觀和正念修行已經變得較為普及，並且被引薦到猶太教堂和修行中心裡（Cooper 2000; Kaplan 1995; Roth 2009; Schacter-Shalomi 2011, 2012; Slater 2004）。

　　猶太革新（Jewish Renewal）的創始祭司 Zalman Schacter-Shalomi（2011, 2012）鑽研各種東方靜觀傳統，他描述了幾種猶太靜觀的型式是如何與佛教正念修行類似，只不過猶太靜觀中的專心誠意（kavanah）是覺察到神的存在：「……當念頭和感覺在你靜觀時浮現，你可以釋放給神」（p.45）。猶太祭司 Schacter-Shalomi（2013）進一步描述到：

> 　　當有些什麼浮現時，同時開一扇窗，讓神進來。你可以做所有相同的事，但你開窗說：「神，請和我一起審視這個自覺。」它成為一種禱文。

伊斯蘭教

　　伊斯蘭教的神祕分支是蘇菲教派（Sufism）。西元 1207 年出生的詩人聖魯米（saint Rumi）創建了蘇菲教派的梅夫拉維教團（Mevlevi Order），他的話常被引用來激發覺察、正念、同情和神聖狀態。Mirdal（2010）描述了正念和蘇菲教派間的相似之處——「接受並承認正向與負向經驗，戒除舊習慣且用新的眼光看世界」（p.1206），呼吸和靜走（不同於佛教的方法）、專心誠意，以及培養洞見和關懷。此外，Mirdal 討論到將蘇菲教派和魯米哲學及詩文與正念本位取向的心理治療整合起來的重要性，使之成為提供給信奉伊斯蘭教的個案具文化敏感度的方法。

　　如上所見，正念根植於宗教和靈性的傳統。當正念持續在世俗環境中被教

導和練習，記得它來自於古老智慧傳統血源是重要的。

心理治療中的正念

正念理論與實務已經逐漸的被西方的心理學所採納。導致當前心理治療中的正念發展，其歷史上的影響可見於精神分析、佛教和其他靜觀傳統傳入西方、心理治療中人本、超個人和沉思取向的發展，以及行為醫學。

心理治療中正念的歷史根源

精神分析

從 Freud 開始，關注（attention）一直是精神分析實務中的重要層面（Mace 2007）。在 Freud（1912）〈給精神分析取向醫師的建議〉（Recommendations to Psysicians Practicing Psychoanalysis）一文中，他提及關注的重要性：

> 然而，此技巧是簡單的……此技巧著重於不特別注意著什麼，並且維持同樣「均勻暫緩的關注（我謂之）於所聽見之所有事物之前。」（p.110）。

這種關注的品質需要對當下保持開放，類似內觀靜坐中的純粹關注或開放覺察。Freud 提醒，如果分析師無法如此專注，那麼他／她就會陷入「無法發現他／她已知之外的任何東西」（Freud 1912, p.111）。這跟正念和靜觀的益處相似，超越了先入為主的想法、信念和感覺。Wilfred Bion（被視為是 Freud 之後最偉大的精神分析思想家）也寫了關於關注的重要性。Bion（2007）認為要能精確的觀察人們，分析師必須專注並留意想法和感覺——並且同時將自身的感覺和想法放到一旁。

新佛洛依德學者Karen Horney 對佛教禪學產生強烈的興趣，與D.T. Suzuki（禪學的學者）和日本精神科醫師 Akihisa Kondo 有著密切的聯繫。Suzuki 在

美國精神分析學院帶領禪學研究團體，包含靜觀和禪語（Koan）研究──而
Horney 和 Kondo 兩人合作將禪學與 Horney 的真實自我（real self）概念整合
在一起（Morvay 1999）。Horney 也前往日本去學習禪學和日本文化。Horney
最後的演講之一突顯了她受到東方影響的學識及將禪學整合進她的工作裡：

> 關注應該要全心全意……我認為這不容易做到……這是一種
> 能力，而東方人能比我們有更深的感覺。再者，他們比我們在這
> 方面有更好的訓練。一般來說，我們沒有被訓練來專注在自己身
> 上，他們一定十分專注在練習、力量、呼吸、靜觀和瑜珈上（In-
> gram 1987, p.18）。

Horney 也看到治療師的關注（覺察）品質對個案本身覺察的衝擊（類似
像禪學教師的狀態對學生的影響）（Ingram 1987）。

Erich Fromm 也和 D.T. Suzuki 有著密切的聯繫，並且在 1957 年邀請他出
席墨西哥精神分析協會針對精神分析和禪學長達一星期的專題研討會，而 Fro-
mm 在此其間發表了一篇論文〈精神分析和禪學〉（Psychoanalysis and Zen）。
Fromm 和 Suzuki 的論文於 *Psychoanalysis and Zen Buddhism* 期刊中出版（Fro-
mm, Suzuki, and De Martino 1970）。Fromm 堅信「禪學和精神分析都是要達
到相同的目標：洞見一個人的本質、自由、幸福、愛、明智和釋放被壓抑的能
量」（Friedman 2013, p.167）。

西方受佛學和靜觀的影響

西方（尤其是美國）對於禪學和其他佛教徒影響的興趣，也可以追溯到第
二次世界大戰。二戰之後，美國精神科醫師從日本返國，已經接觸到新的思
維、日本文化和森田療法（Morita Therapy）──一種由 Shoma Morita 發展出
來，以佛教禪學為本的心理治療型式（Dryden and Still 2006; Morita 1998）。
Morita 的取向包含接納和經驗症狀，而非像傳統療法積極的去對抗症狀以減輕
它們的衝擊。

隨著世界旅遊日漸容易，來自印度、中國、西藏、越南和其他國家的靜觀

大師，將他們的教學帶到西方（例如：Thich Nhat Hanh、Maharishi Mahesh Yogi、Chögyam Trungpa 和 Shunryu Suzuki Roshi），同時也有許多的追尋者前往東方去向靜觀大師學習。如今，那些許多曾在亞洲學習的人已成為正念教師的領導者（Kornfield 1993, 2009, 2011; Goldstein 1993, 2007; Hanh 1975, 1976, 1991, 2012; Salzberg 2011）。

人本、超個人和沉思心理治療

在 1960 和 1970 年代，人本心理學為心理治療領域帶來一種全人（holistic）的取向。受東方思想的影響，這個取向強調一種對症狀不做批判的接納和意識。它提供了「另一種有別於精神分析或行為治療的化約主義（reductionism）」（Dryden and Still 2006, p.9）。Carl Rogers（1951, 1961）強調無條件的正向關懷；Perls（1992）專注在此時此地；而存在心理治療師聚焦在「存有」（being）和臨在（Bugental 1978; May 1994; Yalom 1980）。超個人心理治療發展並將靈性與心理治療整合在一起（Walsh and Vaughn 1981; Wilber 2001），而沉思心理治療結合了佛教徒和其他的沉思修行於心理治療中（Wegela 1994）。靈性與心理健康間的相互關聯性也被進行研究和觀察（Kass 1995, 2007; Kass and Lennox 2005）。

行為醫學

1970 年代，Herbert Benson（1975）撰寫了一本具開創性的著作《放鬆反應》（*The Relaxation Response*）即是以靜觀方式為本，呈現了心智能減壓的能力，因此能促進放鬆和療癒。在研究了一些超覺靜觀者（transcendental meditators）和高深的靜觀者（西藏僧侶）之後，Benson 發現當人們加入一些他們所信仰的東西（如具宗教或靈性的文字、詞句、影像），他們能夠「創造出其他內在的環境可以幫助人達到更佳的身心健康狀態」（Benson 1984, p.5）。

之後，Jon Kabat-Zinn（1990）介紹了《正念療癒力》（*Full Catastrophe Living*）描述了他所發展出來八週的正念減壓（Mindfulness-Based Stress Reduction，簡稱 MBSR）方法，此方法徹底改革了世俗將正念應用於身心健康的心

理治療和其他領域。與 Kabat-Zinn 同時期，Langer（1991, 2000a, 2000b）也從西方實驗心理學背景撰寫了關於正念的文獻。

當今的正念與心理學

由於 Kabat-Zinn 結構性的八週 MBSR，以及接下來 28 年控制和重覆的成效研究（Center for Mindfulness in Medicine, Health Care, and Society 2013; Dryden and Still 2006），正念靜觀持續成長。再者，將傳統的正念靜觀轉變成一套可以獨立於任何宗教信仰系統之外的技術來教授，正念已經在西方的心理治療中變得容易接受和普及（Baer 2006）。以下是針對 MBSR 和其他心理治療中以正念為本的取向所整理的簡要概觀。

正念減壓（MBSR）

Kabat-Zinn（1982）早期對 MBSR 的研究開始用於慢性病痛的患者；接續的研究驗證了它對減輕痛苦、憂鬱和焦慮的正向結果——以及對廣泛不同的健康和臨床議題，能夠改善生活和健康品質。MBSR 課程包括了八週、每週一次兩個半到三小時的團體正念靜觀訓練。這樣的訓練包含正式的（身體掃描、靜坐、靜走、溫合瑜珈）和非正式的日常正念練習，倡導正念即是一種生活方式。這套模式也包含家庭作業、上課、分享和慈愛靜觀。

正念認知治療（MBCT）

正念認知治療（Mindfulness-Based Cognitive Therapy，簡稱 MBCT）是在 1990 年代晚期從 MBSR 發展出來的，特別要因應憂鬱症狀復發的預防（Segal, Williams and Teasdale 2013）。透過 Kabat-Zinn 的協助，MBCT 的結構性取向整合了 MBSR 與認知行為治療（cognitive-behavioral therapy，簡稱 CBT）。MBCT 與 MBSR 的架構類似；然而其教誨的素材較專注在理解憂鬱而非處理壓力。MBCT 幫助 MBSR 擴展成為在臨床心理中一種以實證為本的實務（Dryden and Still 2006）。

辯證行為治療（DBT）

辯證行為治療（Dialectical Behavioral Therapy，簡稱DBT）創始於Marsha Linehan（1993a, 1993b），將正念整合為人際效能（interpersonal effectiveness）、情緒調控（emotion regulation）和苦痛容忍（distress tolerance）等可學習的技巧。個案學習有關智慧腦（Wise Mind）、理性腦（Reasonable Mind）、感性腦（Emotional Mind），儘管DBT最初是特別為邊緣型人格疾患而發展出來的一種治療方式，現在已將其應用在其他治療議題，包含飲食疾患、創傷、物質濫用、憂鬱和家庭（Dimeff and Koerner 2007）。

接納與承諾治療

接納與承諾治療（Acceptance and Commitment Therapy，簡稱 ACT）由Steven Hayes、Kirk Strosahl 和 Kelly Wilson 創始，將焦點放在接納與正念技術，同時針對特定的目標和價值給予承諾，鼓勵心理彈性。ACT 根源於功能情境主義（functional contextualism），並且奠基於關係框架理論（relational frame theory，簡稱RFT）。ACT不同於DBT試著要教人如何更好的控制自己的思想、感覺、知覺和記憶，它教人只要留意、接受和歡迎不論是正向或負向的事件或感受（Hayes *et al.* 1999）。ACT強調持續的覺察此時此刻、具價值的方向和承諾行動。具價值的方向這個概念是 ACT 的祕訣，描述逐漸覺察到對個人而言什麼是重要的過程、理解根本的價值，以及選擇去與這份價值結盟的活著（承諾行動）。

其他的正念取向

MBSR 的變化應用已提供不同族群需求的課程，例如針對成癮行為的正念復發防治（mindfulness-based relapse prevention，簡稱 MBRP）（Bowen, Chawla, and Marlatt 2010）、正念飲食覺察（Kristeller Baer and Quillian-Wolever 2006）、正念關係提升（Carson *et al.* 2004）和正念藝術治療（Monti *et al.* 2006）。

正念知情治療（mindfulness-informed therapy）和正念本位治療（mindfulness-based therapy）等說法，已被用來歸類特別的取向。根據 Shapiro 和 Carlson（2009），正念知情治療的構想從佛教和西方心理學、正念文獻，以及治療師個人的正念修行而來；而正念本位治療則意味著治療療程的核心元素是正念靜觀練習。在本書（第四部分）所使用的「正念本位取向」（mindfulness-based approaches）意味著更廣泛的應用，並指的是能培養正念覺察的取向。

正念與各類型藝術治療

　　正念和各類型藝術治療的根源也可以回溯到在儀式中使用藝術的年代，促進靈性和宗教性的修行，並且提升療癒和蛻變。因為接下來的章節為見證、正念和各類型藝術治療提供了廣泛的文獻，我們不在此重複陳述。取而代之的是，我們將會討論從兩種觀點來看各類型藝術治療中的正念：(1)在藝術過程裡培養正念覺察並投入當下，以及(2)正念練習在各類型藝術治療中的應用。

　　各種藝術型式同時提供了通往內在見證和完全沉浸於當下的經驗。例如，藝術家投入藝術創作的過程可以進入到心流的狀態（Csikszentmihalyi 1990），因此沉浸的過程會產生一種存在感、心靈的平靜、與投入當下的藝術經驗合而為一，並且忘卻線性時間。偶爾，藝術家會暫時跳脫繪畫、雕塑或其他藝術型式去觀察，這樣的跳脫能進入一種內在見證，觀看藝術作品去感受它的美感平衡——以決定還需要什麼——色彩、形狀和其他。

　　同時參與在經驗裡和進入一種內在見證的歷程，在所有藝術型式中都存在。例如：一位專業的舞者形容了她在準備演出的經驗：

　　　　練習時，我變得意識到內心、身體對動作的感覺，但同時我必須覺察它如何呈現於外給觀眾。我與自身舞蹈的經驗連結，以及與從工作室的鏡子裡看見自己的那一部分連結——觀察自己的舞蹈看起來如何。我越將正念帶入排練裡，我越能準備好去完成每一位舞者想在演出裡達到的目標——靜下心，並且允許我的身體引領——完全的融入經驗中（Rappaport 2013）。

　　這種同時存在於經驗之內與外的能力可以在心理劇、戲劇治療、寫作和音樂中看到。在心理劇裡，主角扮演不同的角色，用不同部分的自己說話。例如，一位四十多歲的個案 Sarah，覺得在愛情關係裡沒有動力改變，因而一再的造成她的痛苦。治療師邀請 Sarah 將那個「無法動」的自己放在「空椅」上，而 Sarah 扮演那個沒有動力的角色──萎靡的陷坐在椅子上感到沉重，用無法動的那部分自己說話，她說：「我太重了，我無法做任何事情，我知道這段關係對我不好，但我沒有能量、沒有精力。」接下來，治療師邀請 Sarah 暫時停止扮演那個在空椅上的角色，站到一旁觀察空椅上的自己。為了反映出這個部分，治療師角色扮演 Sarah 剛呈現無法動的自己，讓 Sarah 能夠觀察到這個部分自己而有臨場感。Sarah 大聲說：「好了吧！你在浪費自己的生命！這段關係正在摧毀你所有的能量和良好的感覺，你值得過得更好！」這個能於內在跳脫無法動部分之外的機會，並與一個更冷靜、較穩定的自己部分相接通，讓 Sarah 得以將她的角度轉到一種體現後的覺知。

　　作家也一樣同時置身於寫作裡並見證到此經驗。作家捕捉下什麼是有意義的，並讓文字流動或在頁面間精鍊文字，然後，作家再跳脫出來，才能看見、讀出和聽到這首詩或文章。

　　正如接下來的章節所要呈現的，藝術在本質上提供了接近鳥之雙翼──經驗和見證的管道。正念練習和正念本位取向的加入為深化覺察和培養自我接納、自我關愛與悲天憫人的特質帶來輔助的層次。

　　我們將用一個有關兩隻青蛙的禪學故事來結束這個章節，因為它內含一個重要的訊息。

兩隻青蛙的故事

　　去年夏天，一個大熱天，有兩隻青蛙在野外感到口渴，看到了一桶裝滿牛奶的木桶。你知道青蛙喜歡喝牛奶嗎？於是，牠們跳進木桶中開始喝牛奶。這簡直像是在天堂一樣，牠們大口的喝，喝了許多。

　　過了一會兒，較大的青蛙，也是這兩隻青蛙中比較焦慮和悲觀的那個，牠說：「啊！等等，我們有麻煩了，我們該如何離開這裡呢？沒有地方可以跳出去，我們會被淹死的。」

　　小青蛙說：「只要繼續游，我們會找出方法的。」於是牠們一直游。很快的，大青蛙用驚恐的聲音說：「我們無法逃離這裡，死定了。」小青蛙回應：「我們會想出辦法的，繼續游。」最後，大青蛙說：「我再也無法承受，我要放棄了。」牠停止游泳，然後咕嚕咕嚕的沉了下去。小青蛙則不斷的游——繞圈圈。當牠不停的游時，牠注意到自己愈來愈難游，愈來愈有阻力。牛奶變得愈來愈厚……直到它成為奶油……於是牠將自己的小腳放在奶油上，跳出了木桶外！（Friedman 1987, pp.27-28）

　　願這個故事成為一個提醒，儘管我們能將正念與它原本的宗教或靈性脈絡區隔出來，並且單獨的運用，有些深層的經驗仍會在這樣簡單但充滿力量的轉化練習中發生，而這也是為什麼接受適當的正念訓練極為重要，如果你希望將這些練習與各類型藝術治療結合在一起的話。

文獻

Anantananda, S. (1996) *What's on My Mind: Becoming Inspired with New Perception*. New York: SYDA Foundation.

Baer, R.A. (2006) *Mindfulness-Based Treatment Approaches: Clinician's Guide to Evidence Base and Applications*. Burlington, MA: Academic Press.

Benson, H. with Klipper, M.Z. (1975) *The Relaxation Response*. New York: Quill, Harper Collins Publishers.

Benson, H. (1984) *Beyond the Relaxation Response*. New York: Penguin Group.

Bhikku, B (2011) "What does mindfulness really mean? A canonical perspective." *Contemporary Buddhism* 12, 1, 19–39.

Bion, W (2007) (First published 1970) *Attention and Interpretation*. London: Karnac Books.

Blanton, P.G. (2011) "The other mindful practice: Centering prayer and psychotherapy." *Pastoral Psychology 60*, 1, 135–137.

Bowen, S., Chawla, N., and Marlatt, G.A. (2010) *Mindfulness-Based Relapse Prevention for Addictive Behaviors: A Clinician's Guide*. New York: Guilford Press.

Bugental, J.F.T. (1978) *Psychotherapy and Process: The Fundamentals of an Existential-Humanistic Approach*. Blacklick, OH: McGraw Hill.

Burke, C. (2010) "Mindfulness-based approaches with children and adolescents: A preliminary review of current research in an emergent field." *Journal of Child and Family Studies 19*, 2, 133–144.

Carson, J.W., Carson, K.M., Gil, K.M., and Baucom, D.H. (2004) "Mindfulness-based relationship enhancement." *Behavior Therapy 35*, 471–494.

Center for Mindfulness in Medicine, Health Care, and Society (2013) University of Massachusetts Medical Center. Available at www.umassed.edu/content.aspx?id=42426, retrieved March 5, 2013.

Chiesa, A. and Serretti, A. (2009) "Mindfulness-Based Stress Reduction for stress management in healthy people: A review and meta-analysis." *The Journal of Alternative and Complementary Medicine 15*, 5, 593–600.

Chiesa, A. and Serretti, A. (2011) "Mindfulness-based interventions for chronic pain: A systematic review of evidence." *The Journal of Alternative and Complementary Medicine 17*, 1, 83–93.

Chodron, P. (2013) *How to Meditate: A Practical Guide to Making Friends with Your Mind.* Boulder, CO: Sounds True, Inc.

Cooper, D.A., Rabbi (2000) *The Handbook of Jewish Meditation Practices: A Guide for Enriching the Sabbath and Other Days of Your Life.* Woodstock, VT: Jewish Lights Publishing.

Csikszentmihalyi, M. (1990) *Flow: The Psychology of Optimal Experience.* New York: Harper Perennial Publishers.

Dimeff, L. and Koerner, K. (2007) *Dialectical Behavior Therapy in Clinical Practice: Applications Across Disorders.* New York: Guilford Press.

Dryden, W. and Still, A. (2006) "Historical aspects of mindfulness and self-acceptance in psychotherapy." *Journal of Rational-Emotive and Cognitive-Behavioural Therapy 24*, 1, 3–28.

Fjorback, L.O., Arendt, M., Ornbol, E., Fink, P., and Walach, H. (2011) "Mindfulness-Based Stress Reduction and Mindfulness-Based Cognitive Therapy: A systematic review of randomized controlled trials." *Acta Psychiatrica Scandinavica 124*, 2, 102–119.

Freud, S. (1912) "Recommendations to Physicians Practicing Psychoanalysis." In *The Standard Edition of the Complete Psychological Works of Sigmund Freud, Vol. XII (1911–1913): The Case of Schreber, Papers on Technique and Other Works.* (Translated by J. Strachey.)

Friedman, L. (2013) *The Lives of Erich Fromm: Love's Prophet.* New York, NY: Columbia University Press.

Friedman, N. (1987) *You Cannot Stay on the Summit Forever: Talks and Stories from the Opening the Heart Workshop.* Ashby, MA: Spring Hill Press.

Fromm, E., Suzuki, D.T. and De Martino, R. (1970) *Zen Buddhism and Psychoanalysis.* New York: Harper and Row Publishing.

Goldstein, J. (1993) *Insight Meditation: The Practice of Freedom.* Boston, MA: Shambhala Publications.

Goldstein, J. (2007) *A Heart Fill of Peace.* Somerville, MA: Wisdom Publications.

Hanh, T.N. (1975, 1976) *The Miracle of Mindfulness: A Manual on Meditation.* Boston, MA: Beacon Press.

Hanh, T.N. (1991) *Peace is Every Step: The Path of Mindfulness in Everyday Life.* New York, NY: Bantam Books.

Hanh, T.N. (2012) *Fear: Essential Wisdom for Getting Through the Storm.* New York: Harper One, Harper Collins Publishers.

Hart, W. (1987) *The Art of Living: Vipassana Meditation As Taught By S.N. Goenka.* New York: Harper Collins.

Hayes, S.C., Strosahl, K., and Wilson, K.G. (1999) *Acceptance and Commitment Therapy.* New York: Guilford Press.

Hussain, D. and Bhushan, B, (2010) "Psychology of meditation and health: Present status and future directions." *International Journal of Psychology and Psychological Theory 10*, 3, 439–451.

Ingram, D.H. (ed.) (1987) *Karen Horney Final Lectures.* New York: W.W. Norton and Company.

Kabat-Zinn, J. (1982) "An outpatient program in behavioural medicine for chronic pain patients based on the practice of mindfulness meditation: Theoretical considerations and preliminary results." *General Hospital Psychiatry 4*, 33–47.

Kabat-Zinn, J. (1990) *Full Catastrophe Living: Using the Wisdom of Your Body and Mind to Face Stress, Pain, and Illness.* New York: Delacorte Press.

Kabat-Zinn, J. (1994) *Wherever You Go, There You Are: Mindfulness Meditation in Everyday Life.* New York: Hyperion.

Kaplan, A. (1995) *Jewish Meditation: A Practical Guide.* New York: Schoken Books.

Kass, J. (1995) "Contributions of Religious Experience to Psychological and Physical Well-Being: Research Evidence and an Explanatory Model." In L. VandeCreek (ed.) *Spiritual Needs and Pastoral Services: Readings in Research.* Decatur, GA: Journal of Pastoral Care Publications.

Kass, J. (2007) "Spiritual maturation: A developmental resource for resilience, well-being, and peace." *Journal of Pedagogy, Pluralism, and Practice 12* (Summer), 56–64.

Kass, J. and Lennox, S. (2005) "Emerging Models of Spiritual Development: A Foundation for Mature, Moral, and Health-Promoting Behavior." In W.R. Miller and H. Delaney (eds) *Judeo-Christian Perspectives on Psychology: Human Nature, Motivation, and Change.* Washington, DC: American Psychological Association.

Keating, Father (2008) "Thomas Keating Centering Prayer Guidelines Introduction." Available at www.youtube.com, accessed February 2, 2013.

Keating, Father (2009) *Intimacy with God: An Introduction to Centering Prayer.* New York: The Crossroad Publishing Company.

Keng, S., Smoski, M.J., and Robins, C. (2011) "Effects of mindfulness on psychological health: A review of empirical studies." *Clinical Psychology Review 31,* 6, 1041–1056.

Kornfield, J. (1993) *A Path with Heart: A Guide Through the Perils and Promises of Spiritual Life.* New York: Bantam Books.

Kornfield, J. (2009) *The Wise Heart: A Guide to the Universal Teachings of Buddhist Psychology.* New York: Bantam Books.

Kornfield, J. (2011) *Bringing Home the Dharma: Awakening Right Where You Are.* Boston, MA: Shambhala Publications.

Kristeller, J., Baer, R., and Quillian-Wolever, R. (2006) "Mindfulness-Based Approaches to Eating Disorders." In R.A. Baer (ed.) *Mindfulness-Based Treatment Approaches: Clinician's Guide to Evidence Base and Applications.* London: Academic Press, Elsevier.

Langer, E.J. (1991) *Mindfulness: Choice and Control in Everyday Life.* London: Harvill.

Langer, E. (2000a) "The construct of mindfulness." *Journal of Social Issues 56,* 1, 1–9.

Langer, E. (2000b) "Mindful learning." *Current Directions in Psychological Science 9,* 6, 220–223.

Linehan, M.M. (1993a) C*ognitive-Behavioral Treatment of Borderline personality disorder.* New York: Guilford Press.

Linehan, M.M. (1993b) *Skills Training Manual for Treating Borderline personality disorder.* New York: Guilford Press.

Mace, C. (2007) "Mindfulness in psychotherapy: An introduction." *Advances in Psychiatric Treatment 13,* 147–154.

May, R. (1994) (First published 1986) *The Discovery of Being: Writings in Existential Psychology.* New York: W.W. Norton and Company.

Merton, T. (1960) *The Wisdom of the Desert: Sayings from the Desert Fathers of the Fourth Century.* Boston, and London: Shambhala.

Merton, T. (1961) *New Seeds of Contemplation.* New York: New Directions Books.

Mirdal, G.M. (2010) "Mevlana Jalal-ad-Din Rumi and Mindfulness." *Journal of Religious Health 51,* 1202–1215 DOI: 10.1007/s10943-010-9430-z, published online November 25, 2010.

Monti, D., Peterson, C., Shakin Kunkel, E., Hauck, W.W., *et al.* (2006) "A randomized, controlled trial of mindfulness-based art therapy (MBAT) for women with cancer." *Psycho-Oncology 15,* 5, 363–373.

Morita, S. (1998) *Morita Therapy and the True Nature of Anxiety-Based Disorders (Shinkeishitsu).* Translated by Akihisa Kondo. Le Vine, P. (ed.) Albany, NY: State University of Albany Press.

Morvay, Z. (1999) "Horney, Zen, and the real self: Theoretical and historical connections." *American Journal of Psychoanalysis 59,* 1, 25–35.

Penningon, M.B. (1982) *Centering Prayer: Renewing an Ancient Christian Prayer Form.* New York: Image Books, Doubleday.

Perls, F. (1992) (First published 1969) *Gestalt Therapy Verbatim.* Gouldsboro, ME: The Gestalt Journal Press.

Rappaport, Z.A. (2013) Personal communication.

Rogers, C. (1951) *Client-Centered Therapy: Its Current Practice, Implications, and Theory.* London: Constable and Robinson Ltd.

Rogers, C. (1961) *On Becoming a Person: A Therapist's View of Psychotherapy.* NewYork: Houghton Mifflin Company.

Roth, J. Rabbi (2009) *Jewish Meditation Practices for Everyday Life: Awakening Your Heart, Connecting with God.* Woodstock, VT: Jewish Lights Publishing.

Salzberg, S. (2011) *Real Happiness: The Power of Meditation.* New York, NY: Workman Publishing Company, Inc.

Schacter-Shalomi, Z. Rabbi (2011) *The Gates of Prayer: Twelve Talks of Davvenology.* Boulder, CO: Albion-Anadalus, Inc.

Schacter-Shalomi, Z. Rabbi (2012) *First Steps to a New Jewish Spirit: Reb Zalmans's Guide to Capturing the Intimacy and Ecstacy in Your Relationship with God.* Woodstock, VT: Jewish Lights Publishing.

Schacter-Shalomi, Z. Rabbi (2013) Personal communication.

Segal, Z., Williams, J.M.G., and Teasdale, J. (2013) *Mindfulness-Based Cognitive Therapy for Depression: A New Approach to Preventing Relapse.* New York: Guilford Press.

Shantananda, S. (2003) *The Splendor of Recognition.* New York: SYDA Foundation.

Shapiro, S.L. (2009) "The integration of mindfulness and psychology." *Journal of Clinical Psychology 65,* 6, 555–560.

Shapiro, S.L. and Carlson, L.E. (2009) *The Arts and Science of Mindfulness: Integrating Mindfulness: into Psychology and the Helping Professions.* Wahington, DC: American Psychological Association.

Shapiro, S.L. and Carlson, L.E. (2009) "How is mindfulness helpful? Mechanisms of action." Washington, DC: American Psychological Association. DOI: 10.1037/11885-007. Available at http://dx.doi.org/10.1037/11885-007, accessed April 30, 2013.

Shennan, C., Payne, S., and Fenlon, C. (2011) "What is the evidence for the use of mindfulness in cancer care? A review." *Psycho-Oncology 20,* 7, 681–697.

Slater, J.P. (2004) *Mindful Jewish Living: Compassionate Practice.* New York: Aviv Press.

Spring Hill (1983) Personal communication.

Symington, S.H. and Symington, M. (2012) "A Christian model of mindfulness: Using mindfulness principles to support psychological well-being, value-based behaviour, and the Christian Spiritual Journey." *Journal of Psychology and Christianity 31,* 1, 71–77.

Teasdale, Z.V., Williams, J.M.G., and Teasdale, J.D. (2013) *Mindfulness-Based Therapy for Depression.* (2nd Edition) New York: Guilford Press.

Tenzin Gyatso, the Dalai Lama (1995) *The World of Tibetan Buddhism: An Overview of Its Philosophy and Practice.* (Translated by Geshe Thupten Jinpa.) Somerville, MA: Wisdom Publications.

Walsh, R. and Vaughn, F. (eds) (1981) *Beyond Ego: Transpersonal Dimensions in Psychology.* Los Angeles, CA: Jeremy P. Tarcher Inc.

Wegela, K.K. (1994) "Contemplative psychotherapy: A path of uncovering brilliant sanity." *Journal of Contemplative Psychotherapy 9,* 27–52.

Wilber, K. (2001) (First published in 1979) *No Boundary: Eastern and Western Approaches to Personal Growth.* Boston, MA: Shambhala Publications.

Yalom, I. (1980) *Existential Psychotherapy.* New York: Basic Books.

第二部分

透過表達性藝術
培養正念覺察和臨在

第二章

見證和沉浸於藝術治療經驗的當下所扮演的角色

Shaun McNiff

以嶄新的方式對當下保持開放

　　藝術創作並與他人一起感知那些表達，一直是我從事各類型藝術治療的基礎——我感謝有這次的邀請，讓我能撰寫與沉思傳統相關的文章。在本章節裡，我會討論自己的見證意識（witnessing consciousness）經驗，或許能為提升各類型藝術治療中的正念帶來貢獻[1]。

　　在我的團體工作室實務裡，見證主要是透過有意識的覺知當下正在發生什麼的一個歷程，我把這樣的現象稱知為見證意識，因為它是同時牽涉到一種包含身體和感覺的生理反應，以及一種我們所謂的正念感知（mindful perception）和專注的心理狀態。

　　我的工作哲學是：世界的深奧就在我們經驗的表層，通常看不到也不被欣賞。藝術提供了一種有效的方法去運用這些原則，透過正念感知來提升療癒。我視團體成員、治療師和自我的見證行動為一種所有藝術經驗的整合——於一幅畫、一首詩、一支舞或其他被創造出來的藝術表達後，或在創造性表達的過程中發生。

　　正如我將會描述，見證需要同理、關懷和創造性感知——它不只是像一般的觀察而已。猶如靜觀，它是一種需要練習和自律的活動。見證到自我正在行動，可以被認為是一個理想的狀態，以及某種當我們同時追求深層的藝術與療癒經驗的努力。

正式的歷程

　　我在因緣際會下進入藝術治療領域，沒有正式的心理背景。回想起來，也許這是我最棒的開始，能用全新和實證性的方式去探尋藝術和療癒的歷程。我曾是一位有抱負的畫家，在我的學院訓練裡聚焦於人文科學。我有機會參與兩位在世界宗教、佛學、薩滿和 Jung 有鑽研的專家學者 Thomas Berry（1989,1999）和 Ewert Cousins（1971）所上的小型課程，我特別被佛學和禪學研究所吸引，因為它們以美來欣賞當下，對我轉化自身存在焦慮產生深遠的影響，而這就是當我年輕時開始接觸藝術治療，對人的經驗與療癒的理解——即使當時這些信念仍在心理健康領域被視為邊緣，我認為它們與表達性藝術治療的各種面向有實務上的關聯。

　　當我開始進入研究所學習藝術心理學時，我幸運的能在 Rudolf Arnheim（1904-2007）的指導下學習。他增強了我偏向在工作室裡去覺察最直接的創作行為背後的知覺和感知層面，以及它們如何在我們較能理解的經驗中刺激相呼應的作用。自從他的經典著作《藝術與視覺感知》（*Art and Visual Perception* 1954）出版後，Arnheim 在 1959 年以 Fulbright 學者的身份前往日本，期間他經歷了個人的蛻變。他將自己的完形心理學背景與冥思練習和俳句（haiku 是日本傳統詩歌的一種形式）寫作（Arnheim 1989）整合起來。我從中學習到，檢視過去如何能在某些層面有所幫助，但同時在其他層面會有侷限，太過專注於先前的事件會限制了現在的可能，以及我們去欣賞與投入當下的能力。

　　在我開始從事表達性藝術治療工作的前幾年，我被 Maxwell Jones（1968）所發展出來的團體心理治療和治療社群模式，以及 Carl Rogers 以現在為中心（present-centered）的方法所吸引，尤其我特別欣賞發生在團體歷程中的問題解決能力，如果領導者能提供支持和安全感，並且允許參與者在複雜的交流裡找到自己的出路。

早期工作——治療中的藝術

　　當我在 1970 年代開始將藝術用於治療時，我直覺的就把焦點放在藝術創

作和反思創作後的表達，如何可以成為一種更能覺察當下時刻的方法。這個取向的形成是要回應慢性成人精神疾患的需求，因為他們一般較為退縮、感知破碎、無動力，並且大部分都無視於自己和他人的存在。我觀察到每個人包含工作人員，都能專注於直接的美感覺知歷程，這是多麼有價值的事。

我鼓勵人們去思考藝術品本身的特質，近距離的去觀看它們，然後描述自己的感知。不去強調──詢問作品的「意涵」──而是我會問：「當你看著圖畫，你看到了什麼？什麼色彩和形狀吸引你的目光？是否有什麼細節和其他的特質是你第一次看到或用新的方式觀看的？」

對於如何看待進一步的覺察，我發現到一種系統化的取向，而這些方法則被延伸至聆聽音樂和聲音表達、舞蹈和動作、戲劇與詩文中。最終，我明白同樣品質的關注亦能放在線畫、繪畫或製作物件時基本的手部動作上；早在1970年代中期，我們也使用錄影當作一種反思的工具來促進對自己和他人新的感知（McNiff and Cook 1975）。

當我在實驗這些方法時，我看見有意識的反思如何變成一種夥伴或共同參與者，而非是一種抑制因子。這種感知方式增進個人對視覺經驗的欣賞，並且提供我們傾向進行心理詮譯，快速給予一個意義而完全取代藝術品本質的另一種選擇。即使完成的作品仍會在我們對它們的關注下繼續流動和改變，這種藉由意識而對物件產生變動和轉化的取向，與沉思傳統的世界觀接近。

藝術如何療癒的現行觀點

當問及我的方法是如何改變時，或許是隨著時間成熟，我認為它們逐漸被簡化以回應對感知性見證歷程的持續確認──我將其應用至所有的藝術和想像性對話中（McNiff 1992）。再者，我日漸欣賞藝術治療實務的活力基礎，以及它能進一步將創造性能量和想像活化循環的能力，這與亞洲傳統專注在具有活躍療癒動能的氣相呼應，能治療和轉變外化成症狀的阻塞能量。

我發現氣可以用一種原型的基礎來理解藝術活動的療癒作用。我持續經驗到藝術創作如何涵蓋了一種自發的智慧，能夠找到通過無可避免的糾結、挫折和掙扎的路徑，而這是無法與認真的投入創作分離。我學習到去相信這樣的過

程，以及如果我們能持之以恆並與難免會呈現的挑戰同在，它總會帶我們去到我們所需要的地方（McNiff 1998）。

以我的經驗，藝術療癒並不是一種「修理」——必須透過某種分析的歷程才會出現，其觀點錯失了問題如何在身、心中成形的基本且具能量的機制。當於藝術創作投入這些驅力，並在我們的生命中賦予它們一個不同的地方時，更深層、較複雜且持續的困難才能被理解、接受和轉化。這個取向中的修練需要放鬆、專注和對當下狀況所發生的事物保持開放。在藝術創作的脈絡下，透過見證促使在歷程中更加完全的沉浸，增強了這樣的能量循環。

身為一位治療師和領導者，我會考量整體的環境如何透過安全、激勵和專注來支持和促進表達。創造性的歷程是療癒的原動力，而我的角色牽涉到它的培育和幫助他人盡可能的全然參與。藝術之所以能療癒是因為可以將困頓轉化為創造性表達，如果我們能對這些過程保持開放的話。見證是過程中一個整合的部分，對於當下的正念專注，這些行動的結果輔助了藝術創作。

創造性空間和見證角色

將藝術能量循環和增強的方式取決於我對環境因子的關注和創造出我所謂的創造性空間（McNiff 2009）——成為療癒和改變的原動力。創造性空間是藉由我們對彼此專注的品質、提供鼓勵實驗和冒險的支持和安全感，以及我們真誠的見證獨特與實在的藝術表達且沒有任何評判來決定的。為了與正念的準則保持一致，創造性空間具過渡性，從不固定。它需要於每次的聚會（McNiff in press）和每次療程中的各個階段裡更新——就像是呼吸一樣，持續的消逝與恢復。

雖然創造性空間會被一個環境的物理特性（建築物和房間的正向和負向品質——光線、結構、設計、美感氛圍……等等）所影響，但我的看法比較放在見證意識的作用。對於從事各類型藝術治療的我們來說，通常會在有限的物理空間下工作，所以將不怎麼樣的環境透過正念轉變成為創造性空間的能力，是藝術治療實務的核心要素（McNiff 2003）。大多時候不被看見卻實際會感受

到它的存在，創造性空間是平等主義的，因為它會影響到身在其中的任何人，是一種氛圍、非線性的存在，不管個人在其生命中身處何處，都於不同的功能層面上影響著我們。

沉思傳統視改變為一種小行動的累積，這樣的看法也與我超過 40 年未間斷藝術治療工作和研究的長期經驗保持一致。我逐漸明白藝術歷程的微小行動及去見證它們，就是促進經驗和改變之最可靠的基礎（McNiff 2011, 2012）。小小的創造性行動，如同一行禪師的《橘子禪》（*Peace is Every Step*）（1992），可能延展到其個人的生活層面，在某些情況下，可以在社會經驗上激發出一個較大的感染力，就像藝術治療社群正在全世界擴展一樣。

藝術歷程與正念覺察

我在藝術治療裡幾十年的經驗已給我信心或許是無畏，去強調經驗中最基本的條件做為實務的基礎。這種僅專注於單純的想法，絕不規避個人心靈的複雜及其在藝術中無止盡的多樣呈現，因藉由使用各式各樣的媒介和開放式的方法來工作而被提升——和那些運用較操控內容和使用媒材方式的取向相異。

動作和表達

在實務工作上遇到各種人的經驗和年齡團體裡所發生的每一種狀況，我都鼓勵以動作做為所有表達的基礎（McNiff 2009），而這跟在靜坐時專注於呼吸相似。我在工作室裡跟參與者說：「如果你能動，你就能畫。試著不要掛念早已在你心裡存在的影像，它們通常是困難的，即使最有經驗的藝術家也不太可能畫得出來。不如專注於你如何移動筆刷或顏料如何讓你移動等這些獨一無二的特點——你如何回應它的特點。」同樣的準則也適用於舞蹈和其他藝術型式。

當我們開始透過藝術形式，以最基本的方式動作時，表達就會產生。呼吸也會隨著自然的停頓和替換影響動作，尤其是聲音。

反覆

在每一種藝術形式中，反覆是被鼓勵的，做為一種放鬆、放手和專注於什麼是我們樂於做的，而不是思考接下來會發生什麼。例如，在繪畫和線畫中，我鼓勵反覆用簡單的線條符號和姿勢，能穩定的使每個人握住筆刷，讓創作出有意義作品的機會流動：「只要開始動作——並且不斷進行，相信動作會建構和形塑出一個影像，如果你能持續這些姿勢且讓它們藉由你的協助找到出路，就會成功。放鬆控制，把專注更放在觀察發生了些什麼，如果你能變得對這些最基本的動作感到驚奇，它們將產生新的目的和意義。你需要給它們力量去形塑影像和你的意識。如果你變得抗拒或無聊，接納這些情緒是歷程中很自然會產生的現象。參與它們使之成為你的伙伴，同時也是你正逐漸放手且變得更加沉浸於創作中的徵兆。」

擁抱陰影

我們所謂心靈的陰暗面——與我們的信念相反、那些我們試著避免去揭露自己不完美和未經雕琢的面向——也容易從表層或靠近表層裡獲得。我發現會在我們的藝術和夢中發生的恐怖事物，就是我們心靈的同居者，它們並沒有意圖要造成傷害；然而它們會激發恐懼和驚慌來獲取我們的關注並刺激改變。這些陰影元素是我們的夥伴和助手，我們可以學習用它們來創造。我們只要簡單的去接受它們、關注它們的表達，並且更加留意它們協助我們時所扮演的角色。就這樣的觀點來說，藝術透過見證意識能深化或甚至擴展傳統的正念練習。

當下

生命的深度和意義不存於當下而是它時它處，這樣的觀念不只阻礙我們去發現還讓我們保持防衛抗拒，並使我們產生偏見且帶著一整套的內在信念，不允許自己挺身投入創造性行動。我鼓勵人們去理解深度就在表層，就在我們面前等待我們去欣賞。最深處即是現在，無法被看見。正如舞蹈治療師 Norma Canner 曾帶著溫暖的微笑對那些在柵欄邊的人說：「來吧！來吧！試試看。」

治療師即是見證者

最近幾年我變得更加確信，決定藝術治療品質最重要的在於治療師能在個別或團體情境中深化他人的見證歷程。沉思的藝術創作和療癒能被人們單獨練習，正如我在《藝術療癒》（*Art Heals*）（2004）這本書中所描述的；然而，治療牽涉到另一個人的臨在，他／她大多能透過靜默和沉思見證來協助建立和穩住創造性空間。當然，藝術治療可以充滿話語和樂趣，甚至是活潑和對質的，但真正獨特的元素在於一個安全空間的涵容，能讓另一個人可以表達、探索和理解當下的深度及它們與心靈複雜間的關係——同時治療師見證此過程，並且向個人與團體示範這樣的歷程。

正在接受訓練的治療師容易覺得要沉默的觀察基本的動作頗具挑戰，因為他們是如此的被訓練想著要獲取心理技術，但有時候這與見證大相逕庭。現在的治療語言幾乎都把所有的治療行動描述成「介入」（intervention），指的是有意圖的介於兩件事中，將某人或某事插入到一個情況裡。這個字原本是用在諮商中，我想是適當的，意指能採取必要的步驟，即使有時違背某人的意願，來處理危及生命的行為。當此字普遍的被用在幾乎每一件治療師所做的事時，這個特定的意思喪失了且令人困惑——更別說到它對當前專業語言所代表的意思。

我在治療關係的取向盡可能隨時採取較細微的做法，我並不是在提倡無為而治或完全運用所謂「非指令式」的操作方法。當然，如果需要，我會介入某一個狀況，建議改變進程或做某些調整；然而，我整體的目標是藉由支持和有時引導創造性歷程去幫助其他人，就像是讓自然的力量在計畫之外產生最大的轉化作用。D.W. Winnicott 確信讓人透過創造性過程自己去找到出口的重要性，他曾提及自己若強加介入或提供一種詮釋，有時會破壞治療經驗（1971, p. 51）。

在訓練時，我鼓勵學習如何積極的給予品質夠佳的關注。當人們承諾投入於訓練時，他們通常會在自己被見證和觀察他人的歷程中所產生的情緒衝擊感到吃驚。觀察他人帶我們進入存在意識的深層，而被見證提供機會讓我們投入

自己的陰暗面和過去的障礙，而這些動力帶領我們走進最需要修復之心理狀態的核心。我因此學習到如何去見證和被見證是我進行藝術與療癒工作的核心要素。除了與心理治療的連結外，還有美感和沉思經驗的精髓。

工作室和訓練應用

藝術治療經驗所有面向的見證

在我的工作室和訓練課程中，我會製造有節奏的音樂來促成創造性空間和放鬆氛圍，鼓勵人們去連結身體表達的動作基礎。一段時間的藝術創作後，我們透過動作表達、想像性對話、詩文、即興發聲和表演來回應作品，各自的夥伴或整個團體則扮演見證者的角色。

見證在我的工作室課程裡不是只有注視和觀看，而是一種有紀律、敏感且十分專注於藉由同理的觀察歷程，以及一種給予這個在生理脈絡下被觀察的人及其動作全然的關注。那是一種體現的臨在（embodied presence），可以與深感（felt sense）相提並論（Rappaport 2009, pp.28-29; Gendlin 1981）。因此見證是積極的而非消極的。即使當見證者是全然的沈默和安靜，仍藉由支持、保護和一種有意圖地將意義感灌注於當前環境的歷程，傳遞出人際間的能量。

我在實務工作中致力於運用正發生在我眼前的現象，把它視為是自己生命中於這個特別的時刻最重要的事情，感到有一種責任感和一種想提供夠好見證的渴望。如果我分心或想到別的事情，存在於藝術創作者和見證者之間的同理就會斷裂。當見證者與表達和整體臨在的他人同調了（Kossak 2009），身心都會感到一種愉悅感。

在我的工作室團體裡，每個人都會參與見證歷程的不同層面——見證他人、被他人見證，以及見證自己。與其擔任唯一的見證者，治療師或團體領導者在過程中做出示範，當參與者回應各種形式的藝術作品、表演藝術和藝術創作歷程時，我們所有人都在見證他人——這是一種最基本的經驗，直到最近我才用一種系統性的方法來工作，它與沉思動力有著絕對的相似性。

回應圖像

　　我經常要求參與者在我的團體中用動作去回應他們的繪畫或其他視覺藝術表達：「當你透過動作而非口語來詮譯作品時，我通常較能獲得你與自己的創作和其表達間清楚的關係。」我請參與者利用最多兩分鐘的時間去進行動作詮釋，然後停在最後的姿勢或一個舒服的靜止動作上 20 到 30 秒，接著再延長停頓 10 到 20 秒。隨後，由藝術家在創作之前先選擇的一位夥伴，針對這幅畫提供一個動作回應，接續以相同的程序運作。這樣的回應被設計來確認藝術家剛剛所分享的內容，如 Jung 所說的讓表達隨想像深化，以支持團體經驗。

　　參與者回饋說，生理和身體上的動作與見證如何使事情快速且深刻的發生，這是他們用文字語言無法形容的。他們也描述了一種發自內心深處的作用如何產生較深遠的影響，並在腦海中鮮活的留存著。他們相信單純、鬆綁控制和計劃、整體歷程有清楚且可靠結構的價值和支持，以及見證如何確認他們所做的事及冒險的重要性。

停頓

　　停頓的時間總有深遠的意義，它給參與者一個機會去記得、反思並連結剛剛發生的事——本質上就是要去留意當下。我在自己課程的所有階段使用這些停頓，參與者通常會驚訝它們逐漸變得重要。「停頓一下」這樣的口頭禪，對某些人來說已成為歷程中的一個關鍵口號。這個簡單的動作對大部分的人來說是新鮮的，我們總是在生活中忙碌緊湊，所以停頓似乎提供了一種相當不同的存在方式。有趣的是，製造空間去停頓似乎能促進有效的時間管理，每件事都因此而慢下來，於是重要的事物就可以顯露並且被經驗。

見證者的支持

　　見證者的臨在和支持雖然是透過表情和身體表達而被體驗到，但或許大多是藉由感受到空間上的靜默且被歷程後的討論給提升和強化。我們給予一段時間進行意識見證——有開始和結束的明確時程——因為它是一種有紀律的歷程，為另一個人的創造性探索穩住空間。停頓和專注呼吸促成慢下來，並且幫

助放下外來的思緒、恐懼和其他干擾活在當下的障礙。

表演藝術

　　我第一次正式實驗見證的作用是在 1970 年代晚期，當我開始將表演藝術融入我的工作室團體。我們所改編的表演發展自 20 世紀中期的視覺藝術傳統，藝術家的身體和生理上的行動是藝術作品的主要焦點（McNiff 2009）。當人們表演的 8 到 12 分鐘間，團體的其他成員靜默觀看。在表演完成時我們停頓──然後見證者對表演給予回應。我使用見證者這個詞來形容團體成員的角色，是有意識的使用到它在真實動作上的意涵（Pallaro 1992）。參與者總是驚訝於他們怎會沒有覺察時間的流逝，不管是表演者和見證者都一樣，特別是表演者，當他們放手並沉浸於自己正從事的表演時。

　　我請參與者去表達他們在演繹過程中的經驗或感受，與我較早期表達視覺和感知意識的方法保持一致。除了口語的陳述外，見證者可以透過藝術性的動作、聲音或具詩意的表述來回應。他們不能向表演者提問，因為這會干擾見證和回應歷程的流動性。在聽完五到七位見證者的回應後，由表演者描述他們所經驗的。整個歷程可以被視為是一種正念見證觀眾與藝術家雙方創造性歷程的訓練，明白要成為藝術家是如何較具挑戰性。

　　當我用表演去實驗時，很快的，見證在建構創造性空間、透過專注導引能量、支持表演者及為正在發生的事增添某種神聖和儀式性的作用等方面，明顯變得重要。當一位參加我早期團體之一的女性參與者，很篤定的表達見證者的角色是積極、有紀律的且與表演者同樣重要的這個不爭事實時，我對於見證者角色的欣賞達到高峰。

見證藝術創作

　　從事表演的參與者不斷的認為，見證者的臨在和支持營造出一個環境讓他們做到原本無法獨立完成的事。即便只有與另一個人共同演出時，他們認為在這樣的夥伴關係裡，有些獨特的事情會發生。從表演、觀看和為另一個人穩住治療空間的流動歷程中，有一種交互的能量被創造出來。學生和參與者在我的

工作室裡讓我意識到，見證在我所從事的工作占有首要地位，於是我開始較有意識的運用它。

最近幾年，我將見證的意識歷程延伸應用於針對治療師們的工作室和訓練團體。在某些方面，我使歷程退回到成為一種讓不願冒險的藝術治療學生投入表演和身體工作的方法。因為有些學生會抗拒接納開放式表演藝術的挑戰，我請他們簡單用某一種視覺藝術媒材（繪畫、線畫、塑形、滴、撕和摺）做一個動作，並且反覆一段時間。接著我將這個方法用在兩人彼此見證的歷程，同時依據剩餘時間，各自創作 6 到 12 分鐘。

最基本的結構總能解放表達，雙手隨著繪畫、裁切和撕裂紙張或是捏塑黏土等戲劇化演出被他人見證時，成為令人著迷的事。這感覺像是一種戲劇、儀式、科學化的觀察和沉思祈禱的綜合體。

那些勉強配合的學生，經驗到對實質身體表達和見證歷程的領悟，無疑會被他們起初的疑慮和抗拒所強化。這種對參與的挑戰確認了我的格言「越簡單越深刻」，最基本的動作成為一種迷人的東西。我也欣賞將焦點轉到見證視覺藝術的基本動作，如何讓我更意識到當下會被忽略的姿勢動作。我明白當安靜的創作時，練習見證他人和被見證是如此的重要——以及這一個藝術治療的基本元素是如何在訓練中被給予較少的關注，我將在下一段落的內容討論這個觀點。我對於關注感知經驗歷程所獲得的結果和極大的正向反應印象深刻，同時明白我最新的藝術與療癒探索正回到 40 年前最初我成為一位表達性藝術治療師時，一開始所做的事。

探索實務中的挑戰

一旦清楚正念見證對藝術治療實務具有極大的潛能，我們開始去探索這個學科的複雜和挑戰。雖然沒有關於見證他人和被見證時舒服和不舒服程度的絕對標準，大部分人都較害怕被見證。如果這是一個普遍的現象，我們就需要更深入的去看這對治療實務的意涵為何，以及這樣的問題提供了什麼機會去投入探究。

儘管大部分的人較有困難被觀看，很多人一開始也對於見證他人感到不舒

服。親近的觀看是一種親密的行為，這對那些不習慣與另一個人沉默臨在的人來說非常困難。我們發現要對這些新規矩感到比較舒服的最好方式是去經驗歷程中的這兩個面向，學習如何被見證能幫助我們更有效的見證他人，反之亦然。

在我的團體中，無聊是常出現的障礙。我們發現這與無法從他人的動作裡看到深長意義有關。無聊可以是進入較完全和無私的沉浸於觀察歷程的關卡──學習如何更深入的看、如 Jung 所謂的用心理的角度去看，或用更精錬的美學敏感度去看。與其把導致無聊的責任推給那個被觀察的藝術家，我們視它為見證者必須從自身內在去處理。焦慮在此見證動力的雙方都會出現。有一位學生提到，接納它可以幫助自己去意識到與另一個人同在時最初會產生的情緒。她開始練習耐心和給予更多的關注，所有的一切讓她感到舒服並明白自己的情緒很受到她能觀察到什麼所影響。

當學生熱切的詢問我該如何將這些原則應用到各種的臨床情境時，我強調這些應用方式要視某一情境脈絡的特殊狀況而有無限變化的可能。我要求他們試著回到當下正在做的事，而非中斷離開。此時，有一位學生挑戰的回應我說：「當我將注意力重新回到此時此地，內心似乎有些什麼觸動，讓我忽視了這些關鍵點。」

有一位藝術家在我的工作室課程裡被該對自己的畫作問「接下來要做什麼？」感到困惑，她請教我是否有什麼方法可以直接詢問畫作希望她做些什麼。我感受到她期望從我這裡獲得某種技術層面上的答案，於是我說：「根據自己是畫家的經驗，所有我可以做的就只是去回應做決定的那個當下，不管如何，我知道自己如果犯了錯，它都會協助引領我。」

我支持她渴望與自己的創作對話的想法，因為就我自己的練習，想像性的對話提供了一種型式透過視覺感知和詩意敘說來正念反思（McNiff 1992）。當她投入與圖像對話，就確定了它無法告訴她該做什麼，她必須相信自己的美感反應，什麼是作品需要的及該如何繼續下去。

我藉由努力思索這個問題來觀察這樣的狀況，她能找到自己的答案，或者更好的是得到回應。藝術家對一種特殊情況下的深感做出直觀的回應，而非靠

著絕對的準則或依據某一個地方所產生的過往資料所做的決定。經驗和訓練的確會影響我們的決定，但它們總是會被對當下情境的評估所凌駕。

　　一般人在從事藝術創作的同時被見證，常常會感到不知所措、害怕並對他人的觀點有所顧慮、感覺需要娛樂他人……等等，所以容易被自己的思緒、感受和身體的狀況所占據，造成可能無法完全沉浸和活在當下。這樣的現象十分普遍，也是一般人會有的陰暗面。藝術歷程結合見證幫助我們變得更加意識到這些狀況，並且有效的與它們共處。當我們面對黑暗或抗拒進入某些情境時，正念通常最能發揮作用，與藝術創作結盟將保證那些恐懼、無能感、完美主義、自卑和內在嚴厲的自我批判不會被忽視。

見證的好處

　　參與者在我的團體工作室完成與夥伴一起工作後會討論見證的作用，然後再和整個團體討論，他們描述到一些意想不到的結果——原本看似最平常不過的動作，若仔細思量就變得令人驚奇和感到新鮮。他們說：「我將這些東西視為理所當然」；「我從未對他人的動作給予這樣的關注」；「我一開始會抗拒，因為我認為這沒有意義且瑣碎，但我持續做，一切都改變了，讓我產生一種對它全新的欣賞。」

　　很多參與者發現要靜默的觀看彼此感覺相當奇怪，或許這合情合理，因為這不是我們平常相處的方式。奇怪是一種感覺，指的是嘗試新的事物，透過見證他人，我們練習超越自我意識來進行同理，並且感覺他人的藝術行為就像是自己的創作。當同理發展成為關懷他人和其行動，我們才能開始將它用於見證自己的歷程——一種被古典的靜觀練習所鼓勵的意識型式（Franklin 1999）。

　　我鼓勵那些嚴以律己但寬以待人的參與者，試著運用能同理他人的意識來見證自己的行為。藝術家的動作和姿勢、媒材的表達、空間情境、生理感覺和心理想法因而都成為「他者」，能被我們用支持和小心謹慎的態度來對待。將焦點轉移到專注於藝術創作歷程和反思創造性表達這種「他者」上，可以幫助我們更關懷、好奇、理解、接受、放鬆、具想像力和開放。理所當然的，這些放鬆的狀態和增強的專注力能提升表達的品質和真實度。我們變得更留意自己

正在做的事且盡可能全然的專注，而較少去注意對超乎當下情境以外之事的批
判。

　　我之前已提過，我們很多時候對自己的藝術和圖像會有先入之見，或許擔
任見證者的歷程是一種較全面性的方法去看待我們個人的藝術表達——觀看它
們與自己的關係，視它們為區隔出來且獨立的個體，並且建立對它們的同理
——能促進我們將最熟悉的東西變成迷樣或新穎的能力。用關懷和開放的態度
去見證他人能幫助我們學習用同樣的態度對待自己。

總結

　　雖然我仍舊堅信古典的藝術療癒脈絡——我們實際從事創作然後與自身作
品互動的歷程——我逐漸更加好奇，見證他人是否也能同時支持藝術家的表達
且提供見證者許多的治療助益。擔任見證他者表達的角色，不僅會產生重大的
生理、心理和靈性的作用，藝術創作者還能經驗到提供這些資源給他人的滿足
感。根據這樣的觀點，藝術治療的脈絡是一種深刻的互惠歷程，建立在施與受
的醫療基礎上。

　　呈現在他人眼前的創作本身是這些動力的基礎，聚焦在彼此的正念提供了
某些新穎和不一樣的東西，它不只投入於人與人之間所發生的互動，還有藝術
家本身和其工作的媒材、動作，藝術品和所處空間的互動。因此，藝術療癒是
「在大我」（in the world）也「在小我」（in the person）的情境中發生，而創
造與見證的歷程為這兩者提供服務。

註解

1　我的同事 Pat Buoye Allen（2005）現在也同樣以見證做為她實務工作的基
　　礎。

文獻

Allen, P.B. (2005) *Art Is a Spiritual Path*. Boston, MA: Shambhala Publications.

Arnheim, R. (1954) *Art and Visual Perception: A Psychology of the Creative Eye*. Berkeley and Los Angeles, CA: University of California Press.

Arnheim, R. (1989) *Parables of Sun and Light: Observations on Psychology, the Arts, and the Rest*. Berkeley and Los Angeles, CA: University of California Press.

Berry, T. (1989) *Buddhism*. New York: Columbia University Press.

Berry, T. (1999) *The Great Work: Our Way into the Future*. New York: Random House.

Cousins, E. (1971) *Process Theology: Basic Writings*. New York: Newman Press.

Franklin, M. (1999) "Becoming a student of oneself: Activating the witness in meditation and super-vision." *American Journal of Art Therapy 38*, 1, 2–13.

Gendlin, E.T. (1981) *Focusing*. New York: Bantam.

Hanh, T.N. (1992) *Peace is Every Step: The Path of Mindfulness in Everyday Life*. New York: Bantam.

Jones, M. (1968) *Beyond the Therapeutic Community: Social Learning and Social Psychiatry*. New Haven, CT: Yale University Press.

Kossak, M. (2009) "Therapeutic attunement: A transpersonal view of expressive arts therapy." *The Arts in Psychotherapy 36*, 1, 13–18.

McNiff, S. (1992) *Art as Medicine: Creating a Therapy of the Imagination*. Boston, MA: Shambhala Publications.

McNiff, S. (1998) *Trust the Process: An Artist's Guide to Letting Go*. Boston, MA: Shambhala Publications.

McNiff, S. (2003) *Creating with Others: The Practice of Imagination in Art, Life and the Workplace*. Boston, MA: Shambhala Publications.

McNiff, S. (2004) *Art Heals: How Creativity Cures the Soul*. Boston, MA: Shambhala Publications.

McNiff, S. (2009) *Integrating the Arts in Therapy: History, Theory, and Practice*. Springfield, IL: Charles C. Thomas.

McNiff, S. (2011) "From the Studio to the World: How Expressive Arts Therapy can Help Further Social Change." In E. Levine and S.K. Levine (eds) *Art in Action: Expressive Arts and Social Change*. London: Jessica Kingsley Publishers.

McNiff, S. (2012) "Art and Change: A Process of Creative Contagion." In S. Schwartz, V. Marcow Speiser, M. Kossak, and P. Speiser (eds) *Arts and Social Change: The Lesley University Experience in Israel*. Netanya: The Arts Institute Project in Israel Press and the Academic College of Social Sciences and Arts Press.

McNiff, S. (in press) "Creative Space in Organizational Learning and Leadership: 21st century Shapeshifting." In P. Meusburger, A. Berthoin Antal and E. Wunder (eds) *Organizational Learning, Knowledge and Space, Volume 6 of the series, Knowledge and Space*. Heidelberg and New York: Springer.

McNiff, S. and Cook, C. (1975) "Video art therapy." *Art Psychotherapy 2*, 1, 55–63.

Pallaro, P. (ed.) (1992) *Authentic movement: Essays by Mary Starks Whitehouse, Janet Adler and Joan Chodorow*. London: Jessica Kingsley Publishers.

Rappaport, L. (2009) *Focusing-Oriented Art Therapy: Accessing the Body's Wisdom and Creative Intelligence*. London: Jessica Kingsley Publishers.

Winnicott, D.W. (1971) *Playing and Reality*. New York: Routledge.

第三章

意圖與見證
藝術與寫作的正念工具

Pat B. Allen

本章介紹工作室三部曲（Open Studio Process，簡稱 OSP）
——一種工作室本位藝術創作和寫作的探索方式，運用意圖和見證為基本的正念工具。這種工作方式是從作者本身的創作練習發展出來（Allen 1995），經過精鍊後並與他人共同合作開放工作室方案（Open Studio Project）持續演化而來。開放工作室方案是一個社區型工作室，由作者、Dayna Block 和 Deborah Gadiel 三人於美國伊利諾州芝加哥市成立，它起初是一個用來練習和研究的地方，後來發展成為一個非營利的社區工作室，提供機會給各種年齡層的個人和團體投入藝術創作和寫作。目前座落在伊利諾州 Evanston 的開放工作室方案，同時設有藝廊和進行課程的工作室，也有提供給想成為OSP帶領者的訓練課程（請見www.openstudioproject.org）。

工作室三部曲的形成背景

身為一個脫離了天主教少女時期的大學生，我在靜觀上是一個失敗者。我盡我所能在美國麻州Cambridge的禪學中心學習靜觀，但靜坐只會增加壓力在我多年來已築下能隔離自己早期失落受傷的心牆上，而那時候我還無法用文字去形容此狀態。我對身穿長袍神情顯然平靜沉著的帶領者感到格格不入，總是藉由讓自己非常忙碌來遠離生命中的混亂。對於我焦慮的心靈來說，坐墊猶如

一座脆弱的堡壘，而禪宗沉思室的平靜樸實並不像是一個安全的空間，就連占據我大部分時間的藝術學院也不見得有安全感。在 1970 年代早期，當古典的藝術課程被推翻，鼓勵每個人從事各自的創作，這種缺乏對紀律或練習的指導以創造出一個能安全涵容在自由進行藝術實驗時難免會引發之恐懼的空間，已成為普遍的現象。

　　我最後發現了 Carl Jung 的分析心理學，尤其是他的積極想像技巧（Jung and Chodorow 1997），我被那些 Jung 所謂奇怪的圖像所激勵，並且透過圖像學習和我內在的混亂做朋友，看見它的起源和看著它因我理解了自己正在生活或試著逃離的故事而逐漸平息。藉由專注在沉靜、呼吸、留意身體感覺，然後邀請深感（Gendlin 1978）在紙上成形，讓我能發展出一套練習，整合了創造性驅力和我對意義及自我理解的追尋。藝術創作起源於接納和探索來自身體的感覺，它成為一種重要的正念練習，讓我產生之前不常有的安全感和自主性。持續面對圖像，讓我確認了自己所發現的覺察，以及允許我恢復與最深層自我的正念連結感，並且能與他人分享。

　　1995 年，經過了二十多年的練習和身為藝術家及藝術治療師的教學經驗後，我開始與兩位學生 Dayna Block 和 Deborah Gadiel 針對一種新的工作方式有了些對話，最後形成了開放工作室方案。我們營造出一個空間專門給藝術創作，成為去理解如何提供他人與創造性歷程連結的探索方式，以及如何在服務他人的同時仍積極的維持自己的藝術家身分。藉由實證的練習和研究，我們創造出一些工作的方式，找到介於安全和挑戰、自由與紀律間的平衡。這樣產出的方法就是所謂的工作室三部曲，它已成功的教導許多人，成為一種根植於正念傳統的藝術創作和寫作練習。

理論架構

工作室三部曲的本質

　　工作室三部曲（OSP）是一種靈性技術，它有兩個核心要素——意圖和見證——將正念融入藝術經驗中（Allen 2005）。雖然許多人將 OSP 做為一種個

人的練習，但它最常被介紹為一套六週的課程，提供線畫、繪畫和一種使用錫箔紙和紙膠帶的簡易雕塑技巧（Seiden 2001），在這六週內所產生的創作和寫作會在最後一次的課程裡回顧。與瑜珈和其他型式的正念靜觀類似，參與者經常會持續的參與六次的 OSP 模式，有些人許多年來每週都會到工作室練習。OSP 也以工作坊和大學課程的型式來進行。

　　理想上，OSP 會在工作室的情境下進行，因為參與者可以看到並使用各類媒材。透過審慎播放音樂、小心營造平靜和尊重的氛圍，來完成空間的神祕感，並使用一些聲音信號如：樂鐘、響鈴或唱缽，去區隔歷程中的不同階段及提供非語言訊息提醒參與者時間。每次一小時半的課程會被清楚的分為幾個部分：短暫的時間讓參與者靜心並寫下個人的意圖、接著進行藝術創作，然後藉由見證寫作和朗讀來分享。有經驗的帶領者會確保這樣清楚的模式提供了必要的安全感，讓每一位參與者包含帶領者，盡可能深層的進入當下的創造性歷程。結構的單純化猶如一個靜觀的空間，能涵容各種不同需求和能力的參與者，並且同時提供一種共享的經驗及深化的個人經驗。

　　在進行任何創作前，藝術家會寫下一個意圖來引領自己的創作。帶領者開始邀請參與者先靜心，讓某些干擾的思緒平息下來。參與者可以專注在呼吸、靜觀或自由書寫直到產生一個意圖。這個意圖會以簡單清楚的文字寫在日誌上，來定義、請求並界定個人所要追尋的藝術創作經驗。初學者也許可以寫下一個意圖，如「我享受藝術創作」或「我放鬆並與自己同在」。較有經驗的參與者也許可以針對某一個議題或生活情境尋求導引。負責維持涵容空間的帶領者會寫下一個同時針對個人及身為帶領者的意圖。帶領者的意圖也許會像是：「我用輕鬆和真誠的態度維持空間，以確保團體參與者有最佳的體驗」。意圖會隨著時間的推進從藝術家與自身圖像的關係中產生。意圖寫作是一種打底和奠基的方法，讓我們準備好去接納做為與身處內在自我深層智慧溝通之媒介的圖像。一旦我們開始創作，我們將意圖放在一旁。

　　在一般六週 OSP 課程的前三週，每一次都會介紹一種媒材，隨後由參與者自行選用，帶領者只給予一個指引：建議參與者隨心所欲去創作。通常工作室裡所共享的平靜能量會牽引著沉默和沒把握的參與者，他們很快能在空間裡

放鬆並享受這樣的經驗。我們致力於留意湧上的思緒和感覺並試著放下，讓影像自然產生，而不去預設結果。如果感到「困住」了，建議回到呼吸和愉悅的感受。我們也邀請參與者環視工作室中他人的作品或當下還在進行的創作，以啟發靈感。這種參考的練習——引用或挪用他人資源的部分——是被允許且被視為是所有藝術家都會做的事。帶領者除了扮演楷模和協同參與者的角色外，還要留意音樂的播放、時間的掌控和歷程的流暢，同時也盡可能的投入於創造性過程中。

　　經過一段與媒材互動的時間，時間可以是由獨自創作的個人來設定，亦或是由團體帶領者來訂定，影像接著浮現。工作室三部曲的下一個步驟便是見證練習：用關懷的態度面對自己的作品，沒有口語的評判。帶領者宣告藝術創作的時間即將結束，並且建議每位參與者各自找到舒服的停止時機，心照不宣的接納作品也許無法「完成」。如同意圖一樣，見證需要保持靜默以營造出讓影像對我們說話和傳遞訊息的空間。過程中的見證部分始於回到當下、回到自我覺察、回到身體、回到座位上、回到呈現在我們面前的這個獨特影像、回到所有這些在藝術創作中似乎因與媒材互動的愉悅和在創造性歷程中進入心流裡而消逝不見的層面。當帶領者說：「回到你的呼吸和對此時此地的覺察」時，只要留意自己從作品中看到和經驗了什麼，關注任何有的感覺、思緒、評判或故事，以及任何其他浮現的身體感受與知覺，例如：「我餓了」、「這裡太熱了」、「我不太想寫作」等。

　　然後進行寫作，在同樣的日誌上寫下任何想到的東西。此時所有的評判都可以表達，以及其他對空間或媒材、任何反應、故事和重讀意圖寫作並思量它與影像之關係的感知，皆能記錄下來。有時候與影像的對話也會自然發生，這也要寫下來。帶領者會溫和的告知參與者寫作階段的結束。在團體課程中，每位參與者接著被邀請但不被強迫去大聲朗讀自己的意圖和見證。

　　這時候，工作室三部曲的另一個重要元素出現：不做評論——這是 OSP 不可違背的原則。參與者也許會朗讀全部或部分的寫作內容，但沒有其他的口語評論或解釋，也不會被提問。如果是團體歷程，那些在旁聆聽的成員也不能做出任何評論。等到所有想分享的人都完成朗讀後，整個正式的課程就告一段

落。帶領者敲響樂鐘或響鈴代表結束，並請所有的成員隨著聲音將任何他們聽到或感受到的東西內化到意識裡。最後會保留幾分鐘給成員去討論、觀察、提出對歷程的疑問和對整體經驗的看法，若有參與者開始針對某件作品進行評論，帶領者會溫和的提醒不做評論的原則。這個規則和其他關於工作室三部曲的重要面向，將會在本章後文於 OSP 和青少年團體工作的範例中再做解釋。

工作室三部曲和正念的關係

意圖和正念

　　自從 1980 年代起，關於正念已進行許多的實證研究，尤其是在減壓的領域（Kabat-Zinn *et al.* 1992）、腫瘤學（Massion *et al.* 1995; Saxe *et al.* 2001）和慢性疼痛（Kabat-Zinn, Lipworth, and Bumey 1985; Kabat-Zinn *et al.* 1986）。藉由發展出正念減壓（MBSR）和接續進行與 MBSR 相關的研究做為一種輔助醫療，Jon Kabat-Zinn（1982; Kabat-Zinn *et al.* 1992）及其他人已成為一位讓正念靜觀被主流所熟知的要角，並讓眾多也許透過靈性追求但未能接觸正念的人有更多的瞭解。藉由去定義正念的構成部分來檢視其機制的較新研究來看，已從要嘗試去證明它的效用逐漸轉移到專注於探索對正念核心架構的理解。Shapiro等人（2006）辨識出幾個正念和工作室三部曲類似的構成特質。他們指出正念靜觀有三個獨特的機制——意圖、關注和態度（intention, attention and atti-tude）。這些作者認為意圖是正念靜觀的關鍵部分，它是從實務中被篩選出來使其在西方醫學領域較為中立。在佛教的靜觀修行裡，總有一種內含的意圖，例如啟蒙教化（enlightenment）或對所有生物慈悲關懷。即使不帶有這種較廣大的意圖，靜觀也可以發揮自我調節的作用，正如正念呼吸能減輕焦慮和不安，但可能無法展現其超脫和蛻變的全然潛能。Shapiro 在 1992 年的研究（引自 Shapiro *et al.* 2006）中發現「當靜觀者持續練習時，他們的意圖於自我調節到自我探索，最後到自我解放的連續光譜裡進化移動」（p.376）。

　　同樣的，我們從工作室三部曲的經驗中學習到，意圖與我們的意識有著一種共同進化的作用。意圖是一種宣告，說明我們為什麼在練習、我們的目標為

何。隨著時間，我們越來越覺察到自己內在的矛盾衝突，如果意圖與內在的潛意識信念衝突，它是無法顯現出來。因此，個人必須跟隨似乎不是為了要獲得覺察的意圖思路，並且讓自我設限的信念轉變。這可以在每一次 OSP 歷程的見證階段中，藉由回顧自己的意圖，以及在每六週課程結束前的最後一次回顧裡來達成。我們學習到意圖是一個精妙的校準工具，當我們試著找到自己真正的追求時，需要清明、洞察，尤其是正念。每位參與者要對自己的深化覺察負責，帶領者和其他成員都不需要去指出彼此見證寫作中所感到的矛盾衝突，這是工作室三部曲與心理治療最不一樣的關鍵之處。我們對他人所扮演的角色取決於關懷和接納，相信改變是一個永遠存在的現實，會根據每一位參與者的步調和深度調整而進化。如果我們對他人的呈現有所反應，那是一種提醒我們要進入到自己的修行的訊息，欣喜地接納它是自身議題的可能鏡映，而這就是基本的正念原則。

見證和正念

　　見證在正念的脈絡下指的是關注自己的所思所感與創作。我們也關注自己與他人和其創造性表達的關係，同時放下意欲改變或解釋我們所見證之事物的需求。

　　見證寫作是工作室三部曲中的一個元素，參與者被邀請只單純的留意和記錄下自身的經驗，不需要去修飾和解釋，也不需其他人去理解我們寫了些什麼。文字經常以相當詩意的型式出現，幾乎像是一種個人的密碼，對在場所有人說出下意識層次的內容。見證寫作是一個方法，讓我們跨越介於藝術創作時我們與影像、媒材合為一體，以及將這樣的經驗重現和整合到我們的生命中之閾限空間（liminal space）。藝術創作引領我們進入各種可能之處，但最終某一個影像會出現，於是當下我們必須去認識它、投入與它的對話、理解它對我們的意義。心、腦和手全都在見證寫作這個階段裡會合。

　　見證意識比我們個人的能量還要大，它發生於工作室三部曲的團體情境中。我們彼此坐著，帶著不評判的態度臨在，不發表任何評論的相互關注，創造出一種空間感讓朗讀者不受干擾的聽到來自深層自我的文字。我們學習到每個人

只保有某一層面的真相，我們都需要更廣大的覺知。見證是創造一個集體安全空間的關鍵要素，它允許多元的真相呈現——被保有而不被迫一致性與統一。

　　靜默聆聽，留意自己對他人的內在反應，視其為給自身的藥方（McNiff 1992）而不去分享，這樣的練習深化了我們的正念。當我們練習在見證中保持關懷的默視（compassionate disinterest），我們實際在當下成為神聖接納的化身。我們是身、心、靈的平靜覺察者，吸氣呼氣，此時就像是傳統靜觀修行者一再反覆的練習。我們關注自己和彼此，留意空間和影像，無欲無望。Shapiro等人（2006）曾說：

> 在正念練習的脈絡下，關注包含觀察個人即時即地的一舉一動，以及內外在的經驗。這就是 Husserl 所謂的「回歸事物本身」，也就是斷絕所有詮釋經驗的方法，只關注經驗本身於此時此地的呈現。如此，我們學到去留意意識層面的內容，即時即地。關注力在心理學裡已被認為對療癒歷程很重要（p.376）。

　　參與者在日誌裡所寫下的東西，變成是一種個人智性旅程的紀錄，能夠一而再的反覆回顧。對某些參與者來說，如接下來要舉出的青少年例子，對日誌封面進行拼貼可以取代線畫，成為 OSP 六週課程的第一項作業，除了做為課程的介紹外，也為整個歷程確定一個意圖。篩選雜誌圖片可以是一種溫和的開始藝術創作旅程的方式，也是一種「製作特別之物」的方法（Dissanayake 1992），它與學校相關的一般物不同，是為了某一特殊經驗而做，使其能承載比上課筆記還要多的東西。

臨床應用

工作室三部曲應用於青少年男孩

　　Gunaratana（2011）做出以下建議：

> 我們應該視那位能為我們指出自身缺點的人，為讓我們發掘

出自己沒有意識到本身即內藏寶藏的貴人，因為唯有知道缺陷的
存在，我們才能改善自己（p.42）。

多年來我主要在社區型的工作室環境裡工作，來到這裡的參與者通常是自
願前來，期望從中獲得高度自我覺察經驗的成人，並且喜歡投入藝術創作；我
同時也在大學裡教導那些對藝術治療和創造力有興趣的學生。在一次的邀請
下，我必須規劃一套課程給那些被當地公立學校退學的青少年，而這些學生能
從參與這次課程裡獲取高中畢業所需的學分。OSP是否可以在這樣的情境下被
應用於這個團體？這些學生是否願意在 OSP 的架構下參與活動？青少年會在
乎是否能做到正念嗎？工作室三部曲要能發揮作用的重要前提是參與者不能是
被迫參與的，而且他們的意圖必須忠於自己。

我向學生們解釋這門課將會和他們之前所上過的課程不一樣，他們有全然
的自由去創造出讓自己愉悅的作品；他們可以只選自己想學的東西，唯一的要
求是必須撰寫當下忠於自己的意圖──不是寫來討好我或任何想像的對象；他
們必須先寫意圖後寫見證，但可以自由撰擇是否要大聲朗讀出來，若他們不願
朗讀，我也不會去看其中的內容；他們必須克制對自己和他人的作品做出任何
評論，我會和他們一樣參與其中。工作室是一個比學校承租來專門給另類課程
的單調辦公室更有趣的空間，所以學生們情願不妨一試。

一開始他們寫下的意圖毫無意外的會有像「我做完這個，就可以離開爽一
下」或「我是為了得到學分而來」。作品裡會出現幫派的符號、饒舌歌的歌詞
和未加修飾所畫出的男女性器官。我不感困難的對他們所產出的東西維持自己
的關懷默視，因為他們的確遵從這個簡單的規則。

我們單純的跟著歷程走，我大聲朗讀自己的意圖和見證，不對工作室裡的
學生所創作的作品或文字做出任何評論。有些學生會朗讀自己的見證，有些則
不會，所有的作品與見證筆記都一起被放在扁平資料夾裡。很快的，他們能清
楚感覺到我真的都有遵照先前所說明的規則，不會對他們的創作感到驚訝或反
對，就只是像個藝術家一樣的表現。如果他們有什麼要求，我提供工具和媒材
來協助學生表達他們想要表達的，但不會給建議或介入他們的作品內容。有趣

的是，字典變成一個實用的工具，讓他們能找到正確的字並校正他們見證寫作的拼字，儘管校正拼字並不是一個必要條件。

　　過程中，工作室裡通常會放音樂CD以增添放鬆氛圍。由於是在我的工作室，所以由我來決定要播放什麼音樂。我對 OSP 音樂的挑選通常是一些沒有文字的世界音樂，但帶點打擊樂以提供大部分西方成人一點娛樂性，打斷部分思緒並強化鬆懈感。當學生們越來越感到自在，他們開始抱怨我所放的「遜」音樂。一般來說，參與者會被鼓勵把經驗中的任何元素，不管是好是壞，放入他們的見證寫作裡。這樣的見證練習是要去留意和跟隨自己稍稍感到不安的想法，並且留意當一個人單純的正念而不馬上去關注或抒解它時會發生些什麼。我偶爾會在見證寫作中表達自己的挫敗感或不悅，以示範這樣的行為，例如：冷氣機不穩定的鏗鏘聲有時會差點掩蓋住音響。

　　然而，和這些青少年工作，我看見另一種額外的機會。我提供他們一個每週自願挑選音樂來播放的選項，允許他們帶自己想聽的音樂於藝術創作歷程中播放。隔週，Kevin 帶來幾片 CD 並且負責播放。他最先播放的音樂是一首充滿歧視女性意象及文字的饒舌歌，當我聽到歌詞時，我感到厭惡、被冒犯和煩躁。我站在一大張貼在牆上的水彩畫紙面前，用紅色和黑色顏料開始在紙上作畫（圖 3.1）。

　　我留意到自己的想法：「我在想什麼啊？這是我的工作室、我的殿堂，Kevin 竟然膽敢把這種糟透了的東西帶到我的空間裡來？我不需要去忍受聽這種鬼音樂；我應該大步走過去並馬上關掉它。」我感到憤怒、背叛、愚蠢；我難道期待他會帶來貝多芬的音樂嗎？

　　仍然，我繼續作畫，留意自己的思緒。我這麼快就想要行使自己的權力、這麼容易就放棄自己在工作室裡的「平等藝術家」價值觀。學生們也持續作畫，我將自己的感覺畫下來——尖銳的形狀、紅與黑在受控的憤怒下相互交疊。當這張專輯播放結束，Kevin 更換 CD，接下來放的歌曲是 Tupac Shakur 寫給他母親的讚美詩「親愛的母親」。這首優美的歌曲承載了這位歌手複雜且不可能達到的理想人生——Tupac 接納他的現實和他歌詞中所形容同是「毒品惡魔和黑皇后」的母親。在第一段歌詞快結束時，我已感動泛淚，慶幸自己的

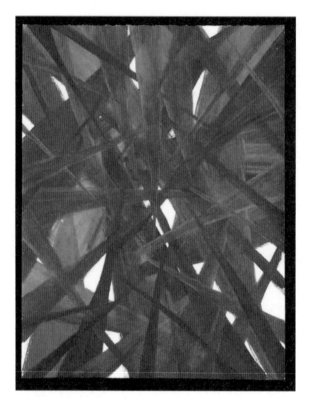

圖3.1：憤怒（廣告顏料於12"×26"畫紙）

畫紙是貼在牆上，得以讓我的情緒沒有完全被看見。

　　我們繼續作畫，因為工作室三部曲的要求，讓我有機會允許自己的批判升起又平息，也慶幸我有顏料和紙張去涵容自己的衝動，賦予情緒形狀。當音樂結束後，我們坐下來進行見證寫作，當時我已準備好將自己的經驗訴諸文字，我無法停止寫下自己是如何的憤怒、如何的猶豫聽到第一首歌是否會永遠破壞我讓這群青少年來到工作室的意願；為什麼我要忍受這種卑劣的歌曲？我寫下自己是多麼被冒犯，也站在所有女性的立場被冒犯——難道這些男孩沒有母親和姐妹？我寫下我是如何的被 Tupac 的歌詞所感動，他有能力去承受如此矛盾的感受、他真誠的憤怒、他的失落與失望——而且最後他明白了自己真實且不變的愛。我寫下這種能涵容極端矛盾情感的能力就是我為什麼喜愛藝術的原因，以及我希望這些男孩也能學到。我寫下對 Kevin 的感謝並欣賞他願意冒險

帶這類音樂過來的意願。當我結束將見證文字大聲朗讀給男孩聽時，有種瞠目結舌的沉默，另一位學生 Peter 最後說：「你真的懂 Tupac」。

我無法想像還有什麼型式可以允許一個中年白人藝術治療師和一群青少年男孩，能帶著彼此不同現實的矛盾，同時以深度真誠的方式共享一個空間。繪畫有效的吸取並涵容我情緒的不安，讓我能保持臨在和正念。我藉由混色和用色獲得足夠的愉悅感，讓我能容忍聽到第一首歌詞的不舒服，而不致於行使我的權威來消弭自己的不悅。色彩、動作和作畫過程讓我能表達真誠且不假修飾的情緒，同時靜默且正念的覺察自己的評判、想法和反應。我對創造性工作的力量所保有最深的信念，在此同時被挑戰和確認。

當然，我將無法完全知道這次的相遇對每一位參與的男孩造成什麼影響，但接續幾週於工作室所創造出的作品通常是完整成形、真誠且能呈現男孩們的現實狀況，同樣跟之前一樣具挑戰性。我們在學期最後有一個展覽，每一件作品會附帶部分的見證寫作，男孩的父母、老師和學校的行政人員都前往觀賞，並對這些學生所挑戰的東西有他們負向的解讀。我的畫作和他們的作品一起懸掛，我們也共同見證彼此關係的複雜性。我要讓身而為人和藝術家的我，真誠的完全臨在於這些男孩面前，同時也被他們見證，而這樣的意圖已被達成。意圖和見證創造了空間感和自由度，讓我們共享的複雜現實能浮顯出來，也讓那些在我們社區裡不符合行為規範之青少年的偏執故事，能被擴展和深化。

總結

我從與男孩們工作的經驗得知，我能擴展對異己的容忍度、挑戰自己關懷的能力，並且完全的仰賴創造性歷程去支持自己。我深刻的經驗到一行禪師所說的這些話（2004）：

> 當你生氣時，你受苦，不如回去深層的檢視發生了什麼、你自身感知的本質。如果你能移除錯誤的感知，平靜和幸福將會回歸到你身上，而且你將能夠再去愛其他人（p.145）。

　　每個人都可以進行工作室三部曲——個案可以在治療情境下被教導，當成是一種輔助或癒後的處遇；也可以是一種治療師自我關照和自我督導的方式；以及當作是一種針對個人議題進行正念藝術創作或探索的型式。

　　這些對工作室三部曲的宣稱（Allen 2001, 2005）也許看似有些過分，除非我們能記住投入藝術創作時所自然浮現出來的影像，建構了一座橫跨內在和外在、意識與潛意識，以及介於自我、他人和世界之間的橋樑。當我們創作時使用意圖和見證這些額外的工具，影像會浮現來擴展我們正念的能力以導引歷程，並且能被用來管控治療師可能的失誤。混合應用行動導向的藝術創作與寫作及親近地觀察自己和他人，形成一種有多種變化應用的獨特正念練習。

　　長期修行的靜觀者體驗過 OSP 後認為，在修行裡加入讓意圖和見證外化的藝術創作和寫作，促使他們對正念的理解更加深入。許多西方人需要一種行動導向的正念型式，而這較符合我們的生活文化。這種藝術創作和寫作的方式，藉由將覺察和創作的主動練習整合起來，幫助我們的腦、心、身、魂和靈取得平衡，同時留下一些線索，讓我們隨著時間在自己的正念能力不斷成長之下，還能持續回顧和反思。

文獻

Allen, P. (1995) *Art is a Way of Knowing.* Boston, MA: Shambhala Publications.

Allen, P. (2001) "Art Making as a Spiritual Path: The Open Studio Process as a Way to Practice Art Therapy." In J. Rubin (ed.) *Approaches to Art Therapy: Theory and Technique* (2nd edition). Philadelphia, PA: Brunner-Routledge.

Allen, P. (2005) *Art is a Spiritual Path.* Boston, MA: Shambhala Publications.

Dissanayake, E. (1992) *Homo Aestheticus.* New York: Free Press.

Gendlin, E. (1978) *Focusing.* New York: Bantam Publications.

Gunaratana, Bhante (2011) *Mindfulness in Plain English.* Somerville, MA: Wisdom Publications.

Hanh, T. N. (2004) *Taming the Tiger Within.* New York: Penguin Publishing.

Jung, C.G. and Chodorow, J. (eds) (1997) *Jung on Active Imagination.* Princeton, NJ: Princeton University Press.

Kabat-Zinn, J. (1982) "An outpatient program in Behavioral Medicine for chronic pain patients on the practice of mindfulness meditation: Theoretical considerations and preliminary results." *General Hospital Psychiatry 4,* 1, 33–47.

Kabat-Zinn, J., Lipworth, L., and Burney, R. (1985) "The clinical use of mindfulness meditation for the self-regulation of chronic pain." *Journal of Behavioral Medicine 8,* 2, 163–190.

Kabat-Zinn, J., Lipworth, L., Burney, R. and Sellers, W (1986) "Four year follow-up of a meditation-based program for the self-regulation of chronic pain: Treatment outcomes and compliance." *Clinical Journal of Pain 2*, 159–173.

Kabat-Zinn, J., Massion, A.O., Kristeller, J., Peterson, L.G., *et al.* (1992) "Effectiveness of a meditation-based stress reduction program in the treatment of anxiety disorders." *American Journal of Psychiatry 149*, 7, 936–943.

Massion, A.O., Teas, J., Hebert, J.R., Wertheimer, M.D., and Kabat-Zinn, J. (1995) "Meditation, melatonin, and breast/prostrate cancer: Hypothesis and preliminary data." *Medical Hypotheses 44*, 39–46.

McNiff, S. (1992) *Art as Medicine.* Boston, MA: Shambhala Publications.

Saxe, G., Hebert, J., Carmody, J., Kabat-Zinn, J., *et al.* (2001) "Can diet, in conjunction with stress reduction, affect the rate of increase in prostate-specific antigen after biochemical recurrence of prostate cancer?" *Journal of Urology 166*, 6, 2202–7.

Seiden, D. (2001) *Mind over Matter: The Uses of Materials in Art, Education, and Therapy.* Chicago, IL: Magnolia Publications.

Shapiro, S., Carlson, L., Astin, J. and Freedman, B. (2006) "Mechanisms of mindfulness." *Journal of Clinical Psychology 62*, 3, 373–386.

第三部分

整合正念與
各類型藝術治療

第四章

正念藝術治療
癌症療癒的應用

Caroline Peterson

　　正念藝術治療（Mindfulness-Based Art Therapy，簡稱 MBAT）整合了藝術治療活動與正念技巧訓練，以及由 Jon Kabat-Zinn 於美國麻薩諸塞大學（University of Massachusetts）醫學中心的正念中心（Center for Mindfulness，簡稱 CFM）減壓診所裡所發展出來正念減壓（MBSR）的教育課程元素。本章包含了對 MBAT 發展的概述、構成 MBAT 的基本理論、MBAT 特色活動的說明和最近一套我在賓夕法尼亞醫院（Pennsylvania Hospital/Penn Medicine）的 Joan Karnell 癌症中心所發展出 MBAT 課程的介紹——漫步：觀內、觀外（Walkabout: Looking In, Looking Out）。漫步把戶外環境、攝影和拼貼融合起來，在日常生活裡培養正念。

正念藝術治療的發展

　　在 1990 年代中期，我是一位有正式靜觀修行的藝術家，發現了 Jon Kabat-Zinn（1994, 2009）的課程，並且參與由 CFM 所贊助的 MBSR 課程，之後還在那裡接受進階的教師訓練。1998 年，我申請上 Hahnemann MCP 大學（現為 Drexel 大學）的創造性藝術治療碩士班就讀，目標是將正念與我想要成為藝術治療師的工作結合。從 MBSR（Kabat-Zinn 2009）衍生而來，我發展出 MBAT，成為我從碩士論文開始（Peterson 2000）直到 2010 年於美國賓州 Thomas Jefferson 大學在癌症臨床研究上的焦點。整合藝術治療與 MBSR 教育課程是一種改編以創造出一種明確的支持性團體治療（Peterson 2000），其重要性

來自於它是最早從原先 MBSR 課程中衍生出來的處遇方法之一——其他還有正念認知治療（Mindfulness-Based Cognitive Therapy，簡稱 MBCT）（Williams et al. 2000）和正念飲食覺察治療（Mindfulness-Based Eating Awareness Therapy，簡稱 MB-EAT）（Kristeller and Hallett 1999）。

理論架構

自然健康：用創造力自我調節

正念課程是健康導向而非關注疾病，聚焦在每個人本身就有追求健康的能力（Antonovsky 1996; Santorelli and Kabat-Zinn 2004）。影響我將正念與藝術治療整合起來的觀點包含：John Dewey（1980, 1934）對與生俱來的自然性和創造性行動的必要性在意識與自我調節的交集上所做的反思（p.25）和 Carl Rogers（1954）視創造力涵蓋了經驗層面的開放、感覺基調的關係價值和開闊胸懷的童心。Rogers 的年長同事 Abraham Maslow（1968）認為創造力是一種自我實現和「有時似乎和健康本身畫上等號」（p.145）。

MBAT 與癌症

癌症的診斷和治療同時與生理和心理的苦痛相關（Carlson *et al.* 2004a; Carlson, Waller, and Mitchell 2012）。這樣的苦痛對長期過度緊張的人來說也許是正常的經驗，但會造成在專注和記憶力、行為壓抑、負向情緒、過度警覺和具破壞性的鑽牛角尖思維上的負向偏差（Britton 2005），因此建議癌症照護要關注與壓力相關的變數（Bultz and Carlson 2006）。

MBAT因為有兩個相互輔助的型式，所以能有效的去促進身體放鬆與復原系統的活化——與平衡改善身心自我調節、增強專注力、記憶力和做決定的能力、正向的情緒狀態和更佳的免疫作用相關（Britton 2005）。這種在身心健康上的改善，已在接受過 MBSR（Carlson *et al.* 2004b; Hoffman *et al.* 2012; Witek-Janusek, *et al.* 2008）和藝術治療（Bar-Sela *et al.* 2007; Geue *et al.* 2010; Nainis *et al.* 2006; Svensk *et al.* 2009; Wood, Molassiotis, and Payne 2011）及 MBAT 的

癌症病患上有不錯的研究結果。

正念藝術治療在癌症病患上的研究結果

在 MBAT 的前導可行性研究中，七位有著不同癌症診斷的婦女完成了八週課程，其結果顯示臨床上的進步（Peterson 2000）。Monti 等人（2006）的研究報告指出，根據國立健康協會針對癌症病患所做的 MBAT 隨機對照臨床試驗，其結果亦顯示在實驗團體上可以有效降低心理苦痛，並且提升療程後健康的生活品質。之後的資料分析指出，那些原本在控制組但之後橫跨組別接受療程的人，也呈現類似的助益（Peterson *et al.* 2008）。攝護腺癌的男性亦能獲得 MBAT 療程的助益，數據顯示療程後的心理苦痛大幅降低（Monti *et al.* 2007）。

臨床應用

MBAT 概觀：整合藝術治療活動與 MBSR

為期八週每次兩個半小時的療程，MBAT 除了依循類似 MBSR 的課程架構外，還融合了藝術治療活動來教導和強化正念，而且沒有額外的全天練習課程。本著長期練習的精神，第七次的 MBAT 療程是一種休養導向且在同樣的時間內進行引導式的正念練習和自由創作（Peterson 2000）。正念練習關注在覺察身體感覺、思緒和感覺基調。MBAT 的正念靜觀包含呼吸覺察、身體掃描、靜坐、溫和瑜珈練習、正念飲食、靜走、正念覺察藝術媒材，以及做為靜觀型式的創造性表達。在正念課程中，慈愛靜觀是一個重要的練習：

> 在接下來的一個星期，希望你能感到安全並受保護免於傷害，快樂且平靜安寧，同時盡可能的健康與堅強。希望你能愉悅的關照自己並且有幸福感。

就我與罹患危急生命疾病的人一起工作來說，我在教導 MBSR 課程前就介紹了這種慈愛靜觀。以這樣的方式開始，參與者在課程後半段正式被教導利用靜觀卡帶或光碟在家練習前，就已有了非正式接收到這些良善願望的經驗（Peterson 2006）。根據 MBSR 課程架構（Kabat-Zinn 2009），參與者會被指派每日家庭作業，使用引導式靜觀光碟，以及用一連串學習單記錄下與日常生活正念練習相關的結構式觀察報告（pp.445-449）。

MBAT 練習

以下的練習是我為了癌症婦女的 MBAT 前導性研究（Peterson 2000）和畢業後在戒癮住院病房的臨床工作所發展出來。它們不只能應用在醫事藝術治療上，也可改編後用在其他團體和族群。

導向正念

意圖、專注和態度構成了正念的即時即地歷程（Shapiro et al. 2006, p. 374）。以不批判、耐心、初心（beginner's mind）、信任、不力爭、接納和放手／順其自然的態度來支持慈愛主題和對課程活動的好奇（Kabat-Zinn 2009, pp.33-40）。

提供指引

正念中的慈愛練習是用指引式的語言來陳述，支持參與者對所有可能性保持開放而非一味的服從指令。因此，動詞型式加上 -ing 而轉換成名詞（動名詞）；例如：「盡可能保持童心」而不是較帶點命令語氣的「保有童心」。

分析、反思和聆聽

在藝術創作後，參與者分享他們的作品並投入反思對話。反思能幫助參與者深化個人內在和與他人間的覺察，學習正念並經驗表達性治療的助益。

藝術媒材

包含鉛筆、色鉛筆、圖畫紙、簽字筆或彩色筆、粉彩紙、粉蠟筆、水溶性蠟筆、塊狀水彩組合和壓克力顏料、各式各樣大小不一的紙張、多色勞作紙、多色棉紙、口紅膠、膠水和一組筆刷。第七次療程也可以使用陶土，但基本上媒材種類較少也行。

藝術媒材的正念探索

藝術媒材的正念探索（Mindful Exploration of Art Materials，簡稱MEAM）是為了MBAT前導性研究所設計的藝術作業（Peterson 2000, pp.73-74），在課程中配對使用廣泛類別的美術材料和紙張來練習對每一種媒材接觸經驗覺察的正念關注（圖4.1）。

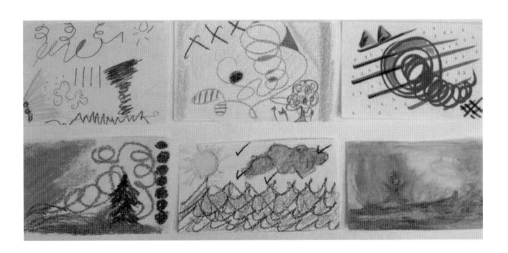

圖4.1：正念藝術媒材探索

MBAT 練習

事先準備每一種配對好的美術材料（白報紙／鉛筆；圖畫紙／色鉛筆……等），開始讓參與者在4×6英吋大小的紙張上塗鴉進行3到5分鐘的探索。然後邀

請參與者說出或寫下對其身體感受的覺察、浮現的想法和愉悅的或不愉悅的感覺經驗。我用頗快的速度並依照特定的順序來介紹從最具結構性（鉛筆）到最不具結構性（水彩／顏料）的媒材。當我下達指令時，我也在桌子上示範參與者如何進行這項作業。

在帶領MEAM時，每一種配對媒材的特質被視為是用來觸及感官通道的實體。探索是學習正念的關鍵。透過 MEAM 提升對覺察的正念關注，其範例如下：

　　　　當你拿著紙張時，觸踫的經驗是什麼？把紙張靠近光線，什麼會映入眼簾？把鉛筆靠近你的鼻子，你意識到什麼味道？現在你已經打開色鉛筆盒，你有覺察到什麼想法或感覺到什麼？當你在紙上用彩色筆畫線條時，身體的感覺為何？當整個團體在美術桌上創作時，聲音傳到耳朵的經驗為何？

接下來我根據自己的意圖提供指示，讓參與者能自由的與藝術媒材互動，並且透過探索媒材來支援正念的臨在和洞察：

　　　　請記得，你的手知道要選擇什麼顏色；如果你還不曾用力或輕輕按壓過，可否探索一下這樣的經驗，或許多學習這一種媒材能用來做些什麼？你對自己的圖畫內容，有什麼想法或感覺浮現？有什麼顏色是你所忽略的？你是否可以邀請其中一種顏色來到畫紙上（Peterson 2000, 2008）？

這最後幾個問題對MBSR課程來說頗為重要，什麼是我們因為不偏好、不習慣或有負向連結而甩頭不理的。有了這樣的覺察，新的可能性才會產生——或許轉到那些在我們內、外在經驗中被拒絕的部分。

反思

邀請參與者塗鴉，有些人可能會遲疑，有時甚至完全拒絕。在拒絕塗鴉時，線畫的現存基模以預設模式（default mode）發生，此基模通常會在七到九歲間的發展階段上出現。在此脈絡下，參與者經常聯想到學校是第一次使用鉛筆或色鉛筆的地方。某些參與者似乎害怕把媒材弄壞，所以一開始只會輕輕塗抹，因此我會鼓勵他們用力按壓或多用點力氣嘗試看看會怎樣；如果蠟筆或筆尖斷了也沒有關係。當然，去接納斷裂的經驗是此練習的核心（Santorelli 1999）。藉由 MEAM 實際經驗的探索和反思，它提供給參與者實質上的協助來學習正念關注、探索藝術媒材、藝術指令，並且去認識藝術治療師，同時也讓我能獲得對每一位參與者的瞭解。

探索靜觀與心／身的關係

　　靜觀前和靜觀後的表達性練習對 MBAT 的發展十分重要（Peterson 2000, p.110）。這種兩階段的指令提升了觀察身心反應及隨著練習所造成可能狀態改變的熟練度（Peterson 2008; Peterson and Monti 2009, pp. 180-181）。

MBAT 練習

　　我根據自己靜觀練習的 CD，用一種反思的步調下達簡短的指令，唸出以下這些句子讓參與者將正念關注帶回自己的身心（Peterson 2006）：

　　　　一開始，專注在你整個呼吸的循環。現在專注覺察你的雙腳，慢慢觀察你的身體經驗；留意任何感覺，或許刺麻、顫抖、緊繃或緊縮、開闊、涼爽或溫暖；覺察任何這些感受或其他經驗。現在，專注留意你的頭部，覺察你的心理經驗；或許忙碌或緩慢、封閉、開放、慍怒、冷靜、緊張或其他你意識到的經驗。

　　隨著這些覺察，參與者從三個事先剪好的圓形中挑選一個（分別是直徑 4、5.5 和 7 英吋）代表心、另一個代表身體，並且將這兩個圓放在紙上；每一個圓的大小、在紙上的位置和它們彼此距離的遠近，反映出當下的心—身關係，參與者也可以用一個自己感覺合適的顏色將圓的輪廓畫下來。接著在這第一次的探索之後，療程依據 MBSR 課程架構（Kabat-Zinn 2009）進行 30 到 45 分鐘溫和的哈達（Hatha）瑜珈（pp.103-113）和／或身體掃描靜觀（pp.92-93）。靜觀練習完，選擇圓形和畫輪廓的作業再重複一次，重疊在同一張紙上。我接下來會請參與者使用任何媒材，在圓形內提供更多關於自己的內在覺察，如果他們想畫出圓形外也可以（圖 4.2）。

反思

　　我發現靜觀前，心和身兩個圓形經常在紙上彼此有距離和落差，其中一個尺寸較大許多；而靜觀後，心身兩個圓形常以垂直或平行的方式彼此緊扣連結在一起，或彼此重疊，尺寸大小則較為相似（Peterson 2008）。

關注疼痛和照護

　　隨著身體掃描靜觀，參與者會被引導將專注力放在探索直接的疼痛經驗。

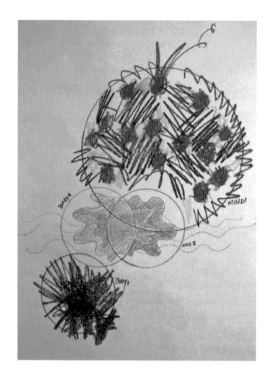

圖4.2：前一後改變的探索

在 MBAT 中，這會與一套改編自 Mari Marks Fleming 和 Carol Thayer Cox
（1989）針對疼痛感知所發展出來設想完善的轉化藝術治療（transformational
art therapy）方案相搭配。

MBAT 練習

改編自 Fleming 和 Cox 的方案指令（p.172），先畫下一個身體輪廓。接著
MBAT 的參與者被引導去探索「在這個身體輪廓裡頭任何在生理、情緒或心靈上的
疼痛，且用線條、形狀和顏色呈現」（圖 4.3a）。在原始和改編的版本中都一樣，
參與者於是被給予機會把這些關於疼痛的表達轉移到他們的身體輪廓之外，畫在另
一張新的紙上（圖 4.3b），最後自由使用藝術媒材加以照護（圖 4.3c）：

退後一步，用開放的心把這些表達當作情意叢（constellation）來看，意識
到你內在的感知和覺察，帶著關懷的態度以任何你想要的方式去使用任何的媒
材來關照這個情意叢（Peterson 2008）。

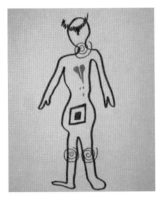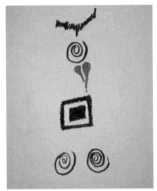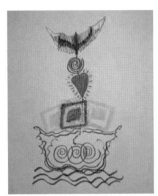

圖4.3：(a)體內的疼痛；(b)拿出體外的疼痛；(c)提供照護

反思

　　參與者在這個練習中的照護策略常是涵容、擴展和流動。新穎的圖像式解決辦法會出現——藍色的鳥從癌症腫瘤裡拉出線條，並在他處築巢；實質的解決辦法也會出現，例如一張床和藥劑。第二張圖的象徵性照護表達經常會指出先前沒有想到的內在資源。我會邀請參與者根據他們最後的一張圖為自己寫下一份自我照護的處方。

令人愉悅的和不悅的事件圖像

　　正念技巧訓練的關鍵在於留意浮現出來令人愉悅的和不悅的感覺基調，或是走進或遠離內、外在經驗的移動（Kabat-Zinn 2009, pp.142-143）。這些通常是透過正念來探索的自動轉換，與留意身體感覺（放鬆／緊繃）、思緒和感覺基調（想要／喜歡／是；不想要、不喜歡／不是）有關。參與者會被指派在療程間用MBSR的週曆來進行這些觀察的家庭作業練習（pp.445-449）。課程中期當參與者對留意這些覺察變得更熟練後，會安排一個關於壓力和放鬆生理學的教育性演講（Britton 2005; Kabat-Zinn 2009, pp.235-273），並透過參與者在這個主題的圖像觀點來強化（Peterson 2000, pp.110-123）。

MBAT 練習

在這個練習中，我會邀請參與者使用任何可取得的藝術媒材，創作一個圖像關於從週曆作業裡所觀察到關於愉悅的和不悅的事件，依任何順序表達出對一件愉悅的和不悅事件的感覺（圖 4.4a 和 b）。

團體參與者會共同觀看最後這兩類型的圖像，找到相似的線條、形狀、顏色、內容和感覺基調。這些觀察提供了對於壓力和放鬆生理學演講內容的圖像式呈現（Kabat-Zinn 2009, pp.235-273）。

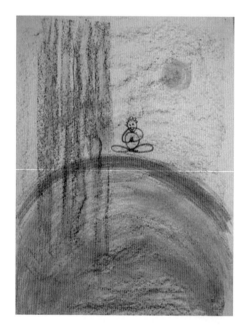 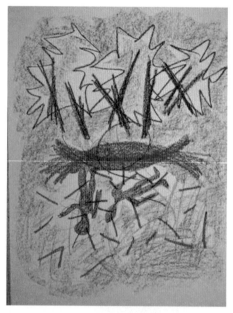

圖 4.4：(a)愉悅：在瀑布旁休息；(b)不悅：破碎的關係

反思

我在 2004 年一個 CFM 研究會議裡報告了我第一次關於 MBAT 在這一項作業裡所呈現的趨勢（Peterson 2004）。不悅的圖像經常描繪出一種有關喚起戰—逃神經系統的感覺基調。圖畫主題和顏色包括悲傷、激烈、孤獨、剝奪、身體大小的變形、風吹似的表達、重複的線條、不安、缺乏色彩、紅／黑、爆炸、障礙、斷裂、極大或極小的使用紙張空間。關於愉悅事件的圖像通常描繪

了與休息和復原神經系統相關的感覺基調。圖像和主題包括陽光、地面、綠色、草地、水、景色秀麗的自然世界、平靜、自由、流動、幸福感的喚起、色彩變化、連結、人在一起、平均的使用紙張空間（Peterson and Monti 2009, p. 185）。

Peterson 正念靜觀練習經驗

到了 MBSR 下半部的課程，參與者已經較能陳述他們的靜觀經驗。藉由 MBAT，我邀請他們運用圖像來表達自己的靜觀經驗（圖 4.5）；其結果支持了我對參與者如何看待靜觀練習的理解，以及在課程中期如何直接的經驗練習（Peterson 2000, pp.128-129; Peterson and Monti 2009, p.187）。

MBAT 練習

我提供一些關於人坐著的拼貼用黑白圖片，其中包含幾張靜坐的姿勢，然後下

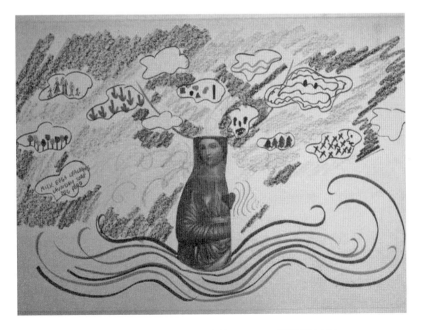

圖4.5：用開放的心乘著思緒和感覺的波浪

達以下的指令：

> 選一張圖片最能代表／鏡映你靜觀的樣子，這張圖片或許會讓你感覺就像你在靜觀一樣，或像你靜觀時的心境。接著，選一張你覺得適合的大紙，將這張圖片貼在紙上，當作一個開頭來代表你靜觀時的樣子。現在，反思你練習的經驗，你覺察到有什麼身體感覺、思緒和感覺基調已慢慢出現，使用所提供的媒材來探索這些反思。

反思

一般參與者會選擇的圖片是人舒服的在自然裡；各種的能量——平靜、急促；表達矛盾——帶點伴隨事件和經驗流動的美好平衡穩定感。這些探索同時隨著舒適和不安的浮現，促進了關於培養一種甦醒和接納臨在的口語探究。藝術也同時支持了那些在練習時和生活上的挑戰一種較深層的表達。有些參與者將他們的拼貼圖片放在紙張的上方或左、右上角，並加上第二張自己的圖片，彷彿它們同時象徵參與者所經驗到的自己和關於彼此所觀察到的自我。現在想起來，我感覺這些圖像頗能細緻代表課程中的整合學習。

感覺身體語彙

關於覺察到束手無策感和培養對可能性保持開放的主題，提升課程中的學習（Kabat-Zinn 2009, pp.248-273）。這個練習拓展了參與者對各種正常人類情緒的理解，以及身體如何反應與回應這樣的感覺經驗。

MBAT 練習

我使用一個標準的感覺語彙表（圖 4.6a），請參與者辨識出兩組感覺狀態（Peterson 2008）：第一組是 4 到 6 個字代表「也許是你感到不滿意的習慣、也許是讓你待得不舒服及沮喪的地方、也許是關於對經驗的反應型態。」接著，辨識出 4 到 6 種「你想要培養的感覺、你想要常有的情緒狀態。」之後，將一大張紙水平和垂直的摺出兩排各 4 到 6 塊的格子。在每一格子裡寫下選好的感覺（圖 4.6b），參與者被邀請使用線條、形狀和色彩，透過畫出一個所謂「象形文」記號或一系列的記號，去探索這些被辨識出來的感覺之能量經驗。最後參與者在第二張大紙上描繪出一個

身體輪廓，並標示出這些感覺象形文記號可能會出現在身體的哪裡（圖4.6c）。

　　整個過程先從表格中水平的兩行不滿意和有助益的感覺象形文開始，然後再移動到身體的感覺經驗。

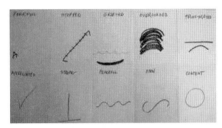

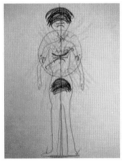

圖4.6：(a)感覺語彙表；(b)感覺狀態；(c)身體輪廓中的感覺狀態

反思

　　根據我的經驗，橫跨這兩組的藝術表達經常是相對關係——從簡縮的型式（不適、不悅，僵硬）到開展的型式（舒適、愉悅、流動）。這些示意的型式經常反映出身體的模樣和姿勢，並提供進行不滿意情緒之身體工作的可能性，例如：我也許會問「當你正經驗不悅感覺時，你是否能探索這個（或另一種）身體姿勢或形式？」對身心關係的洞察，經常可以被這個身體輪廓中所繪製的感覺軸（feeling-scape）形式所強化。

療癒之地

　　MBAT 的最後療程，會有一個與傳統正念課程不同的變化，運用引導式的想像活動，帶領參與者進入一個安全的地方靜坐並留意自己的呼吸。這個練習是為了 MBAT 的前導研究所發展出來（Peterson 2000），並且在 2000 年初經過 Memorial Sloan Kettering 癌症中心的藝術治療師 Paola Luzzatto 審訂後，加入一個她為自己的課程所設計之藝術活動「隱藏的種子」（The Hidden Seed）（Luzzatto and Gabriel 2000, p.286）。Luzzato 邀請參與者畫出一個荒蕪之地，然後呈現有什麼正在那塊土地上生長。

MBAT 練習

　　這個引導式想像開始於「從你家出發，漫步到街角，最後只看到一個陌生的荒蕪風景，沒有水平線，像月球表面般毫無生氣。」隨著引導式想像繼續，參與者被告知要喚起他們的正念技巧並找到一個療癒的地方，「隨著呼吸，一步一步感覺光和空氣，感覺附近可能讓你舒服的氣味和聲音。」這裡的引導，聚焦在以身體為中心的覺察調頻和做為療癒途徑相對安全的內在經驗。與正念訓練不同，這個引導式想像體驗的目的，在於支持參與者重新回憶令他／她感到舒適的偏愛事物、時刻、季節、天氣和風景，以喚起一個對自己有意義的象徵環境，能在那裡隨著滋養的呼吸而休息。我用慈愛練習來結束這個體驗。參與者最後使用他們自行選擇的媒材來探索，並進一步將任何影像或浮現的感受創作出來（圖 4.7）（Peterson and Monti 2009, p.193）。

反思

　　這個練習所產生的圖像常是有支援的自然環境和出乎常理的庇護所，例如：一畝豆田直通海灘，或一張軟墊沙發以自然元素般的姿態擺放在水邊。此外，圖像縹緲或抽象，有著若有似無的身影走向一個開闊的地方——介於地面和天空、色彩區塊或在圖形內的空間。這個聚焦在安全和療癒的練習，恰當的結束這八週的課程。

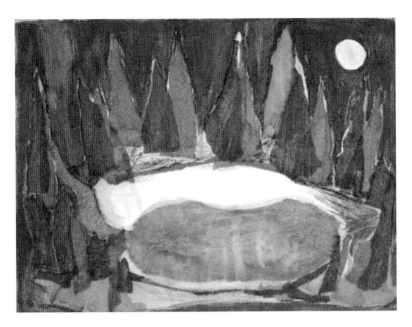

圖4.7：月光下，漂浮於受保護的水池上

標準化 MBAT 課程摘要

我發現標準化 MBAT 課程的結果，從參與者的藝術作品來看，整體可以觀察到的改變趨向一種較明亮和相連結的表達，跳脫癌症框框，是一種更接近完整的包容性認同象徵。其他用藝術治療（Reynolds and Prior 2006）和正念（Weitz, Fisher, and Lachman 2012）與癌症病患工作的治療師，也證實了這樣的結果。我現在依然對這個最終的觀察感到驚喜和滿足，尤其透過 MBAT 隨機臨床試驗參與者的實證，它反映出臨床上重大的療程後改善（Monti *et al.* 2006; Peterson 2008; Peterson *et al.* 2008）。

漫步：新的 MBAT 處遇方案

就像許多疾病一樣，癌症的痛苦有一種與個人所熟知的世界和自由深刻的分離，以及與自然世界經常斷絕的關係。我注意到 MBAT 一直出現圖像，象

徵著療癒透過回憶與野外世界的連結而浮現——一個更自然的世界，太陽熱情地破曉。為了進一步發展正念藝術治療，我在賓夕法尼亞醫院的 Joan Karnell 癌症中心找到一份工作，這個中心在賓州提供最完善的癌症病患支持性照護服務。

漫步：觀內、觀外

漫步（walkabout），結合了介紹正規的正念練習和專注在一些非正式的練習，包含正念的漫步——走出醫院／臨床環境——利用數位攝影去探索正念關注。參與者透過拍照記錄下能觸動自己感官之門的覺察，包含令其愉悅的或不悅的兩種事物。然後，他們從中各選擇 8 到 10 張相片印出來進行拼貼創作。在正念本位的處遇中，正念練習的基本態度——對經驗和出於好奇的探索保持開放——是被鼓勵的。起初這是針對惡性腫瘤的年輕人所設計的活動。漫步是一套有 8 次療程、每次 2.5 小時的課程，現在也已開放給正在治療或療程後的成人癌症病患和其照顧者。

漫步去創作

第一次的漫步是從癌症中心的前門開始，穿越馬路走到具歷史性的華盛頓廣場公園：一個有草地的綠色空間、壯麗巨大的樹、長椅和季節性的噴泉。這座公園原本是喬治華盛頓革命軍的歷史性安葬地，有優雅的紀念碑來表彰他們的英勇和犧牲。在漫步中，有一個具體的架構讓參與者面對呈現於眼前的經驗——例如：觀看紀念碑及革命戰爭陣亡將士；受紀念碑的永恆之火所引發的感受；接觸攝影器材上小型螢幕呈現之所捕捉到的圖像。

在藝術工作桌上，對當下經驗保持開放的歷程，隨著印出的相片繼續進一步的探索、轉化或改變，並與其他圖片或拼貼媒材結合。許多參與者被象徵人必死命運的紀念碑永恆之火的感覺經驗所吸引。一位接受完化療而正等待進行轉移性肝癌手術的中年漫步參與者 Kerrey，她創作了一件名為永恆滋養（Eternal Nourishment）的拼貼作品（圖 4.8）。

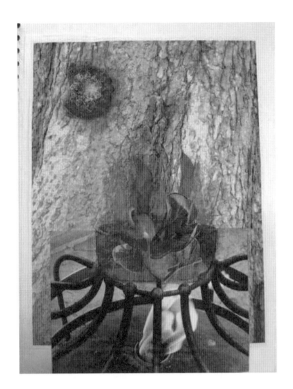

圖4.8：永恆滋養

Kerrey 分享了下面的內容：

　　我喜歡烹飪，所以當我看到公園裡的火焰，我想到日常所有
因火而產生的好東西，特別是那些我在對抗癌症時的營養食物。
我也對火焰將永遠不滅的這個事實感到驚訝，即使我們都離世
了，它仍將存在，一直挺立著提醒我們那些過去的逝者，並且
「為好戰役而戰」（fought the good fight），不管是癌症或戰
爭。我也在畫中放了一個無聲的「太陽」做為一種提醒，當你因
為生病而無法看見太陽的那些日子裡，它也是不朽的，不管我們
是否有看到它。當我完成這件作品時，我感到有希望，覺得無論
如何，生命還是會繼續（Peterson 2012）。

　　Kerrey能夠利用九張的拼貼畫，創造出一個互動式的圖像敘事，跳脫思維且深入自己內在源源不絕的創造力，讓自己與癌症經驗同在。這在正念表達性治療（MBET）中頗為普遍，不需要直接誘導，困難或挑戰自然會浮現。因癌症而死的可能性，透過拼貼具表達性和象徵性的被創作出來，並且被接納。在漫步中，用這種方式工作，體驗於癌症之外更廣大的世界身而為人，打開了參與者以更多的自由度去看待共享關係的生命之謎——同是人且都會死。

總結

　　正念在國際上已成為治療師關注的焦點，而 MBET 自然逐漸成長。正念練習與表達性治療間的共舞，在療癒、提升從體現臨在所產生之適應技巧的發展、真實的意義建構、有意識的行動等，特別大有可為。

　　要將正念整合到臨床實務中，需要靜觀練習的蓄積，經年累月不斷的練習靜觀。如果我們要求個案去練習正念並具表達性的創作，我們卻沒有自己練習或從自身深刻的經驗中得知，那將無法較佳的提升 MBET 預期的成效。我提供自己發展出來的正念藝術治療取向，是依據這樣一個倫理上的承諾和真心誠意投入練習的精神。謝謝您並祝大家健康如意。

致謝

　　在此鞠躬感謝我的導師們：藝術治療師Paola Luzzatto（1998; Luzzatto and Gabriel 2000），她將正念融入與癌症病患的工作；Elena Rosenbaum（2007）是一位資深的 CFM 教師，她用藝術創作來對抗自己的癌症；藝術治療師和研究者 Linda Chapman（Chapman et al. 2001）因她的啟發性研究和充滿智慧的建議；藝術治療碩士課程的主任 Karen Clark-Shock 和熱心的論文指導老師Nancy Gerber。在 CFM，Jon Kabat-Zinn、Melissa Blacker、Florence Meleo-Myer 和 Saki Santorelli（1999）這些老師們溫暖的歡迎和持續的鼓勵，對我的生命和工作來說，已經是一個永恆的禮物。我感謝在 Thomas Jefferson 大學裡一起從事

MBAT 研究的同事 Daniel A. Monti 醫生、首席研究員 Elisabeth S. Kunkel 醫生和協同研究員 George C. Brainard 博士。最後重要的是，要謝謝 Michael Bergren，他維持了家的溫暖與滋養。

文獻

Antonovsky, A. (1996) "The salutogenic model as a theory to guide health promotion." *Health Promotion International 11*, 1, 11–18.

Bar-Sela, G., Atid, L., Danos, S., Gabay, N., and Epelbaum, R. (2007) "Art therapy improved depression and influenced fatigue levels in cancer patients on chemotherapy." *Psycho-Oncology 16*, 11, 980–984.

Britton, W.B. (2005) "The physiology of stress and depression and reversal by meditative techniques." Integrating Mindfulness-Based Interventions into Medicine, Health Care, and Society. Fourth Annual Conference for Clinicians, Researchers and Educators. Worcester, MA: Center for Mindfulness, University of Massachusetts Medical School

Bultz, B.D. and Carlson, L.E. (2006) "Emotional distress: the sixth vital sign—future directions in cancer care." *Psycho-Oncology 15*, 2, 93–95.

Carlson, L.E., Angen, M., Cullum, J., Goodey, E., *et al.* (2004a) "High levels of untreated distress and fatigue in cancer patients." *British Journal of Cancer 90*, 12, 2297–2304.

Carlson, L.E., Speca, M., Patel, K.D., and Goodey, E. (2004b) "Mindfulness-Based Stress Reduction in relation to quality of life, mood, symptoms of stress and levels of cortisol, dehydroepiandrosterone sulfate (DHEAS) and melatonin in breast and prostate cancer outpatients." *Psychoneuroendocrinology 29*, 4, 448–474.

Carlson, L.E., Waller, A., and Mitchell, A.J. (2012) "Screening for distress and unmet needs in patients with cancer: Review and recommendations." *Journal of Clinical Oncology 30*, 11, 1160–1177.

Chapman, L., Morabito, D., Ladakakos, C., Schreier, H., and Knudson, M. (2001) "The effectiveness of an art therapy intervention in reducing post-traumatic stress disorder (PTSD) symptoms in pediatric trauma patients." *Art Therapy: Journal of the American Art Therapy Association 18*, 2, 100–104.

Dewey, J. (1980, 1934) *Art as Experience*. New York: Minton, Balch and Company.

Fleming, M.M. and Cox, C.T. (1989) "Engaging the Somatic Patient in Healing through Art." In H. Wadeson, J. Durkin, and D. Perach (eds) *Advances in Art Therapy*. New York: John Wiley and Sons.

Geue, K., Goetze, H., Buttstaedt, M., Kleinert, E., Richter, D., and Singer, S. (2010) "An overview of art therapy interventions for cancer patients and the results of research." *Complementary Therapies in Medicine 18*, 3–4, 160–170.

Hoffman, C.J., Ersser, S.J., Hopkinson, J.B., Nicholls, P.G., Harrington, J.E., and Thomas, P.W. (2012) "Effectiveness of Mindfulness-Based Stress Reduction in mood, breast- and endocrine-related quality of life, and well-being in stage 0 to III breast cancer: A randomized, controlled trial." *Journal of Clinical Oncology 30*, 12, 1335–1342.

Kabat-Zinn, J. (1994) *Wherever You Go, There You Are: Mindfulness Meditation in Everyday Life*. New York: Hyperion.

Kabat-Zinn, J. (2009) (First published 1990) *Full Catastrophe Living: Using the Wisdom of Your Body and Mind to Face Stress, Pain and Illness: The Program of the Stress Reduction Clinic at the University of Massachusetts Medical Center*. New York: Delta Trade Paperbacks.

Kristeller, J.L. and Hallett, B. (1999) "Effects of a meditation-based intervention in the treatment of binge eating." *Journal of Health Psychology 4*, 3, 357–363.

Luzzatto, P. (1998) "From psychiatry to psycho-oncology: Personal reflections on the use of art therapy with cancer patients." In M. Pratt and M.J.M. Wood (eds) *Art Therapy in Palliative Care: The Creative Response*. London: Routledge.

Luzzatto, P. and Gabriel, B. (2000) "The creative journey: A model for short-term group art therapy with posttreatment cancer patients." *Art Therapy: Journal of the American Art Therapy Association 17*, 4, 265–269.

Maslow, A. (1968) *Toward a Psychology of Being* (Second edition). Toronto: Van Nostrand.

Monti, D.A., Gomella, L., Peterson, C., and Kunkel, E. (2007) *Preliminary Results from a Novel Psychosocial Intervention for Men with Prostate Cancer*. Orlando, FL: American Society for Clinical Oncology Prostate Cancer Symposium.

Monti, D., Peterson, C., Shakin Kunkel, E., Hauck, W.W., *et al.* (2006) "A randomized, controlled trial of mindfulness-based art Therapy (MBAT) for women with cancer." *Psycho-Oncology 15*, 5, 363–373.

Nainis, N., Paice, J.A., Ratner, J., Wirth, J.H., Lai. J., and Shott, S. (2006) "Relieving symptoms in cancer: Innovative use of art therapy." *Journal of Pain Symptom Management 31*, 2, 162–169.

Peterson, C. (2000) *A National Institutes of Health R-21 Grant Application with Discussion: Mindfulness-Based Art Therapy for Cancer Patients*. Philadelphia, PA: MCP Hahnemann University, School of Health Professions, Department of Mental Health Sciences.

Peterson, C. (2004) "Development, innovations and outcomes: Mindfulness-Based Art Therapy for cancer patients." Worcester, MA: Integrating Mindfulness-Based Interventions into Medicine, Health Care, and Society. Third Annual Conference for Clinicians, Researchers and Educators.

Peterson, C. (2006) Mindfulness-Meditation Practice Recording.

Peterson, C. (2008) "Mindfulness and creativity: Expanding opportunities for learning and self-regulation within the MBSR curriculum." Workshop given at the Sixth Annual Conference for Clinicians, Researchers and Educators, University of Massachusetts. Integrating Mindfulness-Based Approaches and Interventions into Medicine, Health Care and Society.

Peterson, C. (2012) Personal communication.

Peterson, C. and Monti, D. (2009) *Mindfulness-Based Art Therapy: An Intervention Manual*. Philadelphia, PA: Thomas Jefferson University. Unpublished manuscript.

Peterson, C., Moss, A., Leiby, B., Pequignot, E., and Monti, D.A. (2008) "A whole person perspective on outcomes of a clinical trial of a mindfulness-based intervention for women with cancer." Worcester, MA: Integrating Mindfulness-Based Interventions into Medicine, Health Care, and Society. Sixth Annual Conference for Clinicians, Researchers and Educators, University of Massachusetts.

Reynolds, F. and Prior, S. (2006) "The role of art-making in identity maintenance: Case studies of people living with cancer." *European Journal of Cancer Care 15*, 4, 333–341.

Rogers, C.R. (1954) "Toward a theory of creativity." *ETC: A Review of General Semantics 11*, 4, 350–358.

Rosenbaum, E. (2007) *Here for Now: Living Well with Cancer through Mindfulness*. Hardwick, MA: Satya House Publications.

Santorelli, S.F. (1999) *Heal Thyself: Lessons on Mindfulness in Medicine*. New York: Bell Tower.

Santorelli, S.F. and Kabat-Zinn, J. (2004) *Mindfulness-Based Stress Reduction Professional Training: Mindfulness-Based Stress Reduction Curriculum Guide and Supporting Materials*. Worcester, MA: University of Massachusetts Medical School.

Shapiro, A., Carlson, L., Astin, J., and Freedman, B. (2006) "Mechanisms of mindfulness." *Journal of Consulting Psychology 62*, 3, 373–386.

Svensk, A.-C., Öster, I., Thyme, K.E., Magnusson, E., *et al.* (2009) "Art therapy improves experienced quality of life among women undergoing treatment for breast cancer: A randomized controlled study." *European Journal of Cancer Care 18*, 1, 69–77.

Weitz, M.V., Fisher, K., and Lachman, V.D. (2012) "The journey of women with breast cancer who engage in Mindfulness-Based Stress Reduction." *Holistic Nursing Practice 26*, 1, 22–29.

Williams, J.M., Teasdale, J.D., Segal, Z.V., and Soulsby, J. (2000) "Mindfulness-Based Cognitive Therapy reduces overgeneral autobiographical memory in formerly depressed patients." *Journal of Abnormal Psychology 109*, 1, 150–155.

Witek-Janusek, L., Albuquerque, K., Chroniak, K.R., Chroniak, C., Durazo-Arvizu, R., and Mathews, H.L. (2008) "Effect of a mindfulness based stress reduction on immune function, quality of life, and coping in women newly diagnosed with early stage breast cancer." *Brain Behavior and Immunity 22*, 6, 969–981.

Wood, M.J.M., Molassiotis, A., and Payne, S. (2011) "What research evidence is there for the use of art therapy in the management of symptoms in adults with cancer? A systematic review." *Psycho-Oncology 20*, 2, 135–145.

第五章

藝術治療對慢性疼痛症候群的
身心覺察

Jürgen Fritsche

這裡所提到用於慢性疼痛症候群（chronic pain syndrome，簡稱 CPS）的正念藝術治療取向是受到內觀靜坐練習的啟發。這類型的靜觀訓練是要去發展和維持對身體感官知覺的正念能力，通常伴隨著感覺、情緒和心智歷程。S.N. Goenka 所傳授的內觀靜坐中（Hart 1991），靜觀者透過有系統的移動注意力到全身，以正念去觀察身體內的感官知覺，且不帶批判的回應。

我在一間位於德國慕尼黑的日間診所針對慢性疼痛症候群的患者發展出這個藝術治療取向，我給予它一個適切的命名：藝術治療的身心覺察（Mind-Body Awareness in Art Therapy）。此取向的核心方法包括以身體掃描開始、不帶批判的觀察身體感官知覺，然後透過創造性的視覺方式來表達個人的經驗。這樣的創造性產物可做為患者對治療師和團體分享經驗時的反映客體。透過身心覺察的經驗，回憶、未來想法和個人洞察也許會浮現，而這些都能夠整合到心理治療工作中。

此章節包括對內觀靜坐的簡介，以及它與正念減壓（MBSR）（Kabat-Zinn 1990）和藝術治療的關聯。此外，本章節也會提到運用藝術治療身心覺察方法的歷程，接著是案例研討。患者是位有慢性疼痛症候群的女性，在這為期 12 週的案例中可以看到身心覺察與創造性表達的結合，能讓患者對疼痛經驗在特性及內涵上有更細微的覺察，能呈現潛藏的情緒議題並發掘她還未能觸及到的內在資源。當患者學習到能夠超脫疼痛限制來移動時，她獲得對自己的洞察、對未來保持樂觀，並在日常生活中有賦能感。

理論架構

內觀靜坐

　　在佛教心理學中，巴利文中的 sati 是「正念」、「（非概念）覺察」或「純然關注」的意思（Henepola Gunaratana 2002, p.140）。sati 是內觀靜坐練習中的關鍵特質（Gruber 1999, pp.38-39）。內觀靜坐是根基於早期佛教教規及南傳佛教（Theravada Buddhism）（Gombrich 2006）傳授的多樣傳統之一（Gruber 1999, pp.15-16）。在西方，內觀靜坐經常被稱為「洞見靜觀」（Goldstein 1993; Kornfield and Goldstein 1987）。

　　在 S.N. Goenka 傳授的內觀靜坐中（Hart 1991），靜觀者發展對當下片刻的正念——觀察身體知覺的浮現與逝去。感知、情緒、甚至想法全都伴隨在身體內的感官知覺（巴利文為 vedana）中，那是（無意識）心神所立即反應的。即使這個反應似乎與外在現象有關（例如：不愉悅的聲音），它實際上是對身體內同時出現的不愉悅感官知覺相關（這裡：感知聲音的當下）。

　　看起來像是對「外在事物」的反應，實際上是對身體知覺的反應。心神持續對 vedana（身體知覺）產生依附、中立或厭惡的反應——導致持續處於不安狀態，唯有識別出對身體知覺的反應模式，並且透過持續對身體知覺的正念練習及處之泰然的觀察來逐漸消融這些模式，如此方可獲得心靈的平靜。靜觀者最終經驗到所有的現象都是非個人（巴利文為 anata）和短暫的（巴利文為 anicca）——它們不屬於任何人且非永恆。因此，依戀或厭惡它們並不能帶來滿足感，對其不瞭解並保持反應模式會導致「受苦」（巴利文為 dukkha）（Goenka and Hart 2000）。

　　透過內觀靜坐的練習，心神對身體知覺變得更加處之泰然及更有意識，這過程可使得更深層的反應情結（巴利文為 sankharas）從身體知覺中產生和顯現——像是痛苦或愉悅的感覺，經常伴隨著情感及想法。當靜觀者帶著正念及處之泰然的狀態來觀察時，這些情結就自然消融了。隨著持續的練習，身心情結從依戀或厭惡的制約模式中逐漸解放。靜觀者經驗到把逐漸增長的洞察帶入內在歷程中，並增加內在的平衡（Goenka and Hart 2000）。

　　S.N. Goenka 先引導靜觀者進行「觀息法」（Anapana Meditation）：閉上眼睛、觀察氣息從鼻孔下方來來去去時的感覺（Hart 1991, pp.72-77），當某種專注感建立時，靜觀者能獨立的從呼吸感受進入內觀靜坐，能夠對身體的專注點有更細微的知覺。靜觀者接著將敏銳的覺察放在頭頂上，並開始有系統的將覺察移動到全身，靜觀者觀察所有隨著即時即地覺察而感受到的所有感官知覺，不對這些知覺做出依戀或厭惡的反應。這個練習可以從小部分開始，將覺察連續的移動到全身各部分，或是在一個流動的移動中覺察全身（Gruber 1999, pp.45-51）。

慢性疼痛、身心覺察和藝術治療

　　最近的研究顯示，慢性疼痛與社會心理與情緒因素有關聯（Henningsen 2008, p.279）。慢性疼痛患者最常先用身體經驗來定義他們的受苦狀態（Henningsen 2008, p.280），而非提到社會心理與情緒上的脈絡。從麻薩諸塞大學減壓診所的研究顯示：以正念為基礎的練習對正遭受慢性疼痛困擾的患者特別有效（Kabat-Zinn 2011, pp.338-385）。在這診所中，Jon Kabat-Zinn 使用以身體觀察的內觀技巧為基礎的身體掃描，並同時用靜坐和靜走的方式做為他對病患的處遇取向（Meribert, Michalak, and Heidenreich 2009, pp.141-191）。在MBSR 中使用疼痛評估量表（Pain Rating Index，簡稱 PRI）的研究顯示，受到這方案的影響，疼痛程度的經驗在臨床上有顯著減少，而正向情緒明顯增加（Kabat-Zinn 2011, p.338）[1]。

　　藝術治療能夠深化對疼痛經驗的觀察並發現疼痛的象徵面向（Dannecker 2008, p.288）。慢性疼痛似乎因受苦或衝突隱藏了某些已揭露的訊息，在很多案例裡看到的是被壓抑了許久。透過創造性的行動，這些訊息最終能夠被表達及帶入治療工作。多數的慢性疼痛患者指出，當他們投入到藝術治療的創造性歷程中，疼痛的受苦感明顯的降低（Dannecker 2008, pp.288-289）。

　　總而言之，慢性疼痛包括生理和心理的面向。為了能夠關照到這兩個面向，藝術治療的身心覺察取向在生理經驗（疼痛現象的覺察）及創造性表達（帶有心神和情緒的含意）之間來回擺動。雖然這個取向是啟發自靜觀的練

習，但是取向的目的不是要教導患者靜觀（Fleischman 1986, pp.13-14）。

藝術治療階段中的身心覺察

藝術治療模式的身心覺察可用七個階段描述：檢核（examination）、表達（expression）、擴展（expansion）、能量釋放（energetic release）、重新引導（redirection）、識別（recognition）及緩解（relief）（見專欄 5.1）。這些階段將在以下的案例中呈現。

專欄 5.1：藝術治療的身心覺察階段

> 1. 檢核：帶著正念從生理經驗到身體感官知覺的檢核，聚焦在問題／疼痛的區域。
> 2. 表達：轉化成一個創作。
> 3. 擴展：
>   (1)擴展正念的焦點：在那裡還有什麼？
>   (2)擴展作品：允許更多的表達空間。
>   (3)經驗到內在空間的擴展。
> 4. 能量釋放：先前忽視的能量潛能變得能夠取得；生理情緒的障礙獲得釋放——活力增加。
> 5. 重新引導：生命能量能夠導向具創造性及提升生活的面向。
> 6. 識別：感覺、情緒、記憶、情境或成長歷程的因素在意識層面上顯現，疼痛經驗的情緒／成長歷程的內容能被識別出來並隨後與之工作。
> 7. 緩解：疼痛支配性帶來的限制獲得緩解，樂觀、生命力及自尊增加。

臨床應用

藝術治療在日間疼痛照護診所的應用

在德國慕尼黑的 Munich Schwabing 醫院，藝術治療是日間疼痛照護診所跨專業取向的一部分[2]。這個方案包括醫師、心理師、物理治療師、一位費登奎斯治療師（Feldenkrais-therapist）、一位藝術治療師、護理師及其他臨床專

業之間的合作。這個取向是基於一個信念：慢性疼痛是生物醫學、心理情緒、社會心理因素的綜合結果，因此必須關注到那些多樣的層面（Pöhlmann *et al.* 2009, p.40）。與慢性疼痛症候群患者工作的治療目標是促成主觀疼痛經驗的減少、預防進一步的慢性症狀，並且提升生活品質。

藝術治療團體

藝術治療團體有五到八位患者，在療程期間每週進行一次，一般持續 10 到 12 週之間，每次進行 90 分鐘。

藝術治療工作室

這個綜合工作室包含三個互相連接的房間，有一個主要的空間能讓整個團體成員進行團體討論，其他兩個是做為個別創造性活動的自由空間。這個多元使用的空間提供不同的可能性，讓創造性歷程達到最大的自由度：患者能夠在桌子、畫架、牆面、地板，以及在工作室中央進行立體創作。

藝術治療歷程概觀

開始：圓桌會議

每次療程從圓桌會議開始，大約花 20 到 25 分鐘，邀請所有團體成員分享與治療和個人議題有關的近況。

暖身與工作室創作

實際療程大約 40 分鐘，會先以簡短的暖身開始，像是身心覺察練習或是我下達一個主題來催化創造性活動，其中一個例子是「音樂作畫」，我播放一首用某種樂器演奏的「輕音樂」並對患者說：「傾聽並享受這音樂，試著讓樂音穿透你，嘗試使用畫筆、海綿、刮刀或直接使用手指，將音樂流入畫紙中，覺察你的感覺，並跟隨樂音流動。」很快的，在傾聽音樂、投入知覺層次和感受情緒回應之間有了連結，並將這連結帶到視覺表達上，患者會經驗到創造性活動可以是輕鬆又自然，而疼痛在這活動歷程中減輕了它的主導性。

　　暖身之後，患者通常準備好進行自己當天的方案，我會建議一個主題或是給他們一個指引讓患者能進行個別的創作。接著他們能夠自由的體驗技巧或媒材，並發展個人想法。

介紹以身體為主題：身體意象圖像

　　在與慢性疼痛症候群的患者進行療程的前面幾次之一，我通常會邀請他們去創造一個身體意象的圖像。藉由身心覺察練習，在他們對自己的身體感受有更貼近的留意後，我邀請他們在夥伴的協助下，於一張大紙上描繪出他們身體的輪廓，然後用繪畫或其他媒材來填滿畫紙上身體輪廓裡的內容。對於不能夠躺在畫紙上或這樣做會感到不舒服的患者，我提供預先在剪貼簿上描繪好的身體輪廓，讓他們能夠個別修飾並用水彩、粉彩、鉛筆或墨筆來作畫（圖5.1）。

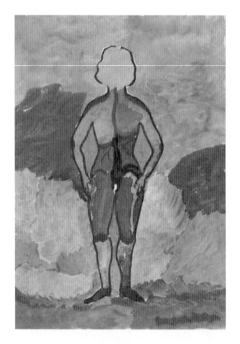

圖5.1：身體意象圖像（剪貼簿尺寸）

在圖 5.1，患者在身體輪廓內加了紅色來代表疼痛。這過程的第二步驟是在身體意象外創造出空間。這個身體意象圖像成為患者感受的視覺呈現——而非只是他們如何看待自己。對有些人來說，這是一張很有幫助的「地圖」，來確認感知的位置及特性，例如身體內的緊張、壓力及疼痛。

分享

在此次療程的最後，團體成員的作品會彼此欣賞，並讓每位成員能夠分享他們的經驗、問題和／或洞察。這些在團體內的反思，能夠幫助他們瞭解關於疼痛經驗、其含意與歷史和疼痛管理的方法等問題。當成員開始獲得與他們自己有關的個人洞察，並且更加親密的對團體成員開放時，此歷程有時候是相當具有情緒張力。透過受到藝術治療師支持的集體反思分享，患者逐漸學習去識別需求和衝突，並發現他們自身更進一步的療癒能力。這個分享歷程大概進行20 到 25 分鐘，最後通常會保留 5 到 10 分鐘整理場地並把媒材歸位。

案例：Linda

Linda 是一位 63 歲的女性患者，症狀為肌肉骨骼疼痛症候群、纖維肌痛，疼痛擴散到她的臀部、脊椎下部、右手臂及肩膀、左上部的手肘，以及源自手指及腳趾關節的關節炎疼痛。

第一週：認識彼此

Linda 抱怨自己有沉重的壓力、偏頭痛和早上起來缺乏動力。當我請她為治療進程設定目標時，她說：「我想要重獲力量、在生活裡站起來，在移動的時候更敏捷、更少緊繃或阻礙。」Linda 顯然是一位有著乾淨和相當優雅外表的世故女性，她的體態直挺，動作和姿勢顯然有些控制和僵硬。她是這個藝術治療團體的五位成員之一。

為了認識彼此，我對團體成員說：「請在紙上書寫、使用象徵或一個你喜愛的顏色等可以代表你的方式來介紹自己的名字」。Linda 的名字寫得很整齊又有動感，周邊被花朵圍繞，呈現一種裝飾化的風格，以及表現出她能運用水彩的專長。Linda 告訴團體，因為全名會讓她想起童年時期的困難時刻，所以選擇簡化版的名字來自我介紹。

第二週：自由選擇創作動機和媒材

在她第一個自由創作的圖像，Linda 使用水彩在紙上隨性的畫出一張祥和的風景畫，有著一棵盛開花朵的樹。似乎在這初始階段，Linda 選擇祥和的動機來避免面對不舒服的感受（Dannecker 2008, p.288），她談論著對大自然的喜愛及對旅行的興趣，但受到生理疼痛狀態的限制，她覺得自己無法全然享受旅行。

第三週：身體掃描工作：檢核、表達、擴展

此時，團體對治療狀況感到自在，在這個階段，我開始引導強調身心覺察。我請團體成員在他們的椅上舒適的坐著，身體坐直但放鬆姿態，可能的話，閉上雙眼。我請他們正念感知自己身體的臨在，並將覺察放在呼吸的氣息進出約兩分鐘：「當你觀察呼吸時氣息的進和出時，有些想法、感受或意象也許會出現，不要受它們困擾，僅僅只是留意它們不帶任何評斷，然後回到感受呼吸上，就在氣息的進和出。」很快的，患者們變得沉靜且相當專注。

一段時間之後，我開始引導他們觀察身體：「現在，將你的注意力放在臉部表面的感覺，當你正念的移動到臉部時，感覺如何？注意你的眼睛、鼻子、嘴唇……等，現在將你的覺察擴展到整個頭部，觀察你能感受到的所有生理知覺。」接著，我引導他們覺察整個身體，從頭部、肩膀、雙臂到雙手、脖子、背部、軀幹、下半身與椅子接觸的部分，再到大腿、膝蓋、下肢，然後感受與地面接觸的雙腳。

過不久，我邀請團體成員繼續探索他們的身體，這次要以好奇和歡迎的態度[3]把注意力放在「疼痛區域」的感官知覺。大約兩分鐘之後，我邀請團體成員緩慢的從探索經驗中回到團體，張開眼睛看看周遭，注意外在世界的顏色、形狀和人。這個練習結束在一些身體的伸展及柔和的動作，站起來並抖動雙臂與雙腿。此練習大約花 10 到 20 分鐘。

我發給成員明信片大小的紙張，並請他們：「使用水彩、鉛筆或蠟筆，隨性的素描來呈現自己對疼痛區域的感受。」大約 2 到 3 分鐘後，我再請他們用一到兩個字來對這個經驗命名與寫下來。

Linda 在素描紙上用紅色、橘色、黃色及黑色的水彩，畫出火狀的圖像（圖5.2a），她用鉛筆寫下：「燃燒、穿孔、刺痛」，她顯然對這次的經驗感興趣且有滿足感。當 Linda 解釋這三個字時，她強調這些感官知覺是嚴重的且真得很痛。

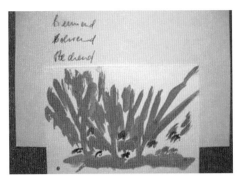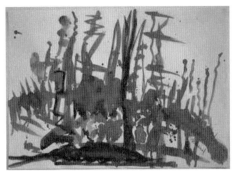

圖5.2：(a)燃燒、穿孔、刺痛 I（10.5 x 15公分）；
(b)燃燒、穿孔、刺痛 II（50 x 70公分）

　　之後，我請團體成員從先前活動所繪的明信片圖卡做延續性的自由創作，最好是使用其他媒材，並在更大張的紙上創作。Linda 繼續使用水彩繪畫直到這個歷程結束，「火」的圖像依然存在，但它開展到更大尺寸的紙面上，使用的是紅色、橘色、粉紅色及黑色的水彩筆刷（圖 5.2b）。

　　結束前，Linda 很熱情的說著這次的繪畫經驗，並再次強調透過火熱的顏色及寫下的文字將疼痛感受的強度及特性表達出來，她似乎對於發現了有效表達疼痛經驗的方式而感到滿意。

　　在這次療程中，Linda能夠與她的身體感官知覺做直接接觸，檢核疼痛的特性。她用鉛筆字做為識別出經驗的標示，並且聚焦對這擴展的經驗命名[4]。當Linda與真實疼痛感受接觸時，正念的品質成為她創造性表達的資源，首先是將疼痛經驗簡化及聚焦到素描上，其二是透過想像去豐富它而成更大的圖像（擴展）。

第四週：疼痛覺察與周圍空間／活力能量

　　在下一個療程，團體再次被引導進入身體掃描，請成員對疼痛區域進行某些聚焦檢核的覺察之後，我請他們：「現在，擴展你的覺察並環顧疼痛周邊的區域，在那裡還有什麼？」身體掃描最後，伸展身體並做輕柔的動作。我請團體成員創作出一個立體的作品來呈現疼痛的經驗，並且創造出能象徵疼痛周圍區域的背景。Linda綜合使用了鐵線、裝飾紙、螺絲釘、圖釘和膠帶，完成一個能呈現疼痛區域的雕塑，並把它安置在紙上。這件作品與她早先的水彩圖畫的意象很相似，但這雕塑形象呈現出更激烈的狀態（圖 5.3a），Linda頗為享受這樣的創作。在這作品的周圍空間，Linda 使用壓克力顏料再塗上藍色、綠色及之後的黃色及橘色筆觸（圖 5.3b）。

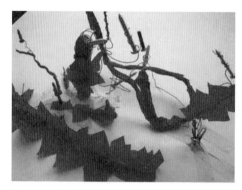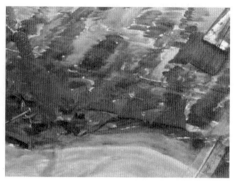

圖5.3：(a)「疼痛」的立體呈現；(b)加上周圍空間

　　很快的，整張紙上的畫面被填滿了，但是 Linda 仍然很急切的想要繼續，並解釋說：「這空間不夠大」。我建議她可以將它黏貼在更大一張的紙上，然後再全面的繼續畫。成果是一個 70×100 公分大小的能量漩渦圖，有著亮藍、綠色、黃色及橘色的筆觸，並結合鐵線構成的表達（圖 5.4a）。其他的團體成員都為她這件作品感到十分激賞。

　　這個歷程深化了對疼痛經驗的焦點檢核，並且增加了另一個擴展步驟，使得整體組成有了更多的空間。Linda 的作品呈現了豐富動感的筆觸及強烈的色彩，在這體驗活動中，Linda 的行動充滿活力，沉浸於繪畫歷程中。她的動作似乎自然、流暢且具活力。Linda 分享她的經驗說：「創作這幅畫讓我獲得力量。一般來說我會把疼痛經驗隔離，但是，今天我沒有這樣做。」她興奮的繼續說：「我發現了一個能量中心──接近疼痛的區域──是我之前從未注意到的。」（圖 5.4b）

第五週：情緒／能量的釋放

　　一週之後，Linda 看起來很累又疲憊，她第一次跟團體真實的分享個人議題。她說著近日腦海中所出現生命中感到苦痛的部分，其中有非常痛苦的兒時記憶，她說：「我從未真實的面對這些記憶」，接著又說：「在這週，我感到很憤怒與難過，那是我多年以來不曾感受到的部分」。Linda 對自己避免與他人溝通感受和比較照顧他人需求的模式，有了更多的覺察。

　　今天，Linda 說：「我真想要在一張很大的紙上作畫。」於是，我們一起把這超大尺寸的畫紙（1.5×2 公尺）貼在鄰近房間的牆上，因為她想要與團體分開、獨自完成這作品。Linda 嘗試各種實驗性的方式來塗顏色，並用滾筒、刮刀、海綿和寬筆刷創造出一種質地（圖 5.5）。在這過程中，她整個身體都參與動作，她用肩膀移動雙臂畫出大筆觸，彎曲大腿和膝蓋時高時低，透過不斷的表達性動作，她塗滿

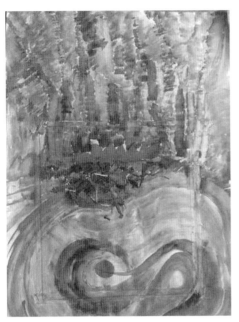

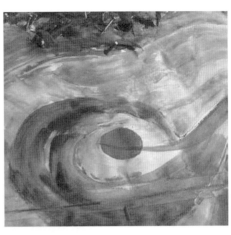

圖5.4：(a)周圍空間的擴展；(b)能量中心

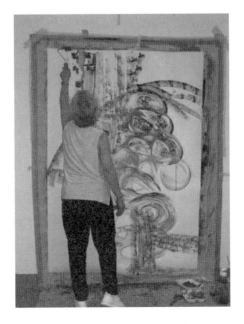

圖5.5：Linda 正在作畫

了整張紙，原本的緊繃及身體障礙似乎沒有影響到她。

　　之後，Linda 似乎感到釋放及更多的自在，Linda 分享在這繪畫過程中，她已經全然失去時間感，並且沒有受到任何擔憂或疼痛的干擾，她經驗到心理學家 Csíkszentmihályi 所提到的心流經驗（1990; Rheinberg 2010）。

第六週：表達憤怒

　　下一週，Linda 持續嘗試在超大尺寸紙上創作（圖 5.6），這圖像是抽象的，風格具實驗性、韻律感並色彩豐富。當她跟團體分享她的畫作時，她說：「這幅畫其實沒有任何圖像，我只是純粹畫畫」，後來，她補充說：「在這超大尺寸紙上創作，給我一個機會去表達很多憤怒。」她的這些陳述顯示出，表達的行動本身比圖像再現更有意義。

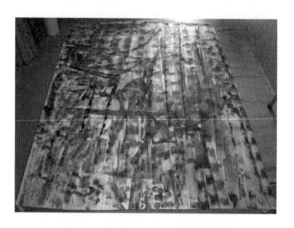

圖 5.6：超大尺寸的作畫

第七週：超大尺寸的風景畫

　　今天，可以看出 Linda 很放鬆，某些重量似乎已經從她身上卸下。她對團體說，她經歷了一個很強烈的情緒動盪。如同我前兩週所做的，我持續讓 Linda 決定她想要如何繼續她的創作。她再次選擇與團體分開，並在超大尺寸的畫紙上創作。她的畫作呈現出一個寬廣的沙漠風景，有乾枯的樹木和灌木在前景（圖 5.7）。

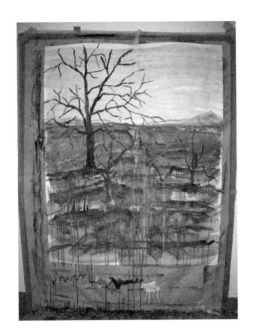

圖5.7：超大尺寸風景畫

　　相較於前一週，這次的風格變得較為沉靜及憂鬱，灌木上沒有葉子，轟立在一棵同樣沒有葉子的樹木旁邊。在這畫作的中央，因為顏料放了太多水而呈現滴落狀。對我來說，這圖像像在表達某種憂傷，Linda 說：「我喜愛沙漠景觀和寬廣空間」，我記得她在描述生平時有提到過去嚴格又死板的教育、童年時期愛與欣賞的缺乏、在相當重要的親密關係上有著複雜的問題等。我猜想這兩棵長在乾燥沙漠上的乾枯植物，是不是反映了這一切，但我決定不要逼迫她對此再多說，Linda 似乎感到很滿意。

第八週：黑與白——敞開的門

　　下一週，Linda 來到團體帶著驚訝的語氣說：「自從上次團體之後，我的疲倦感及早晨心情低落的狀態都突然消失了。」從此刻開始，Linda 顯得樂觀多了，在藝術療程中，生理疼痛不再是她關注的焦點。Linda 用中型尺寸的畫紙重拾繪畫，並且回到主要的工作室空間，積極的與團體成員一起繼續創作。今天，她接受我的建議使用黑色與白色創作，在實際體驗之後，她告訴我對使用黑色創作的喜愛，黑色是她在之前作畫時避免使用的顏色，她的圖像對團體成員來說像是一扇敞開的門，Linda 喜歡這個詮釋。

第九到十一週：樂觀與賦能

　　最後兩週（Linda 有缺席一週），Linda 持續很熱情的使用在超大尺寸畫紙上創作時所發展出來的實驗性技巧來創作。大致來說，她似乎頗為快樂，並看得出來她變得比前幾週樂觀，她的動作及與他人的互動都顯得更為柔和及彈性——較少緊繃感。Linda 對自己畫作上所呈現的需求和限制給予命名，她持續在團體討論中談到情緒主題及生平，並將興趣引導到未來。Linda 的最後一張畫作呈現出一座在南方某處閃耀的東方城市（圖 5.8），她分享說：「我想要去一個美麗的地方照顧自己」。

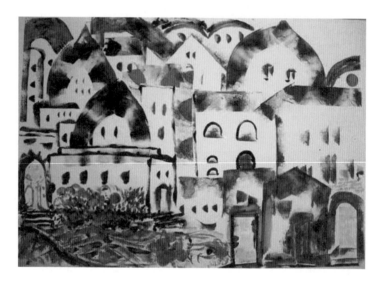

圖5.8：白色城市

團體結束

　　團體歷程要結束時，Linda 分享說：「我從藝術治療中獲得極大的幫助，現在當我有疼痛時，我可以用更平衡的方式來化解疼痛，我變得更正向了。當我經歷所有憤怒之後，像是有奇蹟發生一般，現在的我感到更多的內在空間和力量，從現在開始，我會更照顧自己，而不是把別人的責任扛到自己身上。」

　　我記得第一天與 Linda 見面時，她所陳述的目標是：「我想要重獲力量、在生活裡站起來，在移動的時候更敏捷、更少緊繃或阻礙。」Linda 已經真正的達成了她的目標。那一年末，Linda 決定在接下來的整個冬季待在 Tunisia，追尋那座在南方閃耀城市的願景。

總結

　　藝術治療的身心覺察能幫助慢性疼痛症候群的患者直接與生理症狀對話，比起用理論反映疼痛狀態，當患者能夠檢核在疼痛區域身體感官知覺所感受到的實情，他們更能夠與潛藏訊息做更深層的接觸。看起來，Linda 用創造性的方式來表達她的身體經驗時，先前在疼痛抗拒中受阻的能量開始變得更為自由，並在她的藝術創作中流動。當這發生時，患者經常可感到更多的活力及喜悅，疼痛受苦的主導地位降低。在 Linda 擴大疼痛區域附近的感知焦點來看看那裡還有什麼，她的創作層次也受到鼓舞且能擴展，同時她開始感到內在空間變寬廣了。

　　在充滿創造性心流開端的接合處，與過去回憶有所連結的矛盾情緒和情感是經常會浮現的自然副作用，這些議題能更進一步的整合到後續的治療工作中。當患者能夠學會透過正念及創造性的觀察來接受及因應疼痛，疼痛會失去它部分限制的力量。透過強化獨立自主的能力（像是 Linda 案例中所看到獨立完成超大尺寸的畫作），患者開始感到更多的活力與樂觀。更強的彈性及能量層次的增加，都能催化出面對每天生活的力量及未來願景。

　　雖然這個藝術治療身心覺察的應用是受到內觀靜坐練習的啟發，但很重要的一點提醒是，我們只運用正念到身體感官知覺上，內觀靜坐並不像藝術治療，它沒有鼓勵表達的行動，但正念是兩者的共通特色。

註解

1　Michalak 和 Heidenreich（2009, pp.243-251）呈現一個針對 MBSR 長期效果（2009 年之前）所做之實證研究的優良報告。

2　德國慕尼黑 Munich Schwabing 醫院的日間疼痛照護診所，可以在以下網址找到 www.klinkum-muenchen.de/klinken-zentren/schwabing/fachbereiche-ks/anaesthe-siolog ie-operative-intensivmedizin-schmerztherpaie/schmerztagesklinik-schwabing，2013 年 4 月 29 日查閱。

3 這種歡迎的態度是對內在現象保持開放的一個重要特徵，並且能創造出如同 Laury Rappaport 在澄心聚焦藝術治療中所描述到「一個安全的內在涵容氛圍」（Rappaport 2009, pp.26-27）。

4 在 Mahasi 傳統的內觀標記（或注釋）為一個經驗加諸一個最小的心智概念，然後就放下，直到下一個出現（Guber 1999, p.110）。

文獻

Csíkszentmihályi, M. (1990) *Flow: The Psychology of Optimal Experience*. New York: Harper and Row.

Dannecker, K. (2008) "In tormentis pinxit Kunsttherapie mit Schmerzpatienten." In Ph. Martius, F. von Spreti, and P. Henningsen (eds) *Kunsttherapie bei psychosomatischen Störungen*. München: Elsevier.

Fleischman, P.R. (1986) "The Therapeutic Action of Vipassana." In *Samyutta Nikaya – An Anthology, Part III*. Kandy, Sri Lanka: Buddhist Publication Society.

Franklin, M. (1999) "Becoming a student of oneself: Activating the witness in meditation, art, and supervision." *American Journal of Art Therapy 38*, 1, 2–13.

Goenka, S.N. and Hart, W. (2000) *Discourse Summaries: Talks from a Ten-day Course in* Vipassana *Meditation*. Onalaska, WA: Pariatti Press.

Goldstein, J. (1993) *The Practice of Freedom*. Boston, MA: Shambhala Publications, Inc.

Gombrich, R.F. (2006) *Theravada Buddhism*. London: Routledge.

Gruber, H. (1999) *Kursbuch* Vipassana. Frankfurt: Fischer.

Hart, W. (1991) (First published 1987) *The Art of Living*. Singapore: Vipassana Publications.

Henepola Gunaratana, B. (2002) *Mindfulness in Plain English*. Somerville, MA: Wisdom Publications.

Henningsen, P. (2008) "Schrei, wenn du kannst – Schmerzen." In Ph. Martius, F. von Spreti, and P. Henningsen (eds) *Kunsttherapie bei psychosomatischen Störungen*. München: Elsevier.

Kabat-Zinn, J. (2011) *Gesund durch Meditation*. München: O.W. Barth. (English Edition: Kabat-Zinn, J. (1990) *Full Catastrophe Living*. New York: Delacourtes Press.)

Kornfield, J. and Goldstein, J. (1987) *Seeking the Heart of Wisdom: The Path of Insight Meditation*. Boston, MA: Shambhala Publications, Inc.

Meribert, P., Michalak, J., and Heidenreich, T. (2009) "Achtsamkeitsbasierte Stressredution – Mindfulness-Based Stress Reduction (MBSR) nach Kabat-Zinn." In J. Michalak and T. Heidenreich (eds) (2009) *Achtsamkeit und Akzeptanz in der Psychotherapie. Ein Handbuch*. Tübingen: DGVT.

Pöhlmann, K., Tonhauser, T., Joraschky, P., and Arnold, B. (2009) "Die Multimodale Schmerztherapie Dachau (MSD). Daten zur Wirksamkeit eines Diagnose-unabhängigen multimodalen Therapieprogramms bei Rückenschmerzen und anderen Schmerzen." *Der Schmerz 23*, 1, 40–46. DOI: 10.1007/s00482-008-0727-8.

Rappaport, L. (2009) *Focusing-Oriented Art Therapy: Accessing the Body's Wisdom and Creative Intelligence*. London: Jessica Kingsley Publishers.

Rheinberg, F. (2010) "Intrinsic Motivation and Flow." In J. Heckhausen and H. Heckhausen (eds) *Motivation and Action*. New York: Cambridge University Press.

第六章

正念與舞蹈／動作治療
對創傷的處遇

Jennifer Frank Tantia

　　透過正念的當下覺察能創造出體現（embodiment）的基礎，一種身為世界一份子的活躍感。舞蹈／動作治療能促進個案從正念到體現之間的移動，透過對感官知覺、意象、情緒及記憶的動覺性投入，能改善個案在生理、心智及情緒的健康。然而，對於生命中持續不斷經歷創傷的個案，其身體被視為是不安全的，需要更加細微的取向來療癒。

　　本章在說明如何運用正念做為一種到達體現的途徑，這是一個跨專業的療程案例，運用身體取向心理治療（somatic psychotherapy）及舞蹈／動作治療來協助一名在幾年前有過性侵害經歷的個案Hanna。這創傷引發了她在生命中壓抑的生理及性虐待記憶。本文陳述我如何協助 Hanna 安全的循線覺察從解離狀態回到她身體的過程。藉由投入正念，Hanna 從理智化（intellectualization）轉換到認同自己，並且最後 Hanna 能夠以生動、體現的女性來表達自己。透過意象、身體覺察及動作來使用創造力和想像力，Hanna將自己從凍結解離的狀態轉為到生動的體現動作（embodied action）。

理論架構

關注的身體模式

　　關注的身體模式（Somatic Modes of Attention）（Csordas 1993）是來自人類學的理論，描繪人們透過區別關注身體（attention *to* the body）和與身體同在（attention *with* the body）來感知自己的方法。就本章的目的，關注身體是

指正念——一種對自己生理、情緒和／或認知經驗的溫和覺察，也是邁向當下自我覺察的第一步。雖然這種關注類型時常源自於自我之外，它也能成為經歷過創傷的人進行探索的安全性起點。在本章，與身體同在將被擴展成為體現，或是某人關注自己身體的自發性活躍回應，例如：自發吐氣、一個微笑，或甚至是一個愉悅的動作。

對健康的個體而言，正念與體現一開始似乎是不可分，例如：當你在閱讀這個句子時，關注你的呼吸，在你這樣做的當下，它就深化了——一種對你剛給予之關注的活躍回應，接下來你可能會注意到的是剛發生的深呼吸，讓你身體有穩定或放鬆感。這樣的連續循環對健康的個體而言會自然發生，它來得如此快而細微，感覺像是同時發生。

然而，對於有複雜創傷經驗（有過多重創傷或長期待在極端壓力下）的個案，身心明顯分裂，可能最需要在嘗試做整合之前先進行關照。創傷是被身體感受並留在身體內，因此，為了避免或「阻擋」感覺創傷的任何部分，個案也會避免或「阻擋」其體現經驗。在這情況下，即使是做為關注身體的正念，個案會感到不堪負荷而可能有再創傷反應。要與創傷個案工作，我建議正念的運用不直接從關注身體本身開始，而是從身體外面開始。在這一章，我介紹與創傷個案工作，引導個案依序運用三種於體現之前的關注區塊來進行正念：(1)關注環境；(2)關注身體界線；(3)關注身體內的感官知覺。在案例中，這三種領域呈現出一條溫和的路徑，引導個案從解離的狀態通往體現覺察的整合經驗中。

正念：關注身體

正念可以透過增加某人對目前經驗的覺察來增進心理健康（Brown and Ryan 2003）。對健康的個體而言，關注當下經驗的練習通常會同時帶來放鬆與活力，並明白：人可以不透過任何「作為」而「存在」。這樣的覺察狀態能幫助人們知道，我們可以去回應經驗而不會感覺受不了或與之疏離。

正念已經成功的使用在心因性障礙及解離疾患的處遇上（Baslet and Hill 2011），並且整合了舞蹈／動作治療的練習來治療嚴重精神疾患（Barton

2011），增加遭受折磨者的韌性（Harris 2007），並提升罹患醫學無法解釋之症狀者的健康（Payne 2009）。對當下想法、情緒、感官知覺的覺察，可以促進患者對正在發生的當前經驗有所意識，而非感到不知所措。

正念也是身體取向心理治療練習的基石（Weiss 2009）。當個案有困難關注自己本身時，先將注意力放到所處的空間區域上，能夠促進個案對環境的安全感（Levine 1997）。一旦個案在這空間感到安全，個案也許就能夠開始在這空間中覺察自己。就創傷處遇而言，感到足夠的安全感來呈現當下的自己，是正念覺察的開始。

感到足夠的安全感以意識到當下的自己，提供了一個機會去關注自己的身體界線。皮膚創造出身體界線的保護屏障，讓個案的內在世界與外在環境有所區隔，這可以透過觸摸自己的手背或是探索自己臉上的溫度來發現。當跟有創傷經驗的個案工作時，可能要花很多時間才能達到這一步；也只有在個案能夠很舒服的去注意及探索自己的身體界線後，治療師才能夠更進一步協助去探索個案的內在經驗。幫助個案去探索其內在經驗的意思，可以是協助個案將注意力放在自己的臟腑上，例如：心跳或是消化。關注身體的感官知覺比起內在情緒經驗的覺察要來得較少威脅感，因為後者會令人感到無法招架和失控，所以，在皮膚界線及內在生理經驗之間的擺盪，也許會是治療的一大工程。一旦內在生理覺察的安全感建立了，內在生理與內在情緒經驗之間連結的探索才有可能，例如：「我感到心跳很快，這告訴我，我很緊張」，這是從正念觀點來連結內在臟腑與情緒經驗的例子。

體現：與身體同在

體現──是個人覺察當下經驗所做具表達性的活躍回應──這是舞蹈／動作治療的基石。鏡映（mirroring）及韻律變化（rhythmic variation）是舞蹈／動作治療中培養體現的兩項基本技巧（Levy 2005; Sandel 1993）。透過鏡映個案的韻律、姿勢及手勢，舞蹈／動作治療師能培養療癒的關係。鏡映神經元是主體間共感（inter-subjective empathy）的來源（Gallese 2003），並在動作中活化（Sheets-Johnstone 2011），此即在舞蹈／動作治療中的應用（Berrol

2006）。當舞蹈治療師隨著個案而動作時，治療師能變化其韻律以幫助個案認同、甚至改變其情緒狀態。例如：將快速的韻律給慢下來，能深化個案的體現情緒經驗，同時提供洞察和改變的潛在可能。

如同正念不限於關注身體，體現也不限於與身體同在上，雖然 Csordas 認為與身體同在和生理活動及舞蹈相關，在舞蹈／動作治療中的與身體同在有更深層的含意。從最細微的呼吸動作到肢體的大幅度動作，在舞蹈／動作治療中的與身體同在，是感受個人自身臨在的積極活力，不僅只是生理感官知覺，體現包含個案所有經驗的完形（Anderson 2002）。Koch 和 Fuchs（2011）認為，頭腦不引導動作，身體也不在沒有意識下動作，這是一種整合的經驗。「體現自我（embodied self）是結合了體現認知、感知、情緒和行動的現象」（p. 277）。在舞蹈／動作治療中，體現是與身體同在，並透過來自內在浮現的動作來表達，是個人當下本質的歡慶。體現將正念帶入一種表達的鮮活形式。

臨床應用

應用舞蹈／動作治療與解離症患者工作

當新的個案開始與我進行舞蹈／動作療程時，我時常會聽到迫切的願望是：「我想要回到自己的身體」。諷刺的是，那些有著最嚴重創傷的個案，是最想回到自己身體裡的人，然而同時也是在那裡感到最不安全的人，特別是曾經歷複雜創傷的個案，時常呈現有醫學上無法解釋的症狀（Payne 2009）。解離是一種來自身體的遺棄，而非一種身體的表達。Rothschild（2000）對解離的描述是：「當逃離變得不可能時，心神仍企圖要逃」（p.66），而這成為個案生命的一部分，即使威脅已經遠離。從舞蹈／動作治療的觀點，解離是一種心神從身體離開的心身分裂（psychosomatic split）。

當治療有解離症狀的個案時，對關注身體及與身體同在的過程需要有特定的方式。解離是一種源自於對創傷事件「凍結反應」（freeze response）的累積影響（Rothschild 2000; Scaer 2005），其特色在於個案的身體非常僵硬且無

法察覺到呼吸。凍結反應時常有凍結的軀體（frozen torso）——一種隱喻詞彙，用來描述身體同時有恐慌及放棄的生理樣貌。同時，伴隨凍結的軀體，身體解離症狀還有個案對內在經驗的躲避（Price 2007）。自然動作的缺乏和對自身內在狀態的斷絕，對舞蹈／動作治療師而言，其獨特的挑戰是需要對個案更細微動作的關注，例如：當較大且帶有意圖的表達性動作會讓個案承受不了或甚至有再創傷反應時，呼吸的深度和韻律、姿勢、肌肉緊繃度、或是眼睛凝視的轉移和方向，這些都是舞蹈／動作治療師能調和個案非語言經驗的部分。

　　因為直接關注身體會增加解離反應，對治療師來說，很重要的是得提醒自己不要去「教導」個案某種方法去感覺其身體，而是要去留意個案已經聚焦關注的地方。將注意力移開身體，經常是避免內在經驗的跡象。很多時候我問個案：「你現在覺察到的經驗是什麼？」我期待的反應是個案對身體的覺察；然而，我聽到的反而是個案對空間環境有關的回應，像是：「門」、「鎖」或有時候是「你的鞋子」。透過跟隨個案開始於對身體外在的覺察，我發現了如何協助個案逐漸把注意力放回自己身上的方式。後文描述三個關注區塊來勾勒出這種將正念做為通向體現大門的細微運用。

擴展關注以療癒創傷

　　圖 6.1 描繪了三個關注區塊：「關注環境」（圍繞在身體輪廓邊緣的區塊）、「關注身體界線」（身體的粗輪廓區塊）、「關注身體內的感官知覺」（身體輪廓內的空間區塊）。透過依序及分別關注這些區塊，個案能夠發現一種安全的方式來導引其經驗從外走向內，最後有機會終能經驗體現。

　　第一個區塊——關注環境——是首要步驟，以建立個案的安全感。在創傷療癒裡，Levine（1997）稱之為「定向回應」（orienting response）（p.92）。其做法是我會請個案大聲說出在空間內所看到的東西。透過對周遭環境的定向，個案也許能開始在不用談到自己身體的情況下，去發現判斷自身在空間中安全感程度的能力，透過使用口語及聽覺的強化，個案創造出對當下覺察感的回饋循環。

　　第二個區塊——關注身體界線，有時候又稱為體表感受（exteroception）

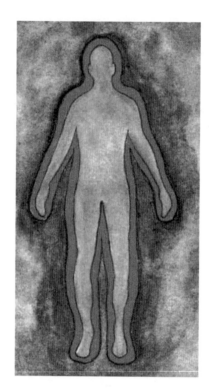

圖 6.1：關注區塊（數位修圖後的水彩畫，由 Caitlyn Densing 所畫）

（Fogel 2009）——創造在環境中找到自己位置的定位感，以及一種安全的走向感官覺察的邀請。「所有的感官知覺——嗅覺、視覺、聽覺、內耳前庭輸入（vestibular input）、味覺、觸覺、痛覺及本體覺（proprioception）——促成身體界線的形成，並告訴我們感知到整體（whole）及世界開始的地方」（The Foundation for Human Enrichment 2007, p.B2.32）。邀請個案關注身體界線也可以透過給予建議，例如：請個案將注意力放到所坐的椅子、透過自我觸摸來覺察自己的皮膚，或是估量身體與門、牆或甚至與治療師之間的距離。這種在空間中關注自己身體的正念練習，協助個案同時獨立又連結的方式在空間中定位自己，能創造出另一種層次的安全感。

最後，第三個區塊——關注內在經驗或內感受（interoception）——能協助個案辨識出身體感官知覺與情緒之間關聯的方式，Gendlin（1981）稱之為

「深感」（p.10），一種個人對當下內在經驗的體現覺察，是身體取向心理治療練習的基礎（Aposhyan 2004; Barratt 2010; Hartley 2004; Kurtz 2007），並成功的運用在創傷療癒練習上（Levine 1997; Ogden and Minton 2000）。當安全感和當下經驗伴隨個人內在深感的正念關注，個案開始能夠從凍結的狀態釋放，甚至開始用動作來表達自己。關注身體做為正念介入的方式，能夠培養安全感、自我覺察、自我效能，然後也許能強化在動作中與身體同在的歷程，提供一種整合後健康活力的可能經驗。

案例：解凍冰凍的身體

　　接下來呈現的案例是 34 歲歐洲女性 Hanna，困擾於中等解離症狀和迸發暴怒。Hanna最近搬到美國準備嫁給她的未婚夫，她很美艷，有濃密的黑髮、無暇膚色，並總是配戴昂貴的珠寶搭配設計師款的服裝。她是位以繪畫為主要媒材的藝術家。Hanna來到我的辦公室，迫切想要瞭解她最近惡化的「失控」情緒，她也想要用身體取向的療法，她說：「談話似乎不再有幫助」。

　　在第一次療程，Hanna告訴我她過去一年的生活有多「混亂」，她對於自己要搬到紐約的決定感到不確定。我問她過去一年還發生了什麼事情？與婚姻相關的事情、要搬到新的國家、過去一年沒有工作……等。她也提到去年夏天在一個派對上，因為服了強姦藥丸後被兩個男人強暴，她又強調在她過去的生命裡已經被好幾個男人性侵。在我們第二次療程中，她揭露自己與丈夫時常在爭論中大打出手，但是彼此都拒絕談論這個情況。

　　儘管 Hanna 有著亮麗的外表，她遲鈍的情緒反應及緊繃的身體立即揭露了她的苦痛。她的身軀往前微彎在一個凍結的狀態上，坐著時，細瘦的雙腳彼此重疊交纏，右膝蓋放在左膝蓋上，然後右腳從左腿後面勾著左腳跟，感覺就像是為了安全感上了兩道鎖。她的臉龐往前突出，強化了她很少眨眼的眼神接觸，猶如面對車燈瞪大眼一動也不動的鹿，只想要我注意到她的臉而漠視她其餘的存在。Hanna持久的凝視似乎支配了療程，當我溫和的接住她的凝視時，經常很快發現她已經「離開這空間」。如果我反映她似乎「在別處」，她會

「快速回神」到當下，並且改變話題，像是突然注意到牆上的畫，或是稱讚我的服裝。她在不知不覺中教我關於她的安全區域：身體之外的關注區塊。儘管她渴望從事「身體工作」，然而 Hanna 顯然還沒有足夠安全感可以到那裡。

她的姿勢維持在駝背和「凍結」的狀態有六星期之久，由於我對此感到不舒服，所以有時候我會問她：「妳現在舒服嗎？」她會帶著與凍結、眨也不眨的身體互相矛盾的說法：「喔，我很好」，我的內在警鐘因為她的姿勢和言語互不連結而大聲響起。Hanna 的姿勢反映出她無法言喻的巨大恐懼和羞愧，層層的衣服試圖遮蓋她鬼魅般皮膚上的瘀傷，她也透過不吃東西來否定自己的需求；此外，Hanna 也提到自我傷害的儀式，例如：在感到壓力大時咬自己或拿頭撞牆，很可能是試圖去感受自己的身體界線。

Hanna 藉著告訴我，哭泣既浪費時間也不會改變任何事情，來將自己的感受最小化——這是她從小就習得的觀點。她回憶起因為輕罪被父親用皮帶鞭打重罰，只因沒有完成一小時的小提琴練習。她時常藉著說「那很有趣」而不去更進一步洞察來與自己的經驗隔離。無論何時我問 Hanna 她身體內感覺什麼？她會縮起下巴、往下看向胸口和手臂，似乎期待它們可以做些什麼。這每次都令我感到訝異，但我逐漸瞭解到她也許缺乏內在的自我感。於是，我們初始的工作聚焦於她在空間中的安全感。

關注環境

當我首次邀請 Hanna 去注意她正在發生的經驗，她給了一個非比尋常的回應。當我建議說：「試試看妳能否花點時間進入此刻妳正在經驗什麼，無論那是什麼，看看妳是否能夠只注意到正在發生什麼」，她列舉了空間中的東西——「那幅畫」（同時用雙眼指出牆上那幅畫）、「你的椅子」（很明顯的避免眼神接觸）、「那個時鐘」（她將注意力從房間的左邊掃視到右邊）。我辨識出她目前覺察的區塊是在身體之外的環境，便請她探索房間內其他讓她感興趣的部分，透過關注她的外在環境，Hanna 能夠獲取她在當下的安全感，即使她可能還沒有感受到它，就已經開始進行自我調節歷程了。

過了幾個個月後，Hanna 開始能夠透過象徵的方式來確認她身體內的感

受，如顏色、形狀、質感，並且能「指出」身體的部位來確認它們——來自她身體外在觀點的一種指標。有時候 Hanna 會識別出某種情緒，就好像它意外發生，在那些時刻，她會立刻轉換坐姿像是要把它甩開，然後她會將身體往前微彎，雙肘交叉放在交疊的雙膝上並說：「那非常有趣！」然後轉移話題。當我問她說觀察到什麼有趣的事情時，她會回說：「我不知道！就只是有趣！」我學到這是她在告訴我，那刻經驗的探索已經夠了。

有天，Hanna辨識出胃部有個結，這個結朝著脊椎方向「靠近」，她對自己的身體知覺感到驚訝，並立刻認為它「噁心」且嘗試想要轉換話題。這次與其順著她的抗拒，我建議她溫和的探索這個新發現：「如果可以的話，嘗試待在這個經驗中，僅僅只是注意它，看看自己是否能夠保持足夠的距離對這個經驗感到好奇，而非覺得妳必須逃離它」，她坐了一下，很快與「靠近」和「噁心」的狀態連結，同時感到這是她看到父母時候的狀態，Hanna說：「我真的很不喜歡這樣，我想要丟掉它」。為了支持她的經驗和希望從身體裡「走出來」的渴望，我邀請她伸出手並假裝要「取出胃裡面的那個結」，並把它放到身體之外。她臉上帶著傻笑伸出一隻手，大致的抓著這個想像的結，並在她的面前丟出身體之外。

我問她它看起來像什麼，她帶著眼淚盈眶笑著。她告訴我說那像是一隻關在籠子裡的大猩猩，並說這是一個「愚蠢」的意象。我問她說：牠在做什麼？她說：「牠很寂寞」，過了一會兒，她說：「牠想要玩耍」，然後她溫柔的丟給大猩猩某樣東西並說：「在那！我給牠一個球玩」。Hanna安靜細心的對著大猩猩的意象許久，然後帶著一抹微笑說：「牠餓了！」我問她是否可能給牠些食物？她說：「牠可以有些麵包」並丟給大猩猩想像的麵包，然後又再度安靜的坐著，最後說：「牠想要睡了」。我問她是否可能給牠任何東西讓牠睡得更舒服？她說：「牠很好」。在舞蹈／動作治療中，想像在動作之前發生，特別是針對處於「凍結」狀態的解離個案。Hanna對想像的傾向，也許受到她身為視覺藝術工作者所強化。在一個具創造性的心理動力方式中，Hanna將自己外化成大猩猩，這樣就能合理的照顧自己，透過「演出」滋養大猩猩的過程，她活化了自己當下的經驗，她既體現被滋養的渴望，也體現了滋養自己的渴

望。以此方式，當她用身體行動而非腦袋思考的方式來滿足大猩猩，她關照了最基本的體內平衡需求（homeostatic needs），如吃東西、睡覺和遊戲。

　　在類似的深度經驗之後，Hanna 會還原到之前抗拒的狀態說：「這很有趣」但沒有更進一步的洞察；然而，我明白 Hanna 在描述一種自主神經系統（autonomic nervous system，簡稱 ANS）的調節[1]。遊戲（play）在神經系統中是種積極的交感回應，然而吃東西或休息是副交感神經系統（parasympathetic nervous system）下降調節的活動。Hanna 使用象徵性的想像來描述健康神經系統功能的方式，而非在一種凍結的狀態，雖然兩者是同時激活的。透過使用大猩猩的意象，她能夠將無法給自己的關懷外化出來。

關注身體界線

　　有天，Hanna 走進療程並開始哭了起來，她說她感到害怕並整夜醒著，唯一能夠讓她感到「對」的事就是把全身塗紅，她說這個想法很瘋狂，但感覺很「對」。我邀請她把這個想法畫出來，做為一種似乎是促進自我撫慰姿態的嘗試。然而，她被自我貶抑所打敗，她說畫畫太幼稚了，我問她能否感受到在她身體表面的紅色是怎樣的溫度。就身體取向心理學來說，是透過對自己皮膚的確認來劃定身體界線，而在舞蹈／動作治療中，對自己身體接近他人時所產生的覺察，常能促進一種獨立的自我感——從母親與嬰兒的共生組合（symbiotic dyad）轉移到自治（autonomy）。Hanna 接著在她的身軀上辨識出熱區塊，以及從手肘到手指和膝蓋到腳趾的冷區塊，然後她說這「顏料」頗為舒服，我鼓勵她去感受她的意象／感官知覺所帶來的慰藉，她指出自己能感到冷靜並且能夠在「紅色顏料」內感受自己的臨在。

　　在接續的療程中，我提供一個練習來幫助 Hanna 強化自我身體界線的舒適。我請她溫柔的用右手指尖去觸碰左手掌的背面，並邀請她在感受右手指尖的同時，感受左手的背面「被觸摸」這兩者之間的擺盪。我靜靜看著Hanna，她花了非常久的時間在這練習上。過了好一會兒，她說：「我好喜歡這個練習，感覺好溫柔」。關於舞蹈／動作治療中的自我觸摸，Chodorow（1999）建議說：「當動者用手來感受自己身體凹凸起伏（堅硬的骨頭和柔軟的肉體）

時，會有一種非常深刻的自我識別，像是第一次遇見自己一樣」（p.292）。
Hanna 開始可以透過觸摸自己的身體來找到自己。

關注內在經驗

　　數週之後，一隻「金色青蛙」取代了「噁心的結」。當描述這隻青蛙時，
Hanna 尷尬的笑著，彷彿有困難批評它，但同時又對這青蛙的出現感到愉悅。
我推測 Hanna 對自己的覺察正在促進自然療癒的歷程。雖然她難以對自己的
經驗提供更進一步的描述，但是她說自己喜歡這隻青蛙，並覺得這隻青蛙需要
被保護。這隻金色青蛙持續以安靜又舒服的方式一再出現在療程中，好幾個月
之後有非預期的事情發生。有天，當 Hanna 摸著肚子來關照這隻青蛙時，她
突然想起自己還是小女孩的時候，曾經想像自己是童話裡的公主，但是握著一
支劍而不是權杖。Hanna 立刻評斷這是個愚蠢的意象並且斥責自己「在治療
中」有這幼稚的想法，然後她吸一口氣，令我驚訝的，她繼續這個想法路徑並
告訴我她以前如何擊劍，她邊說邊用手做出揮舞的動作，在空中創造出一道弧
線。

　　我對這突如其來的動作感到驚訝，選擇用口語的方式來鏡映她的動作，而
非使用我的身體來重複她的動作。我在早先幾次療程中理解到，我若做出太多
身體的表達會阻斷她的歷程，於是我反映說：「我注意到當妳這樣說的時候，
妳整個人變得明亮一點，我也看到妳用妳的手臂做出強壯的揮舞動作，像是一
道彩虹，妳注意到了嗎？」雖然懷疑，Hanna 感到不好意思，然後又說她真的
有注意到自己的動作，她似乎對自己的自發性感到困惑，我溫和的問她是否想
要探究這個手勢，她小心翼翼的同意了。

整合「關注身體」及「與身體同在」

　　我問 Hanna 是否願意重複、但是以更慢的速度做這個動作，慢速的動作
可以增加動者在生理及情緒的當下覺察。她看起來對於要如何在空中做動作感
到困惑，即使她剛剛才這樣做過（自我覺察的缺乏時常會伴隨本體覺的缺
乏）。因為她是使用繪畫做為媒材的藝術家，我問她是否能夠想像在牆上畫出

動作，我也問她是否能讓我加入以鏡映她的動作，我能夠提供她對自己動作感受的視覺連結，同時也提供我當下的支持給她。

做為她動作的影子，當她在空中創造出揮掃狀，我謹慎的跟隨她的引導去支持她的自主性。這次，她用整個手臂來延伸動作成更大的弧形，類似畫出花劍（foil）的防衛動作，像是西洋劍術中的迴避動作「格檔」（Parry）（圖6.2）。

Hanna有所領會並開始笑著，她眼睛的輪廓變得比較寬並喊叫說：「那是怎麼發生的？做著動作感覺很棒，這真的很奇怪，我無法告訴他人我們在這裡所做的！」我問說：「當妳做著動作時，妳在身體裡的感受如何？」她描述說有一股突如其來又感覺很好的「不可思議能量」通過她的身體，她說她感到很有力量及保護感（這是很有趣的詞彙選擇，代表她正在認同「保護者」而非受害者）。Hanna補充說她畫出的那道弧形是紫色的，那弧形令人感到振奮，但是她不知其所以然。

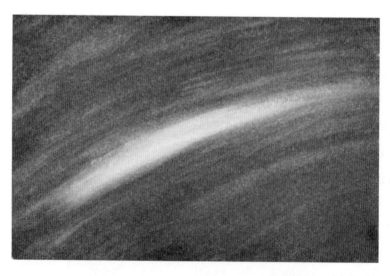

圖6.2：「弧形」「格檔」的劍術動作

　　我問她是否要多試幾次來感覺對這類感受下命令的經驗為何（跟隨她的
「保護者」認同）；她微笑並繼續「格檔」她的色彩（圖 6.2）。當我們一起
動作來協助她擴展她的動作系統，我提供不同尺寸的揮掃線條，但不久之後，
我就慢慢停止自己的動作，因為我注意到她已自主性的在工作。

　　Hanna「畫」出紫色線條的自發動作和「畫」出她的劍，都是在自我保護
中之自我效能的自發性表達。雖然她才剛開始透過自己的深感來擁有自己的情
緒，她動作中有躍動的信念已經連結上那美麗的公主、成人藝術家和嫻熟的擊
劍手，有能力去保護而非掉入環境的受害者狀態中。

　　這個經驗催化了 Hanna 的體現力量和韌性。在這次療程之後，她能夠更
加投入到與我的身體工作之中，最後能釋放身體裡受到強暴影響的殘餘能量。
最後，我們能夠關照她的情緒，並將她與丈夫的關係連結到她幼年時與父親的
關係。在一次療程中，她哭了，當我用口語反映她的哭泣時，她用眼淚告訴我
說：「喔，沒事，我現在瞭解了，眼淚是身體釋放出情緒的方式。」

總結

　　如同本章所呈現的，當個案還沒有準備好要直接投入身體工作時，正念可
以被用來做為體現的途徑。當 Hanna 變得能夠對環境保持正念，她能夠待在
當下並評估自己在房間中的安全程度；透過觸摸自己的手來探索身體界線，她
能夠感知到自己身體的存在感並增加她的臨在覺察。最後，透過對自己內在深
感保持正念，Hanna 到達了一種活躍的體現感，她的創造力也變成她自我效能
的工具，認同那些「童話」關係裡所產生的意象；握著劍的公主、青蛙和大猩
猩，讓 Hanna 能夠去關照並開始去整合她自我分裂的部分。最後，從她內在
湧現的自發動作，催化出 Hanna 以「安全」的方式表達自己的能力，一種之
前被壓抑的表達，並且與先前受虐的影響相遇。隨著正念，Hanna 能夠在內在
找到安全感，最後透過生動的體現「揮舞」來導引出賦能。

註解

1　ANS 調節是一種介於兩種活化支流的交互作用：交感支（sympathetic branch）在增強的生理激發和活動過程中活化，以及副交感支（parasympathetic branch）在休息和消化活動中活化。

文獻

Anderson, R. (2002) "Embodied writing: Presencing the body in somatic research, Part I." *Somatics*, Autumn/Winter, 40–44.

Aposhyan, S. (2004) *Body–Mind Psychotherapy*. New York: W.W. Norton and Company.

Barratt, B.B. (2010) *The Emergence of Somatic Psychology and Bodymind Therapy: Critical Theory and Practice in Psychology and the Human Sciences*. London: Palgrave Macmillan.

Barton, E. (2011) "Movement and mindfulness: A formative evaluation of a dance/movement and yoga therapy program with participants experiencing severe mental illness." *American Journal of Dance Therapy 33*, 2, 157–181. DOI: 10.1007/s10465-011-9121-7.

Baslet, G. and Hill, J. (2011) "Case report: Brief mindfulness-based psychotherapeutic intervention during inpatient hospitalization in a patient with conversion and dissociation." *Clinical Case Studies 10*, 2, 95–109. DOI: 10.1177/1534650110396359.

Berrol, C. (2006) "Neuroscience meets dance/movement therapy: Mirror neurons, the therapeutic process and empathy." *The Arts in Psychotherapy 33*, 4, 302–315.

Brown, K.W. and Ryan, R.N. (2003) "The benefits of being present: Mindfulness and its role in psychological well-being." *Journal of Personality and Social Psychology 84*, 4, 822–848.

Chodorow, J. (1999) 'The Body as Symbol." In P. Patrizio (ed.) *Authentic movement: Essays by Mary Starks Whitehouse, Janet Adler and Joan Chodorow*. London: Jessica Kingsley Publishers.

Csordas, T. (1993) "Somatic modes of attention." *Cultural Anthropology 8*, 2, 135–156.

Fogel, A. (2009) *The Psychophysiology of Self-Awareness: Rediscovering the Lost Art of Body Sense*. New York: W.W. Norton.

Gallese, V. (2003) "The roots of empathy: the shared manifold hypothesis and the neural basis of intersubjectivity." *Psychopathology 36*, 4, 171–180. DOI: 10.1159/000072786.

Gendlin, E. (1981) *Focusing*. New York: Bantam.

Harris, D.A. (2007) "Dance/movement therapy approaches to fostering resilience and recovery among African adolescent torture survivors." *Torture 17*, 2, 134–155.

Hartley, L. (2004) *Somatic Psychology: Body, Mind and Meaning*. London: Whurr Publishers.

Koch, S. and Fuchs, T. (2011) "Embodied arts therapies." *The Arts in Psychotherapy 38*, 4, 276–280.

Kurtz, R. (2007) *Body-Centered Psychotherapy: The Hakomi Method*. Mendicino, CA: LifeRhythm.

Levine, P. (1997) *Waking the Tiger: Healing Trauma*. Berkeley, CA: North Atlantic Books.

Levy, F. (2005) *Dance/movement therapy: A Healing Art* (Second edition). Reston, VA: National Dance Association.

Ogden, P. and Minton, K. (2000) "Sensorimotor psychotherapy: one method for processing traumatic memory." *Traumatology 6*, 3, Article 3.

Payne, H. (2009) "Pilot study to evaluate Dance Movement Psychotherapy (the Body Mind Approach) in patients with medically unexplained symptoms: Participant and facilitator perceptions and a summary discussion." *Body Movement and Dance in Psychotherapy 4*, 2, 77–94.

Price, C. (2007) "Dissociation reduction in body therapy during sexual abuse recovery." *Complementary Therapy in Clinical Practice 13*, 2, 116–128.

Rothschild, B. (2000) *The Body Remembers: The Psychophysiology of Trauma and Trauma Treatment.* New York: Norton.

Sandel, S. (1993) "The Process of Empathic Reflection in Dance Therapy." In S. Sandel, S. Chaiklin, and A. Lohn (eds) *Foundations of Dance/movement therapy: The Life and Work of Marian Chace.* Columbia, MD: American Dance Therapy Association.

Scaer, R. (2005) *The Trauma Spectrum: Hidden Wounds and Human Resiliency.* New York: Norton.

Sheets-Johnstone, M. (2011) "Movement and mirror neurons: A challenging and choice conversation." *Phenomenology and the Cognitive Sciences.* First published online: December 1, 2011. DOI: 10.1007/s11097-011-9243-x.

The Foundation for Human Enrichment (2007) *Somiantic Experiencing: Healing Trauma.* Boulder, CO: The Foundation for Human Enrichment.

Weiss, H. (2009) "The use of mindfulness in psychodynamic and body oriented psychotherapy." *Body, Mind and Dance in Psychotherapy 4*, 1, 5–16.

第七章

正念與戲劇治療
洞見即興表演與憤怒轉化

Joel Gluck

在結合了戲劇治療與正念、靜觀的多年經驗之後，我注意到兩者間相輔相成的巨大作用：靜觀與正念是內在導向且具沉思性的；而戲劇治療傾向於外在導向且為表達性的。身為人，我們的生活中都需要兩者的能力來達到平衡與健康的發展和學習。在治療過程中，兩者的結合可以促使內在的探索及情緒的表達——即為洞察、抒發和改變的媒介。

正念／靜觀也輔助了戲劇治療工作，和提供了可用於日常生活中的技巧和途徑，兩者可純粹做為練習之用（靜觀），亦或是成為個人的生活方式（正念）。技巧與能力可透過靜觀練習來發展和學習——包含專注、開放、接受及慈愛——構成戲劇治療工作的力量及整體治療的效用。

本章探討正念和靜觀與戲劇治療及心理劇取向的關係。其中包含檢視正念如何為戲劇治療帶來加乘的作用，甚至為其本質；戲劇治療取向的研究指出正念、靜觀與東方哲學的重要性；介紹洞見即興表演（Insight Improvisation）——一種融合正念與靜觀的戲劇治療方法。藉由一個案例來說明如何運用正念戲劇治療，來協助一位無法控制發洩憤怒情緒的個案。

理論架構

戲劇治療領域中的正念

戲劇治療被定義為「有意圖的使用戲劇或是劇場過程來達到治療目標」（National Association for Drama Therapy 2012）。有許多關於戲劇治療歷史及

類型的紀錄──目前有超過 24 種普遍使用的方法（Johnson and Emunah 2009）
──大部分都源自心理劇創始者 Jacob Moreno（Blatner 2000）。

正念為戲劇治療的本質

在某種意義上，當正念──被廣泛的定義為「對某事物保持意識和覺察的
品質與狀態」時（Oxford Dictionaries Online 2013, para. 1）──就幾乎是所有
戲劇治療方法的本質。個案在戲劇治療中可以全然的進入治療的過程，如同演
員進行表演一樣──包含心智、生理、聲音與情緒的投入。專業演員的訓練得
以使他們時時意識到──自己的感覺、與其他演員的連結、聲音、身體及意圖
等等。相同的，每個戲劇治療的療程都能引導個案有意識的回到及專注於當
下。舉例來說，在發展性轉化（Developmental Transformations）的戲劇治療中
（Johnson 2009），就是經由個案與治療師即興──扮演新角色並演出一系列
的轉化場景──於整個療程中。透過即興的互動，個案需保持覺察和臨在來表
達他們的感覺及探索記憶和幻想。這些過程不是經由訴說來傳達，而是經由戲
劇的互動來展現當下的場景。

整合正念練習與戲劇治療

有些型式的戲劇治療已明確指出在臨床中使用正念：「藉由專注個人覺察
於當下所達到的心理狀態做為一種治療的技巧，同時平靜的坦誠與接受個人的
感覺、想法及身體的感官知覺」（Oxford Dictionaries Online 2013, para, 2）。
舉例來說，歐米伽超個人戲劇治療（Omega Transpersonal Drama Therapy）
（Linden 2009）指出專注心神的力量，特別是能將「掌握對思緒保持正念的紀
律」當作核心的原則（p.216）。薩提治療（Satitherapy）（Frýba 1989）是由
一位成為佛教僧侶的捷克靜觀老師所發展出來的系統，將不同型式的正念練習
──如澄心聚焦、靜觀──與心理劇整合在一起。洞見即興表演（Gluck
2007）是根據南傳佛教所教授的正念原則而發展出來的練習──在西方則稱為
洞見靜觀（Insight Meditation）。

洞見即興表演：基於正念的戲劇治療

洞見即興表演的發展

　　1990 年代初期，我第一次透過 Grotowski 的 Polish Laboratory Theater 的一位老師所提供的劇場工作坊而接觸到靜觀練習。之後，在 Open Theater 的原創劇作家 Jean-Claude van Itallie 所指導的課程中，我又再次接觸到靜觀。在這段時間裡，我也學習 Arnold Mindell 的過程導向心理學（Process-Oriented Psychology）以及 Yvonne Agazarian 的系統中心治療（Systems-Centered Therapy），能夠鼓勵深度傾聽身體、感覺、情緒及內在意象的治療取向。

　　幾年之後，在 1997 年間，我開始每天練習靜觀，並且在美國麻州 Barre 的洞見靜觀協會進行了一星期的禪修。身為一個演員，我在劇場工作中歷經實驗性的即興創作，其中的焦點不在於是否生動或具有創造性，而是內在傾聽。我加入了一個真實動作的團體（authentic movement group），規律的練習這種自發性的動作，使個人深入聆聽身體和其衝動。在這過程中，也學習如何以支持且不批判的態度來見證他人。

　　在這樣持續豐富的影響與追求下，我開始發展奠基於正念意識，以體現和表達為共同主題的活動。在 1999 年，我教授了以這種工作方式的第一套課程「正念與無擇：表演的自由」（Mindfulness and Chiocelessness: Freedom in Performance）。當我的同事 Nat Warren-White 在 2001 年向我介紹戲劇治療時，我明白了我已開始發展出自己的取向，也經由戲劇治療的研究來繼續擴展這套方法，並最終成為我的碩士專題論文（Gluck 2005b），我稱之為「洞見即興表演」——意味著洞見靜觀、即興戲劇與心理治療的結合。

表演心與存有心

　　在洞見即興表演療程中，個案並非表現的如同演員一般，第一個差別在於「表演心」（Performance Mind）與「存有心」（Being Mind）的界定（Gluck 2005b, pp.59-62）。表演心代表著一種在台上表演時的慣性緊張狀態——感知到娛樂觀眾的需求，力求表演生動並能取悅觀眾。存有心是一種放鬆與覺察的

狀態，個人對身體、知覺、感受、情緒、周圍環境和其他人等的臨在；受到這樣覺察的啟發和影響，個人能夠自發性的表達與創造。所有洞見即興表演的方法都是為了培養存有心的狀態，例如──閉著眼睛工作，此方法是取自真實動作，應用在許多洞見即興表演的練習上，幫助個案擺脫表演壓力。

入空

另外一個洞見即興表演的特色與存有心相關，即是「入空」（entering empty）的概念（Gluck 2005b, p.69）。舉例來說，在心理劇中，導演通常會先要求個案分享他們的議題後才會從旁協助一系列的角色扮演；然而，不同於心理劇，在洞見即興表演中，個案分享完後會被邀請放掉他們所糾結的困難，不帶預設立場的進入靜觀、動作與即興的空無。同樣的方式，個人通常不會帶著要處理的議題進入靜觀（或是真實動作也不使用預設的題目或主題）。在洞見即興表演裡，個案傾聽他們的身體、知覺、想法、感受、內在意象、角色與其他資源，允許自發性和非預期的事情發生。其結果經常是很深刻、具象徵意義並觸及原型角色的單獨即興表演──過程中會喚起與個案當前問題相關的根本癥結所在（有時候是存在議題），但更深入好幾層並且影響著它們。雖然我們不是指洞見即興表演比心理劇或其他方法有更多的自發性──然而，個案在洞見即興表演中即時即地的真覺反應，的確較不是傾向於有意識的決定，而是內在與外在刺激在每個時刻升起與退落中無止盡的流轉。

三種靜觀覺察

洞見即興表演是根據南傳佛教中的三種覺察所發展而來──南傳佛教教義起源於印度，之後傳播到數個國家。其中包含泰國、緬甸和斯里蘭卡（Kornfield 2010）。這三種覺察為：

1. 正念：如上述，由專注（samadhi）練習中發展而來，例如呼吸的正念（anapanasati）（Kornfield 2010, pp.303-306）

2. 無擇：開放覺察，包含所有五覺及心物（mind objects），發展自內觀靜坐（vipassana）（內觀靜坐在西方稱為洞見靜觀）練習（Goldstein

2003）。

3. *慈愛*（Lovingkindness）：愛與照顧自己與他人，發展自慈愛（metta）練習——一種用慈愛做為主題的專注靜觀形式（Salzberg 2002）。

這些覺察形式是直接的練習〔例如：靜坐是由治療師引導進入專注、內觀靜坐和／或慈愛狀態〕，但是也影響每個洞見即興表演的活動，例如：心理獨劇（psolodrama）為洞察即興表演的一種形式，結合了真實動作及心理劇。為了能夠練習心理獨劇，保持正念，能夠幫助練習者回到當下（而不是迷失在思緒中）；無擇覺察，對身體、知覺、內在意象等保持開放；並且培養一種慈愛與關注的態度，如內在見證的態度（或內在批評），以及在過程中有意識的傳遞愛與支持，特別是處在自信低落的時候。

洞見即興表演：形式與治療過程

開始

在開始練習洞見即興表演時，治療師會先進行談話療法來瞭解個案、其治療目標和背景。

靜觀

隨著療程的進行，治療師會根據個案的需求來引導簡單的靜坐——例如：專注、內觀靜坐與慈愛。治療師會在療程中花時間進行這三者的練習，也鼓勵個案在家中進行，並提供書面指南（附錄一）。

許多洞見即興表演的個案都能夠發展或加強自我日常的靜觀練習，並從中獲得許多正念的好處（在這本書的其他章節有討論——或見 Kornfied 2010, pp. 13-14）。

積極練習

一開始，治療師會介紹簡單的活動直接建立靜觀覺察，然後開始運用身體與聲音。治療師可以引導超過 50 種不同洞見即興表演系統中的體驗活動（Gluck 2005b），活動可以從簡單的靜觀練習、沉思劇場練習，到較進階的戲劇治療形式。

　　經過一段時間，個案能夠準備好進行更複雜與深刻的體驗活動。最終，個案們熟悉活動的標準進程，不再需要引導——之後治療師主要扮演見證者和反映夥伴。練習活動如下：

真實動作

　　真實動作是舞蹈／動作治療的一種型式，發展自 Mary Whitehouse（Pallaro 2000）。個案閉著眼睛隨著身體的需要移動。真實動作能夠自然的引進正念覺察狀態——治療師可以提供指引來協助個案留意感官知覺、情緒、內在意象與記憶等。

共享內觀靜坐

　　持續動作的過程中，個案——意識到感官知覺、想法、感覺及內在意象——開始能夠大聲的「分享」這些內在體驗（Gluck 2007, p.193）。分享的目的及作用在於進一步增強動者的正念覺察，以及全心投入當下。這與表演不同，動者無須向治療師清楚交代他們經驗了什麼——倘若治療師希望能釐清一些事情，可以在過程之後的分享中提出。

角色流動

　　個案仍然閉著眼睛移動，留意自己的動作或是身體姿勢讓他們想起什麼角色或人物（Gluck 2005a）。他們能夠體現那個角色，發出聲響，或以這個角色說話。他們可以隨時讓這個角色離開，回到真實動作或者共享內觀靜坐的階段，接著發覺他們動作所引領的下一個角色。角色或許是人類、動物、無生命的東西，或是完全出自於想像。無論角色為何，大聲的說出來是被鼓勵的，這樣的過程能使個人更深刻的體驗角色。透過大聲傳達角色的想法，個案更能夠進入即興表演的流動之中。

場景流動

　　個案透過移動來探索不同角色，並藉由與角色的互動來創造自發的對話、

場景及故事，都是由個案來演出（Gluck 2011）。如先前所提，過程中需強調的是，個案不是為治療師或見證者「演出」，場景的呈現都是個案探索及表達內在的狀態。

心理獨劇

個案會開始注意到在當下場景出現的主題、衝突或議題，並開始透過運用五個心理劇的角色：主角、輔角自我、替身、導演及觀眾來「醞釀」它，以強化衝突和／或發現其中的意義（Gluck 2011）。心理劇可以由不同數量的場景所組成，角色可以是真實的（例如：個案面對父親時真實或想像的場景）或想像的／隱喻的（例如：一個年輕的王子在戰爭中面對巨人）。在前述進程的每一步驟，從真實動作到心理獨劇，本身都是一種正念的練習——一種讓個案運用所有身體機能的靜觀。

臨床應用

個案研究：與失控憤怒工作的 Jake

Jake 是一位 26 歲的機場員工，他會來到我的治療室是由於他的脾氣與憤怒干擾到他的工作與生活。開卡車是他工作的一部分，但他一天中常會經歷三次或更多次的情緒暴衝。他曾不止一次握拳大聲的敲打牆壁或擋風玻璃，將玻璃打碎或破壞物品。任何事情都可以挑起他的脾氣——其他駕駛擋到他的路或只是遲到。另外，他也經常與女友吵架，且常與他人有威脅性的互動。對於 Jake 的種種描述，似乎符合《精神疾病診斷與統計手冊》第四版（DSM-IV）中的間歇性暴發性障礙（Intermittent Explosive Disorder）（American Psychiatric Association 2000, p.663-667）。

Jake 在一個困難的家庭中長大，當他還是男孩的時候，他的父親工作回來會將他拎起來丟向房間另一端的牆壁，做為打招呼的方式。他的童年充滿尖叫與打罵——都是來自於父母的言語、身體和情緒虐待。

青少年時期，Jake 因父親為了另一名年輕女子離開母親而感到背叛，之後父親也沒有兌現為 Jake 支付大學學費的承諾。他現在有一份機場的工作，而母親催促他更努力工作，有一日能升到經理的位置。Jake 不曉得這一切是不是他真正想要的，因為他對音樂及其他嗜好更感興趣。

治療過程的摘錄

療程 2

Jake 觀察到引發他憤怒的是壓力下的情況及互動，他想知道如何更好的面對及處理壓力。在第二次療程中，我介紹了靜觀並帶領簡單的呼吸專注練習（附錄一）。

雖然對 Jake 來説頗具挑戰，但他能夠維持一定的專注和留意呼吸的感覺。於是，我給他每日靜觀的作業，以及提供一本書閱讀——一行禪師（1992）的《橘子禪》，此書討論到如何將正念帶入日常生活。在療程中，我介紹了不同形式的靜觀，使他能夠結合到每日的練習中。在他的要求之下，我也給了書面及錄音的靜觀指引（附錄一）。

接著我介紹一個簡單的練習，稱為「伴侶治療」或「家庭治療」——邀請 Jake「帶著」他的伴侶或是家人進入我們的療程——由 Jake 扮演雙方的角色（我扮演我自己，但是是以伴侶或家庭治療師的角色出現）。Jake 選擇了與他最近沒有聯繫，並處於紛爭關係中的姊姊。他開始角色扮演走向姊姊道歉，幾分鐘後，他便哭泣了。其中展現的是姐弟倆很真誠的對話，Jake 分享對她真實的感受，以及他們一起經歷的青少年時期。當他扮演姊姊的角色時，他呈現的是既堅強又坦誠的個體，一個深受父親傷害，並被 Jake 背叛——但願意傾聽他的姊姊。最後，他們原諒了彼此。

Jake 在療程最後給予非常正向的回饋——他發覺了起初不曉得而埋沒已久的感覺。於是我建議他與姊姊聯繫，並開始真正的對話。

療程 6

Jake 持續規律的靜觀，也表示——擔心他的憤怒情緒——「當我現在靜觀時，早上便會好一點」。他很喜歡一行禪師的書，同時也開始在生活中實踐一些正念功課，例如有意識的飲食。

靜觀：在審視專注靜觀的呼吸後，我介紹了內觀靜坐：我們一一探訪了六覺門——即五覺加上心物（想法）——然後進入無擇覺察，留意什麼即時即地進入了這六覺門，並培養正念與對反應的接受（附錄一）。

在靜觀過後，Jake 説：「我經常感到緊繃，但現在我如同羽毛一樣輕盈。我覺得自己像是一顆落到池底的石頭」，指的是我在前一次療程用到的意象，「這是自由的感覺——我感覺很好。」

真實動作：接下來，離開坐墊到起身，我以真實動作來連結以維持靜觀覺察。我一步一步引導 Jake：

「在這個房間中，找到一個地方用一個舒服的姿勢開始。花一點時間靜默，閉上眼睛感受呼吸⋯⋯你的身體⋯⋯以及你現在的感受。開始覺察你身體

的動作——你的脈搏、你的呼吸、肌肉運動——以及任何想動作的衝動。現在開始隨著身體想要的移動，眼睛仍然保持緊閉。

　　在練習中的任何時候，若你在空間中快速移動或跨越空間，可以微張眼睛來確保不會撞到房間的物品。讓你的心神見證身體的移動。若你對移動有任何想法或者不錯的主意，讓它們離去，重新回歸到你身體想要的，讓身體引領你。

Jake 閉著眼睛開始移動，剛開始有些猶豫，但之後他開始放鬆身體舒展開來，並且使用這個空間。

　　共享內觀靜坐 ：接下來我介紹共享內觀靜坐；我邀請 Jake 繼續移動，但大聲的說出他所注意到的一切——什麼通過了他的六覺門。他辨識出身體的感官知覺、聽到的聲音和他正有的想法。

　　角色流動 ：接下來，我加入了新的指引：「當你持續移動，開始留意這個身體姿勢或動作讓你想起什麼角色。你可以自由進入那個角色，當你進入時，你可以像是那個角色來動作，發出聲音，甚至大聲的如同那個角色一樣說話。」

　　Jake 開始增強他的動作——他已經是站著的，但是開始在房間有更多的移動，握著拳頭在空氣中揮舞：「我是一個拳擊手⋯⋯我要將那小伙子撕碎。」

　　然後，他匍匐在地上用嘶嘶的聲音說：「我是一條蛇⋯⋯等著老鼠經過⋯⋯我在草叢中⋯⋯老鼠就在那裡。」

　　突然，Jake 伸手抓住了「老鼠」，他起身停了一會兒說：「我是一個小男孩⋯⋯盯著天空看⋯⋯許多高高的黃蘆草圍繞著我⋯⋯有一個女孩和我一起⋯⋯我可以永遠坐在這裡⋯⋯接近妳⋯⋯陽光灑下來⋯⋯如同夢一般，不要離開⋯⋯」

　　在短暫的停頓之後，Jake 張開眼睛然後看著我說：「那是我剛上高中時第一個真正的女朋友 Jessica。我每天都想著她，那是我最後一次感到快樂。」

　　在療程的最後，Jake 認可我們所做的事情：「我喜歡新的靜觀（內觀靜坐）——讓過程變得新鮮——我想學更多。我一開始抱著懷疑的態度進入戲劇治療，起先我是被迫的，但是有些神奇的事發生了——這是很美的經驗，沒有批判是其中的關鍵。我很高興我現在對 Jessica 的事情有更多的理解。」

　　治療師的反映：在療程過後，我向 Jake 反映拳擊手的角色像是他的父親，「將這個孩子撕碎」；而蛇的角色猶如 Jake 自己，相當平靜直到有東西挑起他的情緒——例如，有老鼠經過——之後他就陷入憤怒中。這些角色可以代表 Jake 家中的任何男性——Jake 的父親，或者將 Jake 的父親和他的兄弟狠狠毆打的祖父。Jake 能夠從他第一個女朋友的場景連結到不同的情緒狀態：戶外，遠離家庭迫害的氛圍，而那是他真正快樂的時候。

療程 7

　　慈愛練習：在接下來的療程中，我介紹 Jake 第三種形式的靜觀／覺察：慈愛練習或慈愛（附錄一）。傳統上，慈愛練習包含三個部分：對自己、他人和所有生命體慈愛。對自己慈愛的這個想法對 Jake 來説是陌生的；他的自我形象之一就是不配擁有愛，只值得被虐待和自我懲罰。對此，我們將慈愛練習加入 Jake 每日的練習中。

　　隨著療程的進展，體驗活動開始變成一套模式——簡短引導靜觀、真實動作、共享內觀靜坐、角色流動、場景流動和心理獨劇（如上述）。若有需要，便會加上治療師額外的指導。

療程 8

　　在心理獨劇中，Jake 變成一個男孩，在河裡抓青蛙。他父親的角色第一次出現在我們的戲劇治療工作中，並警告 Jake 不能弄得太髒。我鼓勵 Jake 變成他自己的「替身」——一個能表達他內在想法與感覺的男孩。扮演替身，Jake 對自己沒有變成更好的兒子向父親道歉，並原諒父親：「你盡了你所能做的，你是一位好父親，我不氣你了……」。當 Jake 變成他父親的替身，並且對於他對待 Jake 的方式表示抱歉時，Jake 哭了。

　　當他的眼淚緩和下來的時候，我邀請 Jake 讓男孩的另一個部分説話，Jake 於是讓他的憤怒傾瀉出來，咒罵他父親給他和母親及所有家人帶來的苦難：「你真的 X 我……比起 X，我寧可你用棒球棍打我的臉一百次……如果你是其他人，我就會踹你直到屁滾尿流為止。」

　　在療程最後，Jake 説：「我從來沒有這樣的感覺過，我哭了兩次，戲劇治療正為我打開些什麼。」在下一次的療程裡，他補充説：「我不知道原來我這麼氣我的父親——我從來沒有這樣對他説過。」

療程 9 至 20

　　在接下來的 12 次療程中，Jake 父親的角色出現超過五次。在每一次的心理獨劇中，Jake 能夠説出更多關於他對父親的真實感受。在最終一次爭執的場景後，他們互擁和好，Jake 哭著擁抱他的父親：

Jake：我很抱歉……我想念你——我只是希望你為我感到驕傲。我為你感到十分難受——你錯過了所有人，事情其實可以更好，我很抱歉。

父親：沒有關係，我知道，沒有關係的，哥兒們。

Jake：我不怪你，爸爸，我沒有為你做了你想做的事而怪你……我只希望得到你的支持，單純做我的爸爸。

父親：我永遠都會是你的爸爸。

　　兩次療程過後，Jake 說到他與父親有了真正的對話：「我能夠告訴我的父親我在治療中所做的事——我以前從來都沒有對他說過類似的話。」

治療結果

　　在我們一起歷經了整個療程之後，Jake 增加控制憤怒情緒的能力，也更加覺察到他的行動。爆衝的次數逐漸減少，雖然過程並不總是平順。Jake 也表示他常回到過去的習慣。

　　Jake 發展出每天靜觀的練習，從簡單的開始然後逐漸增加練習。最高峰的時候，他每日會靜觀三次或更多，早上、傍晚，以及在他的卡車裡進行至少一次，特別是當他感覺又有暴燥的衝動時。

　　Jake 開始能改變方式與人產生連結，包括他的家人也告訴他變得比較好相處。某一次，在療程進行到一半的時候，Jake 提及他曾經告訴媽媽為了省錢，他想要停止音樂課或是治療，但媽媽對他說：「無論你做什麼，都不要停止治療——這很有幫助。」

　　最終，在我們一起合作 15 個月之後，Jake 減少爆衝的次數，從原本一天三至四次到一個月一次。現在，在療程過後的兩年，Jake 持續改善他的憤怒控制，也繼續靜觀練習。

總結

　　在戲劇治療中運用正念覺察——如洞見即興表演或者其他方法——能幫助個案達到當下放鬆的同時，也使用他們的想像力並具表達力。當個案能夠小心的在靜默（或動作）中傾聽最內在的身體、情緒及想像的訊息——而非表淺的思緒時，他們的治療工作深化了。

　　我觀察到如果主題很自然的從個案自身的正念覺察中浮現，他們能夠擁有更多在進程中的自主權——例如，經由靜觀、真實動作、共享內觀靜坐……等等的進展——而非在一開始置入特定的主題。同樣的，治療師主要處於一個見證者的角度——只有在必要時加入指導——能增加這樣的自主感，以及讓療癒素材自然浮現——事實上這些元素一直都在。

　　我希望能夠看到更多的戲劇治療師——以及創造性藝術治療師們——在他們的工作中結合正念，並教導個案靜觀練習。身處在這個世界，由於刺激不斷

從四面八方而來，有時會因此感到超過我們所能負荷的程度。我們和個案都需
要回歸到一個靜默、中立、平和與覺察的空間——幫助我們在工作及生活中創
造平衡。

文獻

American Psychiatric Association (2000) *Diagnostic and Statistical Manual of Mental Disorders* (Fourth edition, text revision). Washington, DC: American Psychiatric Association.

Blatner, A. (2000) *Foundations of Psychodrama: History, Theory, and Practice* (Fourth edition). New York: Springer.

Frýba, M. (1989) *The Art of Happiness: Teachings of Buddhist Psychology.* (Translated by M.K. Kohn.) Boston, MA: Shambhala.

Gluck, J. (2005a) *The Role Stream.* Available at http://www.insightimprov.org/Resources_files/role_stream_autumn_2005.pdf, accessed on January 27, 2013.

Gluck, J. (2005b) *Insight Improvisation in Context: Antecedents in Meditation, Theater, and Therapy; Individual and Group Experience.* Master's treatise, Lesley University, Graduate School of Arts and Sciences. Available at http://www.insightimprov.org/Resources_files/ii_treatise_web.pdf. accessed on January 27, 2013.

Gluck, J. (2007) "Insight Improvisation: Integrating Meditation, Theater, and Drama Therapy." In A. Blatner and D.J. Wiener (eds) *Interactive and Improvisational Drama.* Lincoln, NE: iUniverse.

Gluck, J. (2011) *Psolodrama in Brief.* Available at www.insightimprov.org/Resources_files/psolodrama_in_brief.pdf, accessed on January 27, 2013.

Goldstein, J. (2003) *Insight Meditation: The Practice of Freedom.* Boston, MA: Shambhala.

Hanh, T.N. (1992) *Peace is Every Step: The Path of Mindfulness in Everyday Life.* New York: Bantam.

Johnson, D.R. (2009) "Developmental Transformations: Toward the Body as Presence." In D.R. Johnson and R. Emunah (eds) *Current Approaches in Drama Therapy.* Springfield, IL: Charles C. Thomas.

Johnson, D.R., and Emunah, R. (eds) (2009) *Current Approaches in Drama Therapy* (Second edition). Springfield, IL: Charles C. Thomas.

Kornfield, J. (2010) *Living Dharma: Teachings of Twelve Buddhist Masters* (Second edition). Boston, MA: Shambhala.

Linden, S. (2009) "Omega Transpersonal Approach to Drama Therapy." In D.R. Johnson and R. Emunah (eds) *Current Approaches in Drama Therapy.* Springfield, IL: Charles C. Thomas.

National Association for Drama Therapy (2012) *What is Drama Therapy?* Available at www.nadt.org/what-is-drama-therapy.html, accessed on May 2, 2013.

Oxford Dictionaries Online (2013) Definition of "Mindfulness." Available at http://oxforddictionaries.com/definition/mindfulness, accessed on January 27, 2013.

Pallaro, P. (ed.) (2000) *Authentic movement: Essays by Mary Starks Whitehouse, Janet Adler and Joan Chodorow* (Second edition). London: Jessica Kingsley Publishers.

Salzberg, S. (2002) *Lovingkindness: The Revolutionary Art of Happiness.* Boston, MA: Shambhala.

第八章

音樂、意象與正念
在物質依賴的處遇

Carolyn Van Dort、Denise Grocke

　　音樂和意象（Music and imagery，簡稱MI）是音樂治療中可接受的型式，個案為了治療的目的聆聽音樂，例如：情緒調節、疼痛或焦慮的緩解，或是個人成長（Grocke and Wigram 2007）。MI也落在引導式意象（guided imagery）和音樂的類型之下（Bonny 2002），可運用在個人（Bruscia and Grocke 2002）和團體上。

　　團體的音樂、意象和正念療程對正在經歷藥物及酒精成癮的人頗為有效，參與者能透過安靜柔和的音樂選曲和輔助性聚焦意象（supportive focused ima-gery）所提升的正念呼吸來學會情緒調節。當以深度放鬆或聚焦心神的狀態來聆聽音樂，意象可能會自發的出現在聆聽者的腦海，這些意象也許是音樂的視覺聯想、音樂引發的直接記憶，或是聆聽者感到體內緊繃感的釋放所帶來的生理反應。正念聆聽提升對聲音的覺察並轉移到每天的生活中，促使聆聽者能在日常生活中欣賞自然的聲音——對當下有更多的覺察。此外，音樂、聆聽和正念能導向更大的自我接納及洞察。

　　本章包含對音樂、意象和正念的理論概述，接著是一個針對藥物及酒精依賴的門診病患所規劃的十次療程團體案例，其中還包括音樂選擇考量的討論及音樂資源（附錄一）。

理論架構

音樂、意象和正念

在音樂、意象和正念的應用上，覺察在當下留意慎選過之音樂的品質時出現。音樂對個案的經驗提供了一個焦點，旋律和節奏吸引了個案的注意力，而和聲、樂器及動力的改變讓個案保持興趣。音樂、意象和正念的意圖是要對音樂的反應保持覺察，而不被音樂所淹沒。一行禪師（1975, 1976）寫道：「為了要把持住你的心神，你必須要練習心神的正念，你必須要知道如何觀察和識別出你內在所發生的每一當下的感受及想法」（p.37）。音樂提供一種聆聽經驗，使個案在這樣的經驗中以一種促進理解和洞察的態度，變得對感受和其他感知有所覺察。

音樂和意象兩者都與正念練習相合。和正念一樣，音樂和意象的意圖是要發展對見證者或觀察者的理解——那部分的自己能留意、覺察和觀察對音樂的反應，也是整合這些反應到個人的生活脈絡中。邀請個案對呼吸有所覺察，能活化做為觀察者部分的自我——成為在意象經驗中去輔助個案的幫手、定錨或工具，並且為個案涵容經驗（Körlin 2007-2008）。當與正在經歷成癮和／或從創傷及受虐復原的個案工作時，呼吸覺察也特別重要（Blake 1994; Blake and Bishop 1994; Skaggs 1997）。

在團體中，治療師可以催化討論以產生音樂和意象經驗的主題。Kabat-Zinn（2005, p.105）所謂刻意的正念（deliberate mindfulness）是為團體有意圖的培養出一個焦點或主題。任運的正念（effortless mindfulness）是當個案在MI歷程中更加熟練時自發產生的狀態。

在正念中，心神的對象可分成五蘊（five aggregates）：

1. 色蘊（bodily and physical forms）。
2. 受蘊（feelings）。
3. 想蘊（perceptions）。
4. 行蘊（mental functioning）。
5. 識蘊（consciousness）。

（Hanh 1975, 1976, p.46）

　　在音樂、意象與正念中，意象經驗會包含一種或更多的蘊，例如：個案回應慎選過的音樂，可能有輕和重或伸展的身體感官知覺，這些感官知覺是很重要的，而可能會有的反應包括視覺意象、聲音、味覺、嗅覺和／或觸覺，這些都是透過知覺和心神之間的互動而被識別出來。音樂也喚起感覺狀態，當意象呈現時，這些感覺狀態也許會增強對顏色、形狀和形式的感知，以美學或象徵的方式被經驗到。例如：一棵樹可能從顏色和形狀來看，或被認為是一棵生命之樹（Grocke 2009）。

　　音樂本身包含五蘊的藍圖：

1. 可辨識的形狀和架構。
2. 透過編曲形式來傳遞感覺。
3. 強化感知。
4. 是有組織、非口語的語言，開放讓聆聽者解讀。
5. 是完全的整體，在當下聆聽。

（Bonny 2002; Grocke and Wigram 2007）

　　在音樂和意象中，Goldberg（2002）說：「自性（Self）同時具有定心（centering）、組織（organizing）的原則，且是所有意識狀態的一部分，知道它所需求及追尋的是什麼，並透過它本身的個人階系來發現所尋所求」（p. 369）。自性在瞭解和整合這些分立實體（separate entities）的過程中，能螺旋通過不同的意識層次。見證者、觀察者或末端自我（distal self）的臨在能獲得反射距離，並且能從意識自我（ego）和自我概念中導向去除認同（dis-identification）（Goldberg 2002, p.369）。

為正念選擇音樂

　　當音樂是用來提升對身體的正念覺察或成為療程的焦點時，對正念來說最有效能的音樂具有某些特色，包括穩定的節拍、平靜的基調和可預測性，伴隨細微的動力改變。旋律線是可預測的，伴隨圓滑的形式及小幅度的音程（常是逐漸進展）。樂節要與呼吸的吸氣與吐氣相合，諧波結構（harmonic structure）通常是調性的與協和音，帶有可預測序列的和弦或促成的旋留和聲。樂器可能是包括弦樂器和木管樂器，排除銅管樂器和打擊樂器。反覆（repetition）是提升正念的音樂之關鍵特色，因此正念的頭腦就不需要去處理新聲音和新型態的刺激。適切的音樂最重要的面向是：這音樂在旋律、韻律和和聲特色上都是可預測的（Grocke and Wigram 2007）。

臨床應用

音樂、意象和正念運用於藥物和酒精康復中心的門診病人團體

音樂、意象和正念團體是每兩週一次，進行十週，團體成員是藥物和酒精康復中心的門診病人。每次團體之前，治療師會與醫療人員討論出可能的主題，醫療人員也會將正念的原則運用在門診病人參與的其他團體上，使團體成員對正念練習感到熟悉。選擇的主題聚焦於身為一位真實人（authentic person）的自我覺察、個人價值系統和對天生智慧的接納。

團體架構

每次團體大約是 90 分鐘，並包括七個部分：

1. 圍成圓圈而坐，團體成員討論可能的主題或可聚焦的意象，做為音樂和想像的片段（20 分鐘）。

2. 團體成員眼睛閉著，躺在地墊上。

3. 治療師引導團體進入正念放鬆引導的練習，用音樂來連接主題或意象（見專欄 8.1）。

4. 團體成員在放鬆狀態下安靜的聆聽音樂，同時允許意象回應進入他們的腦海。

5. 在音樂即將結束的時候，治療師將團體成員帶回到一個甦醒的狀態，張開眼睛並坐起來：「音樂即將結束……允許任何的意象來到尾聲……（間隔二到三分鐘的靜默）……現在開始將你的意識帶回到這個空間和躺在地墊上的身體……（一段時間的安靜）……開始動動你的手指……腳趾

……逐漸的喚醒你的身體……當你準備好的時候再坐起來。」

6. 鼓勵團體成員不帶批判或評價的在白紙中央的圓裡頭畫畫（曼陀羅）或將經驗寫下來。

7. 團體成員分享他們的意象經驗。

專欄 8.1：帶有主題或意象的正念放鬆引導

> 開始留意你的呼吸，注意氣息吸進鼻子時胸腔的起伏，以及氣息從鼻子或嘴巴的呼出。留意吸氣時氣息是涼的，呼氣時氣息是暖的離開身體……留意你呼吸的頻率，有時候氣息「吸進」的時間會比「呼出」的時間長。單純的跟隨呼吸並注意到這個差異。
>
> 留意要結束「吸進」的氣息和要開始「呼出」的氣息之間的轉換，留意要結束「呼出」的氣息和開始下個「吸進」的氣息之間的轉換……跟隨呼吸進入你的胸腔……留意你的胸腔並同時注意到那裡有什麼，留意你能在胸腔裡感覺到什麼，留意氣息進入胸腔和離開胸腔……跟著你下個氣息的「呼出」，讓你對胸腔的覺察同時離開；然後開始留意你的肩膀……注意到那裡有什麼，注意你能在肩膀裡感覺到什麼。現在，想像你能將氣息帶入到肩膀……（繼續這樣的模式移動到身體的不同部位上——雙臂、雙手、手指、脖子、臉、頭、腹部、髖部、臀部、腿、足、腳趾。很重要是使用相同的詞彙來放鬆，不要帶入不同的概念，因為這樣會引起困惑）。
>
> （介紹意象或主題。）現在，開始留意聚焦的意象或主題（詳見以下歷程），允許意象或主題形成任何對你來說剛好的形態，當你探索這意象時，讓音樂與你同在。

十週團體方案

第一週

- 討論：討論白日夢，引導對音樂、意象和正念的認識，白日夢通常是關於想逃離當下到別的地方，到一個能放下所有生活角色，可以做自己的地方。接著，會呈現一個對音樂和意象歷程的描述，以及它如何去輔助正念練習。

- 正念放鬆引導（詳見專欄 8.1）。
- 聚焦意象：在大自然中與水同在。
- 音樂：柴可夫斯基的如歌的行板，作品 11（Tchaikovsky: *Andante Cantabile* op.11）。這首曲子是寫給弦樂團，音樂的中段在聲音質地上會有變奏的曲調。
- 分享：大部分的團體成員都有「在水邊」的意象；「沿著海岸走著」、「在碼頭」、「在河上釣魚」，其他成員則提到「接近大自然」。所有的團體成員都提及有覺察到不相干的想法和意象闖入他們的經驗中，然而他們維持在意象覺察的狀態中。Eve 覺察到自己不喜歡「靜止」；Vera 剛開始很滿足「在海邊」的狀態，但是海浪開始拍打上岸之後，她「感到不舒服」；每個人都提到「難以言喻的經驗」。
- 正念：留意這樣的聚焦意象給了參與者一個機會去反思和體驗一種愉快的活動，同時承認對不相干闖入想法的掌控。

第二週

- 討論：有些參與者描述對自己生活中的忙碌處理得很好，Grorge 分享說：「生活帶著我一起，忙碌起來做些什麼，感覺比較好」，大部分的團體成員也同意，慢下來和放鬆的感覺不舒服。治療師問團體說：「你會如何形容自己的心神？」他們分享說：「散落的」、「從一個想法跳到另一個」、「在我的心神中有好幾個洞，影響我的記憶與專注力」、「我的心神一直轉呀轉」。團體選擇聚焦的意象是「呼吸」。
- 正念放鬆引導。
- 聚焦意象：呼吸。
- 音樂：佛漢・威廉斯的讚美詩歌前奏曲集之二（Vaughan-Williams: *Rhosymedre*）。這首音樂的曲調輔助了呼吸的進與出之間的平衡，大提琴的聲音在體內諧振，提供參與者一個機會放下心神的覺察及其掌控，隨樂曲呼吸進入身體內。
- 分享：Eve 專注在呼吸，但覺察到「音樂勾起一些回憶」；George 覺察

到「呼吸只在他身體的上半部」，其他成員覺察到與音樂同時發生的視覺意象。

- 正念：每位成員專注在呼吸、身體，或意象和回憶上，他們描述到無法與他們的回憶或意象融合，每位成員在事後能夠相當清楚的記得和連結他們的經驗。

第三週

- 討論：治療師帶來各種象徵物——小雕像、動物模型、半寶石、岩石、貝殼、種子、迷你玩具等等——並將之隨意的放在桌上。討論焦點放在象徵物的意涵上——它們充滿具有個人的意義與理解之價值。參與者被邀請選擇一個象徵物，並且以第一人稱來描述它。Vera 選了一件表面粗糙的紫晶（amethyst）——「我平滑且堅實，有著粗糙邊緣」；George 選了一隻狗——「我可靠又忠實」；Michael 選了一個錢盒——「我像個錢盒……總是給出東西，結果現在我一無所有」。能夠將自己投射到象徵物上，幫助團體成員帶著某種程度上的客觀來描述自己的某一個面向。
- 正念放鬆引導。
- 焦點：自我瞭解。
- 音樂：馬斯奈的最後一眠（Massenet: *The Last Sleep*）。這首音樂有均勻的樂節，適合輔助呼吸，對比於中段較短的樂節。
- 分享：選擇紫晶的成員 Vera，意識到「感覺虛假——我不確定活著的目的」；George 經驗到在流浪狗之家找尋一隻走失的狗，他是否覺察到自己「可靠又忠實」的面向暫時迷失了呢？Michael 覺察到之前從未注意錢盒的「好處與價值——它經得起風暴和狂雪，在逆境中有力量，比初見時顯現更多」。Sally 選了一個日記本做為她的象徵物——「我是有條理的，有空間做預約，尺寸剛好」，以她的經驗，她意識到這個日記本像是「一本神聖的經文書」，能進入某人生命的一個「開口」。Eve 選了自己的戒指做為象徵物——「我是黑色的鑽石，受到其他鑽石的圍繞，在我深層是黑色」，就她的經驗，她記得是奶奶給了她這個戒指，她思

索著——「兒時有某些痛苦的記憶，我想知道奶奶會說什麼」。

- 正念：這些經驗混著愉悅的與不悅的意象，團體成員以非批判的方式，接受某些懸而未答問題的經驗。

第四週

- 討論：團體成員分享一個從自己的重要他人所給的正向評語。Sally 回想起她的哥哥曾說她是個「強壯的人」；George 回想到他母親說他「很可靠——你是我的巨石」；Michael 覺察到內在的「柔軟」，那是他一直隱藏的部分；Vera 的同事告訴她說：「我們可以仰賴妳」；Eve 正在經歷一段分手的關係，她「被自己的情緒淹沒」並對自己充滿負面評價。整個療程聚焦在接納每個人都有其性格上的優勢和脆弱，沒有人是完美的。
- 焦點：自我瞭解。
- 正念放鬆引導。
- 音樂：艾爾加的弦樂小夜曲，甚緩板（Elgar: *Serenade for Strings*, Larghetto）。這首音樂有平緩、等長的樂節，和諧沒有緊張感。
- 分享：Sally 意識到音樂幫助她「不消融」在自己的負面情緒中，她開始意識到「滋養自己的需求」，如此，她能夠在生活中滋養關係；George 意識到自己是「可信賴及仰賴」的工作伙伴；Michael 覺察到他能夠「允許內在柔軟」，讓「大男人主義」的男子氣概形象離開，並學習更適切的「表達情緒」；Vera 覺察到自己即使在最糟糕的時候還是「可信賴」，她最近很常喝酒，並陷入一種自艾自憐中——「音樂之流透過這樣的覺察感動了我，並從我腦袋中拿開它，讓我能客觀的看待」；Eve 經驗到某種「黑暗」，然而在曲終之際，她覺察到冷靜和臣服，她沒有「消融」在黑暗裡。
- 正念：團體成員能夠更加接受他們的脆弱，並擁抱自己的力量。

第五週

- 討論：家庭的價值對參與者來說非常重要。每個人都提到與家人、伴侶

和朋友之間的「愛、支持和親密連結」，參與者無法決定聚焦在某一特定的意象，這是很平常的。隨著參與者對這種音樂和意象歷程更加熟悉，他們能夠去相信音樂會引起某種與討論相關之有意義的覺察，此次就是家庭的價值。

- 正念放鬆引導：在音樂開始之前，引導參與者想像有顆光球停留在手上，這光球會打開顯現出送給他們的禮物。
- 音樂：德弗扎克的捷克組曲，浪漫曲（Dvorak: *Czech Suite*, Romance）。樂曲開端明亮的長笛獨奏輔助了光球的意象。
- 分享：George 有個意象是家庭三代都「沐浴在光芒之中」；Vera 有個意象是「光承托著她的靈魂──音樂觸動到本然並承托著它，讓所有人都看到」；Eve 有種光感是「閃耀著音樂、藝術和詩文的美」，她想到創造性藝術對兒時的她相當特別。當她明白自己想成為作家的夢想無法實現時，有種「失落」感──「輕踏否則妳將踐踏我的夢想」；Michael 意識到從光球而來「川流不息的蝴蝶和愛」並覺察到「內在的良善」，以及這良善如何影響他與自己孩子的關係；Sally 感到「失望──我是個在老人身體裡的年輕人」，她「看重所有在團體裡的經驗」，但仍然感到兩步邁前、一步後退的狀態。
- 正念：這些回應都是「任運的正念」實例──自發浮現的經驗。就這次團體，成員對光球打開來自內在禮物的引導有所回應。
  接下來的四次療程會聚焦在超越意識自我及個人的眼光。

第六週

- 討論：對時間的覺察是本次療程的主題，包括：線性時間或鐘錶時間、回憶和經歷的多重面向時間、如同宇宙廣大和恆久的永恆時間。團體成員對這個主題的回饋包含「逝去的時間」、「希望時間走開」、「計算時間」、「與時間討價還價」、「好時光」、「不是很好的時光」。
- 聚焦意象：任何感到興趣的時間面向。
- 正念放鬆引導。

- 音樂：佛漢‧威廉斯的小夜曲的禮讚（Vaughan-Williams: *Serenade to Music*）。這首音樂保持著柔和的結構，樂音之間的交織催化了在時光中經驗到的深層意義。

- 分享：George 回憶起他和太太一起計畫事情的「平靜又快樂的時光」，他明白自己可以再像那樣；Vera 說，她為自己「期待時間的到來」，她與時間「討價還價」，「希望把時間倒回」，並且現在「要時間」為她工作；Michael 覺察到「把時間倒回」以及他對於「浪費時間」的哀悼；Sally 覺察到格林威治標準時間所強調的「標準」，她經驗到「時間的流逝」並對此感到焦慮；Eve 覺察到「時間的季節交替」及自己存活下來，她覺察到像鳥一般「自由飛翔」並「感受」到風。

- 正念：當下時刻的品質和過去、現在和未來的關連。

第七週

- 討論：靈性（spirituality）或是什麼給了生活意義。參與者承認自我發現（self-discovery）的任何型式能導向對一種「擴大意識」（expanding consciousness）的覺察，包含靈性感受。參與者的回饋有：「對靈性覺察敞開」，靈性無法從外在影響來「強逼」，靈性是要「以一種內化的歷程來感受、經驗和理解」，他們總結認為靈性是更延伸的水平面——一種無限感、對靈魂的更深層瞭解，以及靈性給了生活意義」。

- 正念放鬆引導。

- 聚焦意象：蕨葉的意象。近距離看著葉子及其內在的空間（這是由治療師決定的聚焦意象，用以暗示一個無限的深層）。

- 音樂：葛利格的最後的春天（Grieg: *Last Spring*）。這首音樂有緩慢的、具沈思性的旋律線，帶有等長的樂節，伴隨柔和的動態膨脹（聲音漸強又轉柔和），形成具有輔助力的和諧。

- 分享：George 反思到「死後會發生什麼？必定有個超越此地的地方，靈魂的居所」；Eve 經驗到溫暖的感受——「這音樂有嘆息和溫暖，我對這個經驗感到舒服，我已經有陣子沒這樣感受過了」；Sally 感到難過但

安全的說：「我對於停止做自己感到難過，在我內心深處有一個現實，除了做自己外，我不能成為其他的」；Michael 覺察到近距離的土壤景象，樹葉和樹枝自然循環的過程：「然後，我有種放手的感受，感到平靜，移居到太空領域」；Vera 抗拒想到任何關於靈性的東西，但準備好為此經驗的過程保持這個覺察。

第八週

- 討論：自我價值（self-worth）是在作為（doing）中還是於存在（being）中發現？如果自我價值是基於作為和完成某項成就，那麼意識自我或原型自我會緊繃起來，焦慮和受苦感會浮現。從道家的觀點，作為是要不費力、非制約、具創造性和自由的；佛家則認為來自於無我（selfless-ness）的行動，是自發的、有益的及慷慨的。參與者提到作為的負向觀點「像是湖面上的漣漪」。

- 聚焦意象：因作為所引發的漣漪效應。

- 正念放鬆引導。

- 音樂：魔湖（*The Enchanted Lake*）。音樂的開始傳遞了弦樂器（大提琴和低音提琴）的低聲調運行感，創造出一種具音樂性的隱喻，某物擾亂了平靜的水，漣漪從擾亂處往外蔓延。

- 討論：Michael 覺察到湖泊的安詳美麗，他注意到「風暴侵害、土石流」的衝擊和「侵蝕」早已「破壞」了這樣的平靜，卻添增了湖泊的存在感而有「缺陷之美」；當 George 沿著湖邊走時，他覺察到在湖裡游泳的天鵝和鴨群，也注意到水裡有蛇「嚇到」他，他分享說：「這湖泊真的考驗了我的心和靈魂」；Vera 覺察到一個寧靜的池塘——「我的存在引起了漣漪，這漣漪扭曲了池塘的意象且無法停止」；Sally 覺察到在她平靜的湖面上出現的漣漪，不止僅在表層——「整座湖泊都受到擾亂，衝擊到很深層之處」；Eve 沒有分享她的經驗，這在正念取向的團體中是被允許的。

第九週

- 討論：團體討論到內在智慧的價值。他們都同意生活是個人和社會歷史的「複雜糾結」，我們有可能接受這些糾結嗎？有可能承認不完美、缺陷和無法節制是身而為人的一部分嗎？當它不再有實際助益時，什麼是我們能夠「放下」的呢？
- 聚焦意象：一個自己背著背包的意象。這背包有多重？這背包裡有什麼？這背包如何影響我們走路的方式？
- 正念放鬆引導。
- 音樂：阿爾比諾尼的慢板（Albinoni: *Adagio*）。這首音樂有著緩慢有力的脈動，暗示了溫和的步伐速度，當脈動停止時，仍有空間在繼續之前進行反思。
- 分享：Vera 覺察到走過她生命的各個階段，並感到「渺小、微不足道，希望它能有所不同。喝酒讓我有自信，我快要到達那個可以把背包丟向山崖的點」；Sally 覺察到她背著好幾個背包，這些不全是她的背包，在她能夠看見自己的背包裡面之前，她必須先把這些不屬於她的背包歸還給它們的主人；Eve 在這經驗中感到掙扎，她回想起這首音樂曾播放在一部關於第一次世界大戰的電影裡，她陷在情緒的動盪之中，她感到自己像電影中的士兵被「燒毀和殘殺」，她卸下部分的情緒背包，用傾瀉式的口語爆發說：「非正義」、「戰爭的毀壞」、「人對人的非人性對待」；Michael 經驗到他的背包「滿了又很重」，他「掙扎」的走在一條「毀壞」的道路上，「那個背包的重量讓他往下沉」，他停下來好幾次要清空背包，但是發現背包裡面「空無一物」，他注意到一座廟前站著一位和尚對他說：「這不是你所追尋的地方，而是你所踏上的旅程」；George 寫下他的經驗：

> 如同人們所為，
> 同時走下城市的街，

我的心神開始漫遊如同它所吸收的，

生活的嘆息和聲響都在它的驚奇之中，

喘著氣的傳教士站在市政廳角落，

遊民正叫賣著當地的報紙，

人們匆忙，人們交談，人們活在生活中，

如同人們所為。

我正邁步走入當地郊區，

那是所有人稱為家的地方，

有人對家充滿敬意又珍視，稱作可愛的家，

有人說那只是一個血腥的盒子，

他們對它沒有尊重也不舉杯致意，

僅僅是人們活在其中，

如同人們所為。

我獨自漫步數分鐘，

吸納當地景觀和其中所有很棒的事物，

但最重要的是我在自己內在並感到平靜，

想著我的兒孫成群、我的家人和我的理智，

為了神的恩典，我走向那裡，

如同人們所為。

第十週

　　這次療程是對團體歷程的回顧，沒有包含 MI 的體驗，參與者反思整個歷程。Vera 談著自我揭露：「我有個更深且豐富的內在，我感覺我可以成為那個我應該成為的人，我正往那個方向前進」；Michael 在歷程中經驗到「滿足，成為某個比我自己還偉大的一部分，在那裡有富足，而我只是剛開始覺察到它而已」；Eve 明白了藝術、詩和音樂對她有更深的連結，她感到自己可以慢慢的將它們帶回自己的生活中，並看重它們所內含的情緒表達；Sally 覺察到自

己與團體成員間有很深的連結：「他們的存在和經驗幫助我超脫個人去看，我是個值得被認識的人」；George 寫下他的經驗：

《流動》

我許久之前有這流動，這時機、這節拍，

然而，隨著時間流逝，我失去了靈魂、我的愛、我的生活、我的雙腿，

此刻，我感到這韻律的歸來，和聲起起落落流動，

音樂與生活融合在一起，

教導的智慧和生命的開展。

總結

在這十次的團體歷程中，參與者從正念的觀點來體驗團體 MI 的歷程。如同一行禪師（1975, 1976）寫道：「你必須知道如何觀察和識別你內心所浮現的每一個感受和想法的存在」（p.37）。西方古典傳統的音樂，有著精緻優雅的弦律，需要深入聆聽。例如，在第五次團體，Eve 覺察到光閃耀在音樂、藝術和詩文之美上；Vera 覺察到音樂感動並承托著她的靈魂；George 則覺察到他的家人沐浴在光芒中。

音樂底層的脈動和韻律對意象經驗的動感至關重要，例如：緩慢的步行或呵護某樣珍寶。例如：Vera 在第一次團體中經驗到沿著海灘走；到了第九次團體，所有參與者都經驗到步行；在第七次團體中，Eve 覺察到音樂中的「嘆息和溫暖」，而 George 則覺察到「他的靈魂居所」。

從正念的觀點，參與者對這種音樂和意象的新經驗保持開放，他們認為音樂引導並輔助了他們的經驗。當他們有時對自己的經驗感到困惑時，他們能識別出這些相似的感受並將其放到生活的脈絡中，例如：在第三次團體，Eve 描述自己內心的「深層黑暗」，她曾在歷程中感到掙扎，但是後來明白她失去了某些有價值的東西——創造性藝術；在第九次團體，她對音樂聯想有強烈的反

應，但是能夠在安全的氛圍中處理這些反應；Michael 的經驗則是呈現出對自己身而為人的新領悟，他帶著深刻的洞察來接受這些經驗；George 重新連接上創造性寫作，帶給他新的自信；Sally 和 Vera 也變得覺察到更深層和更多被團體所尊重的個人特質。

這些我有幸去催化出具豐富性、情緒的和個人的經驗，都是在音樂和意象歷程中明確呈現出正念覺察的例證。

文獻

Blake, R. (1994) "Vietnam veterans with Post-Traumatic Stress Disorder: Findings from a music and imagery project." *Journal of the Association for Music and Imagery 3*, 5–17.

Blake, R. and Bishop, S. (1994) "The Bonny Method of Guided Imagery and Music (GIM) in the treatment of Post-Traumatic Stress Disorder (PTSD) with adults in the psychiatric setting." *Music Therapy Perspectives 12*, 2, 125–129.

Bonny, H. (2002) *Music and Consciousness*. Gilsum, NH: Barcelona Publishers.

Bruscia, K. and Grocke, D. (eds) (2002) *Guided Imagery and Music: The Bonny Method and Beyond*. Gilsum, NH: Barcelona Publishers.

Goldberg, F. (2002) "A Holographic Field Theory Model of the Bonny Method of Guided Imagery and Music." In K.E. Bruscia and D.E. Grocke (eds) *Guided Imagery and Music: The Bonny Method and Beyond*. Gilsum, NH: Barcelona Publishers.

Grocke, D. (2009) "Guided Imagery and Music (the Bonny Method) as psychotherapy." *Psychotherapy in Australia 15*, 3, 64–71.

Grocke, D. and Wigram, T. (2007) *Receptive Methods in Music Therapy*. London: Jessica Kingsley Publishers.

Hanh, T.N. (1975, 1976) *The Miracle of Mindfulness: A Manual on Meditation*. Boston, MA: Beacon Press.

Kabat-Zinn, J. (2005) *Coming To Our Senses*. New York: Hyperion.

Körlin, D. (2007–2008) "Music breathing: Breath control and modulation of the Bonny Method of Guided Imagery and Music (BMGIM): Theory, method, and consecutive cases." *Journal of the Association for Music and Imagery 11*, 79–109.

Skaggs, R. (1997) *Finishing Strong: Treating Chemical Addictions with Music and Imagery*. St Louis, MO: MMB Music.

第九章

詩文治療，創造力與正念練習

John Fox

藉由讓我們停留片刻，詩文給了我們機會去思考人類
在這個星球上的定位，以及我們對彼此的意義

Rita Dove（Moyers 1995, p.112）

在本章中，我會探索詩文和詩文創作如何增強及深化正念練習，並探究正念對實踐最佳詩文治療的重要性。所謂詩文（poetry），在這裡意味著運用已經完成的詩（Mazza 1999）。當為了某些特定的需要和對象有意圖的來選擇時，詩文對療癒旅程來說可以成為一種催化、提醒、檢驗與肯定。說到詩文創作（Fox 1995），我指的是個人以寫詩做為一種具表達性和創造性的行動來回應催化——或許回應任何內在或外在的催化、靈感或刺激，而不是為了評論和評價，或是為出版作品之目的而寫。

經由正念練習，詩文治療師能保持過程的流暢和發展覺察與洞察之間的平衡。這種平衡感，有助於藉由反思、洞察力與關愛的絲線，交織出一種既神聖又安全的涵容空間。

當我使用「正念」這個詞彙時，並不侷限於單一定義，而是有各種可行且具意義的定義（Didonna 2009）。這些定義所強調的重點和它們如何準確適用於全人的詩文治療，是本章我所要聚焦的重要部分。

我撰寫的是關於詩文與詩文創作的應用如何延伸及連結療癒中的治療與轉變。我視這兩者（Shieman 1985）為一個連續光譜。說到治療性，我指的是詩文治療可以用於：

- 透過單純的陳述真相來承認和指認傷害。
- 減輕痛苦；鼓勵釋放創傷與傷痛。

- 輔助個體與自我、他人、社群和自然世界的健康連結。
- 提升自我意識與自我照顧；促進韌性與信任。

Allen Ginsberg（引自 Carter 2001）確認：「唯一能拯救世界的事，就是恢復對於這個世界的覺察，而這就是詩文的目的」（p.273）。

提到**轉變性**，我指的是像詩文這樣的表達方式如何能幫助個人及團體成員：

- 無論身處的情況如何，都能藉由喚起人們聲音深處的靈魂及恢復深層的本質及真實感，開啟全人存在的可能性。
- 做出能滋養內在成長與意識擴展的生命選擇，探索意義並思忖關於死亡及認同的存在議題。
- 打開靈性層面的生活。

詩文治療師的訓練在於協助個人或團體成員以書寫成為他們探尋意義的方式。我們相信詩文能以另一種方式（用正念的精神與練習）來連結我們的情緒焦慮、創傷、生理疾病、痛苦和健康意志（Fox 1997）。

文字的魔力提供個人進入一個嶄新的和具創造性觀點的途徑。它打開了我們的洞察管道，來連結一些我們無法從理性的角度得知但卻能夠很自然辨識、感覺及理解的事物。

當一個人面臨困頓、傷痛時，若一個專業人員能與個案一同參與並識別出這些部分，便能夠引發治療師與個案、病人與醫生之間富有同理的共鳴，培養出一種療癒的環境使彼此的關係變得不一樣。

理論架構

正念與詩文治療

我運用這兩者——詩文與正念——來探索詩文這種表達藝術如何能做為深層治療的工具及轉變的催化劑。下面的引述給了我們兩種不同方式去思索正念：「對個人當下即時即地的經驗給予全然的關注」（Marlatt and Kristeller

1999, p.68），以及「一個好的正念定義是去培養一種與我們存在核心的特定親密感」（Kabat-Zinn 2005, 9:27）。

這兩個定義的焦點在於：

- 親密感與關注。
- 當下經驗與保持臨在。
- 全然的關注與關懷的臨在。

這些定義同時帶出對於正念內在與外在的觀點。這裡有兩種方式可以思考視詩文為療癒者的意涵：

> 「詩，確實是一種力量，是人的魔力的表現，它改變了我們對生命的看法，進而改變了我們。」（Morrison 1987, p.97）
>
> 「……只有隱喻可以同時具有相當具體及豐富暗示的特性，也集完全平凡和神秘於一身。」
>
> （Behn and Twichell 1992, p.49）

Morrison 提及，詩文有著啟動治療性及轉變性改變的整體潛能，在其根本中，有著神奇和活躍的能量，同時又帶有強烈超越個人的特質。Broughton（引自 Behn and Twichell 1992）描述了隱喻如何結合平凡與神秘這兩種特性，隱喻同時是一種有用的工具及一種促進轉變的積極媒介。

詩文如何成為賦能自我表達的工具

即使我們在表達性藝術的練習中不會顧慮所謂規則與評論，但詩文創作的本質就是一種工藝（craft）。提到工藝，我指的是一種行動——將一個人獨特創作的表達形塑出來的直接行動。poetry（詩文）的希臘文是"poesis"，意指to make（去做）。

詩文創作者的「工具盒」裡有些特定的基本元素，若能加以熟悉會頗為實用。個人可以經由學習應用這些工具來投入詩文創作的藝術，以獲得療癒和成長。

詩文創作的基本元素包含：

- 明喻。
- 隱喻。
- 意象。
- 段落。
- 字彙選擇。

詩文治療師會提供關於這些元素的例子，提示個案如何進行詩文創作，但不會使他們與過去英文課裡的寫作經驗相提並論。我喜歡呈現這些可以加以「玩鬧」的元素。我發現人們在創作的過程中，會自然的發現這些重要元素和使用它們的方法，因此嚴謹的學習這些元素並非必然。透過團體的互動與分享，我們也同時相互學習及參考每位成員的作品。

其中有一個關鍵——詩意的元素賦予人力量，這些元素連結並滋養詩文中的創意火花。好比火的發現與輪子的製作，使用隱喻是具賦能的，因為它轉化了人類的經驗，如同輪子與火的深遠影響一樣。

由於創造性表達強調的是個人動力，而不是從外在治療師一方來尋找解答，因此能夠強化治療的合作關係。發現自我為創造性過程的一部分，可以讓人沉浸在驚喜（火）與動能（輪子）的激盪中。驚喜與動能製造出火花並活化內在生命，這種對於自我賦能的強調，正是創造性／表達性藝術的獨特能力。

允諾與童真：為童心保留空間

特別在詩文創作的初期，我們希望個人能夠採取不評斷的開放態度，如此才能在自由書寫的表達中能夠免於阻礙。為了促進此目的，詩文治療師要維持著一個實驗性空間，鼓勵個案去信任意象、字彙與感覺的流動。

要維繫此「神聖空間」所需要的「正念」品質，並不只是透過嚴格的關注當前的時刻而已；對我來說，更著重於允許個人在其中漫遊與思索，相信過程中所發生的事，讓記憶與過去鮮明的經驗浮現。因此，我會盡我所能不阻擋的任其發展。

過程中，我歡迎新的感知。為什麼歡迎？對我而言，這代表的是對尊重、信念與開放的溝通，我渴望探索個人寫作時在紙上呈現的內容。何謂新的感

知？創造性表達可以幫助我們破除慣性的思考模式，甚至在「正念的」注意某些事物的情況之下。詩文創作可以喚起活化的感覺，你或許可以經由想起九歲時，那最美好的星期六早晨來理解箇中意涵。

　　然而對於成人，要喚回那種興奮感並不十分容易。因此我喜歡用童詩與成人工作來傳遞對此新感知的深感，並且藉由這樣的作法，建立對彼此的信任，同時也伴隨文字將童心與愉悅感帶入寫作經驗中。童詩充滿玩性與愉悅，成人可以相當欣賞並享受的接納童詩，慣常的防衛會卸下我相信童詩可以激發成人內心的童真。

　　Alice Miller（1990）深刻的描述到：「只有當我為內在童真保留空間，我才能感到真實與創造力」（p.2）。D.W. Winnicott（1990）也透過不同的看法來傳達這個真諦：「遊戲本身就內含創造力，也許這是無法從他處發現的。」

　　除了提供童詩，我也使用 Barbara McEnerney 所創作一首名為《真實的模樣》（*As They Are*）的詩。這首詩藉由喚起成人具保護與慈愛的天性來促成深層的接納，並且在啟發對童心的反思、抑制與發展自我信任上頗為實用：

《真實的模樣》

是否我的話語
我雛鳥般羽翼未豐的詩句
正如孩童，正如學步兒
嘗試踩踏的第一個步伐
跌跌撞撞的纖細膝蓋
興奮的尖叫
濺起的泥團
是否製造混亂
便是他們的自我展現？

我是否與它們保持距離
斷絕關係、隱匿撇清

自顧自的猜想
其他人終究會認為
它們還是不夠好？

而庇匿與壓抑
真的會是保護它們的方式之一？
猶如那些被嘲蔑的
特殊孩童所面對的

又或者，我其實可以
讓它們在只有自己知曉的荒煙草徑
自在遨遊？
依偎其側來傾聽
它們的耳語私密
得知他們對我的
真正需求？
我是否能愛它們真實的模樣，
給它們
空間以供揮灑
機會得以閃耀？

　　《真實的模樣》闡述了寫詩有如讓兒童自由玩耍一樣的意象。我希望這首詩的隱喻能融入成人的寫作中，即使寫的是關於自己的痛苦經歷，因為這關係著為什麼我們對表達自我感到不自在──或是對我們的創作感到害怕與尷尬。無論是紊亂不堪，或是熱情洋溢的喜悅都能讓成人卻步。

　　為什麼呢？Barbara McEnerney 的詩很坦白的敘述一個成人想遊戲的欲望，但同時也知道成人世界的自我保護機制有其目的，值得尊重與探索。當成人能夠降低防衛，這樣的「軟化戒心」（soften the belly）（Levin 1982）便能夠使

他們傾聽詩文所呢喃的祕密。我所謂的「祕密」並不只是意指難以言喻和隱藏起來不能說的事，還有那些單純未曾注意到的事物。

　　我們在詩文面前變得更加臨在，允許它帶來衝擊，這就是正念非常有力量的行動。

　　為了建立我們與這首詩（與任何一首詩）之間的關係，我請人們鏡映或指認出那些能夠感動他們的詩句和詩節。經過 15 年後，我發現 Barbara 所寫的這首詩的每個部分都能為人們和其經驗發聲。《真實的模樣》擁有釋放個人相信自身過程之意願的能力。Barbara 在詩中所用的隱喻巧妙的做到了！

　　我發現另一首對鼓勵自我認可與獲得他人信任相當有幫助的隱喻詩是Charles Olson（1997）所寫的《這些日子》（*These Days*）：

《這些日子》

無論你必須說什麼，保留
根柢，讓它們
懸蕩著

而那土壤

　　只要搞清楚
　　它們從何而來

　　在這裡，Olson 將自我表達——所要傳達的——以根柢和土壤來比擬。這個動人的隱喻提供令人驚歎的多樣且豐富的可能性。人們在我的工作坊裡表達了關於這首詩在他們腦海中所激發之意象的各種事物，他們說：

- 放下刻意的「和善」。
- 大膽的說。
- 記得傳承。
- 允許未知深植於內心的黑暗園地。

．貼近滋養我們的泉源。

　　經過多年，我已聽過人們對這首詩無數種的回應！

治療與轉變的途徑

　　由於我想要尊重治療與轉變如何在詩文治療中幫助個人成長，也想尊重詩文以療癒者的角色如何被適當的應用在不同情況下，我開始利用不同的生命視角來區別這兩者。

　　不過，我不相信治療與轉變在本質上是分開的。如我所說，我視它們為連續狀態。因此，我希望探究正念如何被引進表達性藝術與詩文治療之中，幫助心理上的治療與轉變，並與靈性、美好和相互依存緊密地連結。

　　我希望呈現我們能透過詩文與詩文創作，更加理解治療與轉變可以彼此照應，如此便能幫助我們用一種整體的方式去審視自己的生命。

連結人與永恆的創造性表達

　　有些存在於人與永恆間的東西都涉及創造性表達。我所謂的「永恆」是什麼意思呢？當神學主張「永恆」為其領域的核心概念，心理學卻普遍忽視這個概念。我們或許最好單純的帶著好奇心，並對當下感到驚奇，實質上來說，就是以正念來理解永恆這個字。

　　我們該如何鬆綁人與永恆，以及心理與靈性之間的區隔呢？該如何為兩者間打開一扇窗？我想要指出人類已經有打開這些窗的方式，這些方式對於創造性表達——與詩文創作來說相當重要。我們透過隱喻，最佳的意識潤滑劑，來打開一扇窗！

　　隱喻使得打開介於心神與心靈、靈魂和身體現實間的窗更加容易。我們必須到學校受教育的目的並非是為了要試圖擴展意識和連結迥異的現實。藝術的表達是一種驅力，遠遠超越我們在學校所學到的。但不幸的是，我們的藝術表達往往在進入幼兒園和小學階段時就受損了。許多人不止失去這樣與生俱來的本能，同時也失去靈魂的歸屬。

　　我的編輯 Laura Golden Bellotti 曾告訴我一個關於創造性表達最可愛的故

事。Laura 說她的姪子 Ian 在兩歲半的時候，有一次跟媽媽在車上，突然指著窗外說：「你看！雲像馬鈴薯泥一樣。」

我相信我們可以假設 Ian 並沒有學過明喻，也沒有意識到自己使用了我們常用的「像是」來表現明喻。不過，當他看到一團團柔軟的雲朵如他晚餐中熟悉的馬鈴薯泥時，他便能夠立即用明喻／隱喻的方式來傳達心裡的感知。Ian 的表達就像 T. Alan Broughton（引自 Behn 和 Twichell 1992）所形容的：「只有隱喻可以同時具體與具暗示性，集尋常和神祕於一身」（p.49）。Ian 發現了一種感知現實的方式能讓生活具創造力、驚奇、連結、表達性、擴展性、合理及有趣。這些正面的好處使隱喻十分有助於療癒與治療的過程。

兩種正念的表達：全然關注與關懷的臨在

全然關注（bare attention）及關懷的臨在（compassionate presence）本身是另一種表達人類與永恆的緊密關係。我同時使用稍早所引用 Marlatt 和 Kristeller 的定義──全然關注是對即時即地的關注──以及 Kabat-Zinn 的定義，用關懷的臨在來發展與存在核心的緊密關係。

我們真正所掌握及看到的是什麼？關懷和關注是否在其中也扮演部分角色？我們該如何用療癒和治療的角度來看待人，如同看待沙粒和野花一樣，我們能更全面的看待事物，即使是一個人的謎樣部分。我曾聽過有句古巴的諺語：「傾聽看似容易，但其實不簡單，每個腦袋都是一個世界。」這與「一粒沙、一世界」並無不同。

如果我們不放慢腳步，要培養和練習全然關注與關懷的臨在便會顯得困難。人們用不同的方式來放慢腳步。有些人用靜觀練習來滋養敏感度以察覺放慢速度的好處；對其他人來說，禱告或是重複安靜且緩慢的自我肯定，也能夠達到同樣的效果。另外，花時間進行園藝或走路等活動皆能幫助放慢腳步。

臨床應用

醫院活動室裡的 30 分鐘正念練習

在 2010 年的 3 月，我受邀至紐澤西醫學暨牙醫大學（University of Medicine and Dentistry of New Jersey）以及紐瓦克大學醫院（University Hospital in Newark）演講，主持人是一位很有遠見的心理醫師 Diana Kaufman。Kaufman 博士是醫院和醫學大學裡表達性與創造性藝術課程的領航燈和療癒動力，醫院也提供她一間不小的辦公室。

在訪問期間，我對著坐在地上的醫學院學生、兒童心理醫師、行政人員、在等候室的人及病人演講。醫院的病人年紀從 20 到 70 歲都有，在這個跨世代的團體中也包含家庭成員、護理師和一位醫生。

在坐下與人們打招呼後，我定下心並決定以朗讀一首根據聖經《大衛詩篇》（Psalms of Davis）所寫的詩來開始整個歷程。這首如聖歌般的詩是由 Roberta de Kay（1997）所作，她是一位罹患嚴重癌症並與之奮戰的女性。我覺得 Roberta 的詩也許能和我的聽眾連結，因為這種在絕望中求助的主題，也許能讓病人感同身受。

　　《詩經 13》

　　神啊，我沈浸在絕望之中，
　　害怕您遺忘了我。
　　我的心將要深陷於困惑
　　與悲傷中多久呢？
　　朝向我，母親般的療癒者，帶來光明
　　在我心門關上之前帶我走出絕望。
　　在我覺悟之前，早一步用您療癒的手撫慰我，
　　我的心，因深信您的關懷而開啟。
　　我在您的的恩澤之中，得到了嶄新的生命，
　　您的恩澤超越了我的絕望。（de Kay 1997, p.177）

讀完這首詩之後，我讓現場保持一片寧靜。接著，我問大家，在 Roberta 的詩中哪個字句最能觸動他們。整個過程很和緩但並不冗長，人們也很謹慎的回答。

我的心將要深陷於困惑
與悲傷中多久呢？

在場的護理師們都感同身受，我相信這首詩呼應了他們的「母性療癒」本能。

朝向我，母親般的療癒者，帶來光明

我們不疾不徐。在這裡，無論怎麼強調放慢腳步的重要性都不為過。在詩文即是療癒者的工作中，每個人可以辨識和感受自我的內心，並深刻的體會當下。我們最常見證到的是一個人的內在，就像是一種對某種神聖事物靜默且不可見的恭敬。這個人感覺被看見了。

我相信詩文或創作詩文就像是一種祈禱或原住民的療癒之歌。就醫學的觀點，詩文可以修復靈性的自我，並代表靈魂的語言，這些通常在科技發達的年代裡，容易被忽視和遺忘。

讓我們回到大學醫院裡的團體活動，大家逐漸呼應詩中的字裡行句。我們不是採閒聊的方式，或是制式的一問一答，而是專注且在乎的傾聽彼此。

我的心，因深信您的關懷而開啟。
您的恩澤超越了我的絕望。

靜默與親密的寧靜交織，讓我們沉浸於當下傾聽。這一切並非沉悶無聊，也非來到醫院的單調與無力，而是一種珍貴關注的靜默，一種於優雅空間中蓬勃思考的寧靜，或是在思考浪潮後，向心靈的彼岸退去的安靜，都是透過傾聽來表達對他人有意識的尊重。我從中獲得一些人的信任，並且一起創造了一個療癒的環境。

我們談話與靜默一陣子後，我讀了一首關於專注傾聽與被人專注傾聽的詩：

《當你被人專注傾聽》

當你被人專注傾聽
就像捧著一個缺了角
從你孩提時期就擁有的杯子
然後眼睜睜的望著它
被冰涼新鮮的水充滿。

就在水剛好於杯緣平衡的那一剎那
你被理解
當水漫越而過輕觸肌膚時
你被關愛。

當你被人專注傾聽
在你所處的空間裡
開展了一個新生命
那你寫下第一首詩的所在
也開始在你的心靈之眼裡
炙烈發光
猶如挖掘出土的黃金。

當你被人專注傾聽
你赤著雙足踩進塵土
原本你以為遙不可及卻又衷心渴求的所在
已在此刻回歸你內。

　　我問現場的人：「身為一個病人，身為人，能夠被傾聽是什麼樣子？這首詩喚起你什麼？如果你能用一個或兩個字來反映被傾聽的狀態，那些字會是什麼？」

　　坐在我左邊的是一個有著整齊鬍子的老先生，是一個此時看起來心事重重、悲傷且漠然的的黑人，他小聲的說話。我說他「小聲的說話」聽起來有點矛盾。事實上，他安靜與精簡的言語，比我們所有人都早一步的喚起內心深處的東西。他的文字帶著深刻的意圖，富含意義，即使他沒有大聲的表示，我們都聽見他說了「開悟」（enlightenment）這個詞。

　　接著，他停頓了一會兒後說：「……開悟可以透過一個人、一個地方或一件事，以及各種方式來傳達給你。」

　　從他的喘息聲中，似乎可以感覺到他的肺部有損傷，但我聽到他清楚的傳達訊息，聲音裡充滿尊嚴與率真。他的話語讓我們不由自主的靠向他，也更加意識到他的存在。

　　接下來說話的是一位西班牙裔的女子，大約二十多歲，她安靜有禮貌的坐著。她是一個年輕男子的訪客（也許是姐姐、妹妹或女朋友）。這個男子的光頭顯示他正在接受化療。女子很有力的說著，「若沒有被他人傾聽，我會覺得自己像是不被看見，猶如我不存在一樣。」接著她說聆聽詩文能夠引發她的「歸屬感」。

　　她有自信且沉著的說著，就好像她用自己的聲音敲了一個響鐘。我們以詩文為療癒者的歷程，給了這位年輕女子一個被他人聽見且表達心聲的機會。她的聲音值得被看重。

　　隨後，一位在團體中杵於房間角落，手臂上有靜脈注射的中年男子說到，這首詩引起他的關愛與舒適感。Darryl（非真名）一直很安靜且害羞，即使我感受到他的害羞，我還是向他提問，因為他的聲音宛如液態的琥珀，我願這樣美麗的聲音不會在這間醫院中被埋沒。我請他大聲朗讀這首關於傾聽的詩，他泛紅著臉，深呼吸並開始朗讀。大家很享受他讀詩的方式，我也感受到他接受了我們的讚美。

　　我想特別提護理師參與的重要性。他們傾身向前，將手肘靠在膝蓋上聆聽

他們服務的病人，感覺正如 Darryl 所用的詞——舒適，願意用他們的心傾聽。這也是護理師及護理工作的祝福，實際與出席者一同參與活動。

　　這個歷程很快進入尾聲。兩個小時後，透過團體的一位護理師，我收到那位害羞男子 Darryl 所寫的詩。護理師告訴我，他在療程結束後馬上寫了這首詩。

《我們的人心》

為什麼人們不願多談？
分享感受、分享所想
為什麼人們不願多聽？
聆聽人們珍視的心聲
去感受、去愛、去受傷、被療癒
為什麼我們總是不自我傾聽？
這正是我們所需
這才是人生！
就只有一人
了解為何我們感受
內心的怦動
要求
被聆聽

　　Darryl 知道整個世界終究根源於整個人，可以被「一人」改變，他／她能聽見你，聽見為什麼你會這樣感受。Darryl 提出的是存在問題，並且宣揚他內在的聲音。充滿意義且正念的活著，我們可以活在這些深刻的問題中（Rilke 1986），並根據內在聲音的激勵做出行動。

結論

　　是什麼元素幫助提升、滋養、鼓勵正念的練習和運用詩文來達到治療的目標和療癒？

- 自我的定心練習

  當我專注於自己的呼吸時，我感到身體有一條鉛垂線，這個練習讓我定心。我感覺這條線在體內有助于平衡與深層的專注，讓我的心神安定，並開展我的心靈。

- 以慈愛和有技巧的運用靜與默

  將心神的寧靜帶入所處的空間和詩文之間，說任何話之前稍做簡單並審慎的停頓，深刻感受其中的虔敬，這個過程能夠建立安全與信任感。這些都為感受帶來更多的空間，這樣的傾聽與靜默是有作用的，它是一種和緩並為治療關係創造內在空間的直接方式。

- 具體現且有意圖的大聲朗讀詩文

  詩文就像身體一樣有層次——深度與廣度。就像活著的生物一般，它們呼吸、移動、感覺、思考與表達意識。用一種可以引發所有這些層次的方式大聲朗讀詩文，能夠提升它們療癒的能力及創造力的催化。

- 尊重、開放與對個人或團體的關注

  這三個要素能夠促成真正聆聽，尊重每一個人獨特的本質、創造力與完整。敏感的對所有的表達保持開放，也對表達的特殊細節和整個範圍給予全然關注，這樣便能為內在生活創造神聖的的涵容空間。

- 無條件接納與不批評

  藉由記得鉛垂線定心練習，使我能在客觀化與二元論中感到更自由。回想起 Charles Olson 的詩——保留根坻與土壤，以及 Barbara McEnerney 的詩——接受詩與人真實的模樣，他們能夠「低語祕密」，並且個案可以學習「他們需要從我這裡得到什麼。」

- 好奇、創造性合作、承諾、愛與關照

  無條件接受的根本可以透過 Martin Buber 的「我與你」（I and Thou）來傳達：「每個人在誕生到這個世上時，都呈現了一些新的、一些過去未曾存在過的，或一些原始且獨特的東西……如果世上已經有人與她相似，那她的誕生便是不必要的了」（Buber，引自 Diamond 2003, p.78）。

  當我們以正念的方式來聆聽、閱讀、回應或寫一首詩時，都會慢下腳步。

我們對書寫下來的內容進行反思，以便整合其中寓意和心之所感。

我們在那療癒的空白頁，在這樣神聖的涵容空間中注入了字母、字彙、停頓、節奏，以及我們生活中「剛好這麼多」的聲音；也就是我們為當下何謂忠於自我發聲──一個我們揭露的經驗、一個我們發現的洞察、一個我們消毒過的傷口，一個我們指認出的傷害，並開始從中解放自我。詩意的語言，富含隱喻、意象與象徵，它讓我們可以表達出人的多元、矛盾、活躍的生命體──人類的成長與掙扎，時而生病、時而療癒，生活與死亡、悲傷與歡唱。

文獻

Behn, R. and Twichell, C. (1992) *The Practice of Poetry: Writing Exercises from Poets Who Teach.* New York: Harper Perennial.

Carter, D. (2001) *Spontaneous Mind: Selected Interviews 1958–1996.* New York: Harper Collins.

de Kay, R. (1997) "Psalm 13." In J. Fox *Poetic Medicine: The Healing Art of Poem-Making.* New York: Jeremy P. Tarcher Inc.

Diamond, J. (2003) *Narrative Means to Sober Ends: Treating Addiction and Its Aftermath.* New York: Guilford Press.

Didonna, F. (ed.) (2009) *Clinical Handbook of Mindfulness.* New York: Springer Science and Business Media.

Fox, J. (1995) *Finding What You Did Not Lose: Expressing Your Truth and Creativity Through Poem-Making.* New York: Jeremy P. Tarcher, Inc.

Fox, J. (1997) *Poetic Medicine: The Healing Art of Poem-Making.* New York: Jeremy P. Tarcher Inc.

Kabat-Zinn, J. (2005) *Coming to Our Senses.* Talk at UC San Diego Medical Center.

Levine, S. (1982) *Who Dies? An Investigation of Conscious Living and Conscious Dying.* New York: Anchor Books.

Marlatt, G.A. and Kristeller, J.L. (1999) "Mindfulness and meditation." In W. R. Miller (ed.) *Integrating Spirituality into Treatment: Resources for Practitioners.* Washington, DC: American Psychological Association.

Mazza, N. (1999) *Poetry Therapy: Interface of the Arts and Psychotherapy.* New York: CRC Press, Taylor and Francis Group.

McEnerney, B. (1998) "As They Are." Personal communication.

Miller, A. (1990) *For Your Own Good: Hidden Cruelty in Child-Rearing and the Roots of Violence.* (Translated by Hildegarde and Hunter Hannum.) New York: Farrar, Straus, and Grioux. Original publication in German: *Am Anfang war Erziehung©* Sukrkamp Verlag Frankfurt an Main (1980).

Morrison, M.R. (1978) "The use of poetry in the treatment of emotional dysfunction" *Arts and Psychotherapy 5,* 2, 93–98.

Moyers, B. (1995) *The Language of Life: A Festival of Poets.* New York: Doubleday.

Olson, C. (1997) "These Days." In Butterick *The Collected Poems of Charles Olson.* Berkeley, CA: University of California Press.

Rilke, R.M. (1986) *Letters to a Young Poet.* (Translated by Stephen Mitchell.) New York: Random House.

Shieman, J. (1985) Personal communication.

Winnicot, D.W. (1990) *Home Is Where We Start From: Essays by a Psychoanalyst.* New York: W.W. Norton and Company.

正念與各類型藝術治療：理論與實務

第十章

癌症患者的靜默創造性休養課程：
給專業人員參考的阿西西模式

Paola Luzzatto, David Payne, Bonnie Gabriel, Anna Lagomaggiore,
Lucia Minerbi, Gabriella Ventrella, Gemma Oldrini, Ellen Mullin

一天的靜默

即可是一種朝聖之旅

（Hafiz, 1315-1390）

　　靜默創造性休養課程在腫瘤心理學（Psycho-Oncology）領域中是一種輔助療法，根據正念靜觀練習與創造性治療工作坊兩者整合所發展而來，在一種深層靜默的氛圍中進行。靜默如同所有活動的容器，它促進內觀的進行，讓靜觀與創造性的經驗達到更深的層次，其目標是為了幫助患者喚起內在的力量，將此做為未來的資源。

　　在簡短對癌症的創傷效應進行概觀之後，本章提供一個針對靜默創造性休養課程從 2001 至 2010 間演進的描述——感謝來自團隊這些年所取得的經驗，以及在課程前、中、後與團隊的許多討論。本章的目的在於提供對這套課程步驟的詳細描述，讓讀者容易跟進。

理論架構

癌症與創傷

　　癌症患者需要從罹癌經驗的創傷效應中療癒（Helgeson 2005; Holland and Lewis 2001; Kangas, Henry, and Bryant 2007）。不同的患者會受到人格結構、社會與文化環境的影響，對於癌症診斷與療程的創傷反應均不一樣。病患在生理、心理、社會或靈性層面皆可能受到衝擊，經常會出現在信任感、安全感、

希望、自我認同和自信方面的損傷（Van der Kolk, McFarlane, and Weisaeth 1996）。他們在各方面的需求，從各式各樣提供給癌症病患的支持性團體中可以反映出來（Cooper and Watson 1991; Spira 1997）。有些團體聚焦於身體；其他則探討教育上的議題、恢復與社會的連結、發展藝術技能、尋求內在寧靜等等。有些患者需要回溯，有些需要理解，有些則需要探尋新的心態與面對生活的方式。

靜默創造性休養課程的歷史與發展

1998 年，在紐約紀念斯隆凱特琳癌症中心（Memorial Sloan Kettering Cancer Center）工作的三位作者，聚集在一起討論患者的需要，他們各自提供了不同以靜默為核心治療工具的處遇方式。心理治療師 David Payne 帶領一個靜觀團體，Paola Luzzatto 和 Bonnie Gabriel 這兩位藝術治療師則是帶領開放畫室（傳統上是以自由圖像創作為主，患者在進行時彼此無交談），在此藝術治療團體中，他們刻意將交談降到最少。患者表示對藝術治療療程的感謝，使他們能夠用象徵性的方式表達自我，並且保有隱私（Luzzatto and Gabriel 2000）。其中有幾位患者表示他們需要更多的靜默，David Payn、Paola Luzzatto 和 Bonnie Gabriel 於是決定合作並提供創新的療法。他們先是設計一個月一次的「靜默日休養」——即在全日的靜默中，融入靜觀、藝術創作和創意寫作，並於此日的最後，進行簡短的口語分享。這個全天的經驗得到不錯的迴響，並促成了日後為癌症患者設計更長、住宿式靜默休養課程的想法。靜默的元素能夠接納來自不同語言國家的參與者，因此，這個計劃很快就成為國際性的活動，並且得到國際腫瘤心理協會（International Society for Psych-Ontology）2000 年在墨爾本會議上的支持。

國際團隊的發展

我們找了另外一位藝術治療師、一位舞蹈動作治療師，以及一位擅於創意寫作的人士。我們也需要一位可以處理行政事務，並與患者在休養課程前、中、後保持聯繫的人員。團隊的凝聚力最為關鍵，我們這群人都有接觸過靜默

課程的經驗，或是對靜觀及正念有著特別的興趣。由於修道院經常有安靜的環境、接近大自然的週邊場域和許多小的單人房，似乎可成為休養課程的適合地點──我們選了一間在義大利阿西西的國際靈修中心。

2001 年 9 月，我們的團隊規劃了第一個為期五天的國際靜默創造性休養課程。參與者是來自不同國家、說著不同的語言、有著不同年紀與不同疾病階段的患者。在十年期間，我們提供了八次這樣的休養課程。每次休養課程皆有 16 到 20 個人左右，加起來總共 154 位參與者（136 位癌症患者，6 位家屬及 12 位專業人員，來自世界各地）。許多參與者重複參加了二到三次，少數幾個人參與了全部八次。從休養課程後的回饋中得知，有幾位參與者指出靜默幫助他們建立連結的感覺，另外一些人則提到他們希望有更長時間的課程。

靜默休養課程概觀

靜默創造性休養課程的基本概念為：(1)靜默的治療性應用；(2)多領域取向結合靜觀練習、藝術治療和創意寫作。

靜默的治療性應用

靜默休養課程的目的在於幫助患者觸及他們自己的心靈空間，並做為內在力量和韌性的泉源。我們希望在未來，無論何時，他們都能運用內在資源和練習來自我照顧和維持健康。因此，對於心靈空間的相關信念，是任何人意欲為癌症患者安排靜默休養課程的前提。

我們的團隊承諾會密切的合作，目標是為休養課程創造出療癒的空間與時間。由於靜默創造性休養課程涵蓋了正念靜觀的練習和創造性藝術治療，因此，它與關注生存和靈性需求的支持性團體（Breitbart 2000; Smith 1995），以及能鼓勵創造性表達的支持性團體（Klagstbrun *et al.* 2005）密不可分。

這個處遇的一個特色，就是強調靜默。所有的參與者在這個休養課程中都尊重靜默，包含他們的用餐與自由時間。靜默如同一個涵容、連結、保護、甚至是滋養的元素，但由於會激發強烈的內在歷程，所以需要參與者堅定的承諾。透過靜默，正念的意圖被強調出來──包容的關注此地此刻的自我覺察，

並以開放和不批判的方式來對待自己與他人。

　　在靜默中，參與者能夠移動、書寫、畫畫、靜觀、表達自己、圍坐、舉行儀式、用餐、在花園中休息、夜晚時隱身於寢室中，然後隔天早晨又出現。靜默的轉變也由負向（例如：不愉快的回憶，或者困擾的影響）轉變為正向——能夠接近健康及內在資源的自我，這同時是個目標也是挑戰。患者會體驗到不同形態的靜默，例如：個人在自由時間的靜默會不同於正念練習時的靜默，創造性活動中的靜默和用餐時的不同，而上述這些又與圍繞著燭光的晚間聚會所經歷的靜默有所區別。藉由體驗這些不同面向的靜默，參與者逐漸熟悉將靜默做為治療的工具。基本上，靜默不會被視為是一種逃避、缺乏或少了什麼，而是一種能強化、豐富或甚至「形成」個人與心靈自我的方式（Maitland 2008; Storr 1994）。

多領域取向：靜觀練習、藝術治療和創意寫作

　　休養課程的行程相當具結構性，包含晨間活動、靜坐和靜走、藝術治療、舞蹈／動作治療和創意寫作，每天都有特定的主題來連結所有活動。

　　我們通常選擇三個主題——認同、想像與整合——反映出三個與創傷個體進行心理治療工作的基本特性（Hurlbut 2004）。我們在三天的核心課程中處理這些主題。第一天，我們鼓勵自由和真誠的自我認同表達；第二天聚焦於運用想像及對核心正向自我的覺察；第三天則強調整合正、負向及生理、情緒和心理的經驗。休養課程期間，會幫助參與者關注自我的協調與連貫性，進而療癒經常因疾病所帶來的破碎經驗（Malchiodi 1999）。

　　在各類型藝術治療中，療癒的主要工具是在連續光譜一端的創造性過程，以及在另一端的退一步自我反思（Appleton 2001; Chapman et al. 2001; Lahad et al. 2010; McNiff 1998），這兩種觀點在團體支持下的靜默中特別強而有力。從一種創作模式到另一種（例如：從藝術創作到創意寫作，再到肢體動作，然後再回到創作）所衍生的可能性，其作用在於對感動和情緒的持續詮釋，以強化對相同感動和情緒的覺察。

　　靜觀練習是根據Kabat-Zinn（1999）的正念減壓（MBSR）方法，雖然這

個方法源自於佛教的教義，但並沒有很明確的與任何的宗教傳統連結。透過特定的呼吸與心理技巧，MBSR 也許能在癌症照護中，協助患者超越壓力、焦慮與憂鬱的情緒，趨向更有韌性、穩定、冷靜、深層的自我感。靜默幫助患者專注、傾聽、看見、感覺與思考（Bloom 2006; Luzzatto 2005; Monti *et al.* 2006）。

靜默創造性休養課程

參與者抵達前的準備

　　團隊在課程前一天會到場地集合，準備工作的密集嚴謹是為了達到以下的目標：建立和諧的團隊、準備場地、分享與討論工作坊的形式及內容，以及關照許多組織中的細節。

　　團隊裡的兩位伙伴會與參與者溝通聯繫──包含回應最初對於課程的詢問（與單純的「藝術創作」和「社交」不同且更為深刻），以及提供參與者特別的醫療和心理需求關照。這兩位團隊夥伴在參與者抵達當天會負責歡迎每一位參與者，與修道院的負責人聯繫，且在參與者於課程中若感到不安或不舒適時，能妥善給予協助。對於一些患者，預訂課程的過程很容易，但對於其他人，則是熱情與焦慮並行，因此在承諾參與之前，他們需要時間、確認與支持。

準備空間與媒材

　　團隊成員一起合作準備休養課程的空間：

- 臥室：為了能夠催化靜默，參與者都有各自的單人房。我們在每個門上放置名牌（只有名字，沒有姓氏）；房間裡，我們擺放了一封歡迎信。

- 活動室：參與者都有各自專屬的紙板（1×1.5公尺）可以在工作坊期間，將他們的圖片和文字放上去（圖 10.1）。

　他們也有個人的資料夾（A3 大小）可以保留從紙板取下來的圖片。在舞蹈／動作治療中，使用彩色的絲巾（每人一條）和貼在牆上的一大張白

紙頗為實用，能讓參與者在離開活動室之前，留言來分享他們的感覺和
想法。

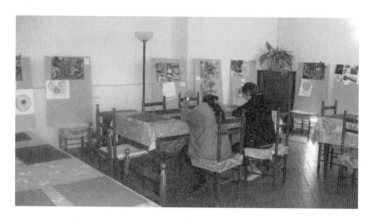

圖10.1：有各自專屬紙板的工作坊教室

・ 靜觀練習和晚間聚會：同一間教室也許會用於靜觀練習和晚間聚會。我
　們圍著一圈燭光坐著；中間有一支主蠟燭，週邊點上小蠟燭給每一位參
　與者（圖 10.2）。

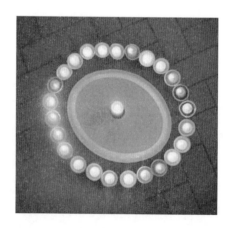

圖10.2：給每一位參與者的蠟燭

- 餐廳和「靜默籃子」：在晚餐中保持靜默，對於一些參與者也許是困難的，因此，提供關於靜默的辭句（引自詩、作家、哲學家和神學家）會有幫助。這些句子會被寫在紙上，折起來放在餐廳入口處的籃子裡，參與者可以挑選一張，並且在晚餐過程中默默閱讀。
- 外面的空間：外面的空間（例如花園或空地）即使很小，對個人的自由活動時間和早晨的靜走來說，也相當重要。
- 問題及意見（Q & C）的箱子：在活動室附近有一個小箱子，內有筆和紙。參與者被鼓勵在一天中的任何時間，都可以寫下他們個別的疑問或意見。團隊會在晚餐前收集這些意見，並且討論如何回應。在晚間聚會中，會由一位團隊夥伴向團體念出這些意見並回答問題。

抵達當天

由於這是一個國際性的休養課程，因此有許多參與者從其他國家過來。抵達當天的第一個聚會是在下午 5:00 舉行。一開始，我們會介紹工作團隊和活動帶領者的角色。參與者以名字（不含姓）及來自哪個城市做簡單的自我介紹。紙和蠟筆會提供給參與者製作名牌，我們建議他們以選擇顏色和圖形的方式來表達自己。

接著開始介紹關於休養課程的兩個基本概念──靜默及創造力。我們鼓勵參與者分享關於靜默及創造力對於他們的意義，並且傳達我們的宗旨是在協助他們以正念的方式，達到正向的靜默經驗和個人的創造形式。接著，我們瀏覽每日的行程，並回答相關問題。

抵達當天的晚餐是「靜默的實驗」。我們請參與者在安靜的晚餐中觀察自己的心神狀態。在晚間聚會時，我們討論這個靜默晚餐的實驗，並且開放發問時間。聚會在一個儀式中結束，讓參與者感覺這個休養課程的社群如同一個安全的容器，藉此來發展朝向各自寧靜自我的信心（Hammerschlag and Silvemen 1997; Pugh 2004）：

我們圍成圓圈站在一起，每個人手中從籃子裡取出一個蠟

燭。每位參與者藉由左手邊的人點亮自己的蠟燭，並且大聲說出當下對自己有意義的字。接著，我們將小蠟燭放在地板上，圍繞在中央主蠟燭的四周。於短暫的靜觀後，我們離開房間，夜晚的靜默在那一刻展開。

靜默課程的行程與描述

三天休養課程的日常行程雖然相似，但是每一天都有不同的主題。以下描述的行程是探索「認同」的主題。

上午 6:30　　在藏鈴聲中醒來

一天的開始會在藏鈴聲中展開。由一位團隊夥伴穿過迴廊，在每個門前溫和的響鈴。鈴聲傳播震波──特別能夠喚醒身心，並幫助參與者準備好心情來迎接專注、覺察和發現的一天。活動帶領者會在這一天每個活動前的五分鐘搖相同的鈴。

上午 7:30-7:45　　大自然中的晨間活動

動作象徵人類與自然元素間的關係──土、水、火、天、星、日和月。活動在戶外舉行，參與者圍繞一圈，跟隨帶領者做動作。一個動作隨著呼吸流動至下一個，最後成為透過每一位參與者的表達性投入所共同成就的一種舞蹈。簡單的反複動作，並以漸次加強的方式進行。在這幾天中，這個舞蹈成為早晨的儀式，促進個人身心的覺察、團體意識，以及與大自然的連結。

上午 7:45-8:00　　靜走

緊接著在舞蹈動作的儀式後，靜觀的帶領者會指導團體正念行走。在休養課程中所使用的靜觀取向來自於正念概念。帶領者幫助參與者使用身體移動，做為關注的焦點，讓日常生活的活動如走路，能夠在當下充滿有意圖及無批判的覺察。

上午 8:00　早餐

上午 9:00-10:00　藝術治療工作坊——關於自己

　　我們示範拼貼的基本原則（Landgarten 1993），從雜誌上挑選下來用於拼貼的圖片具有個人和象徵的意義。參與者被邀請挑選 12 張會吸引他們注意力且能代表自己的圖片，剪下圖片後放在一張紙上嘗試不同的編排，然後組合成拼貼，成為一種呈現自我的象徵。他們為完成的作品命名，並貼在自己的紙板上。最後的 15 分鐘，所有人起身安靜的走動，帶著全然的專注和尊重的態度欣賞其他團體參與者的作品。

上午 10:15-10:45　正念靜觀——呼吸做為身處當下的定錨

　　我們解釋並練習正念靜觀的基本元素——與身體和感覺接觸，留意呼吸，並且注意飄忽的心神，都是為了將心神帶回到呼吸上。帶領者將焦點放在靜觀，做為一種打開個人現實經驗的方式，鼓勵參與者在一整天的課程中，運用呼吸做為身處當下的定錨。

上午 11:00-12:00　創造性書寫——以記憶做為靈感來源

　　帶領者向團體說明記憶是書寫最豐沛的靈感來源之一（Bradbury 1992）。舊的與新的記憶形塑了每一個人的認同，我們或許能夠藉由一些技巧來觸及這些記憶。在一張紙的最上方，我們請參與者以「我記得」做為書寫的開頭，然後順勢的寫下回憶。期間，參與者可以到戶外的自然環境中寫作，等到所有人都回到教室裡，他們重新唸自己所撰寫的內容，畫下對於他們來說特別有意義的句子。之後，在紙條上寫下這些句子，並貼在紙板上。最後的 15 分鐘，大家在教室裡安靜的走動，用全然的意識並不帶有評判的方式，觀看其他參與者所摘錄的句子。

中午 12:30　　午餐

下午 1:00-3:00　　個人的自由安靜時間

在自由的時間裡，參與者可以待在寢室休息、去花園走走，或是參加開放畫室。

開放畫室：自由表達

開放畫室催化出一個輕鬆和自由創作的環境。參與者可以選擇任何媒材，並且想待多久都可以。他們也許沒有特定的創作目標，亦或是有意圖的呈現感覺、夢境或記憶。他們可以在大自然中作畫，之後再回到藝術教室裡完成或改造圖像。參與者也可以利用開放畫室做為只是想「待在」其中，一個具安全感與涵容的藝術空間。

下午 3:00-4:00　　舞蹈／動作治療 —— 自處之地

帶領者在白板上寫下：「一個地方——我的地方——一個讓新事物能浮現的地方。」工作坊的結構分成三個階段：

1. 參與者運用前 15 分鐘來暖身，在教室裡走動，意識到自己、他人及空間本身。

2. 我們鼓勵參與者從教室的空間移動到個人的空間，用正念覺察與接納的態度，不帶對自我評判的方式進行。

3. 當參與者到達自己的個人空間時，停下來，傾聽自己的身體與心聲，允許一個姿勢從他們生命中心的意識自然衍生出來。接著，所有參與者移動至圓圈，輪流為團體提供一個對個人有意義的動作。其他人模仿鏡映出這些動作，讓每個人都能感覺到被看見並被識別接納（Adler 2002）。

下午 4:15-4:45　　靜觀練習 —— 山之靜觀

這個經典的靜觀將焦點放在山的意象（Kabat-Zinn 1990, pp.126-127），幫助參與者意識到核心、穩定的自己。對於癌症的患者來說，這特別重要。這個練習幫助他們看見情緒的風暴及危機就像是山上的天氣變幻莫測。我們生命中

的天氣不容被忽視及否認，而是該被遇見、被榮耀、被感受和被理解。透過山的意象，我們能夠得知風暴裡更深層的靜默、寂靜與智慧。靜觀帶領者幫助參與者辨識及強化人格耐持力的觀點，無論外在環境如何改變，我們仍然維持強壯與恆久。

下午 5:00-6:00　藝術創作工作坊──我的樹

　　帶領者展示一些樹的照片及畫作，解釋藝術家如何與具啟發性的風景和樹木建立關係──包含它們的根、皮、枝幹、葉子、果實、顏色、氣味和聲音。帶領者請參與者想像他們自己的「個人」樹──描述這棵樹和它周遭發生的事情。在這緩慢的圖像創作過程中，這棵樹成為參與者個人想法、記憶、情緒和希望的象徵代表。在他們為畫作命名之後，寫下成為那棵樹的感受。藉由強化他們與大自然間的關係，參與者被給予一個機會獲得更好的洞見，並感覺更加強壯（圖 10.3）。

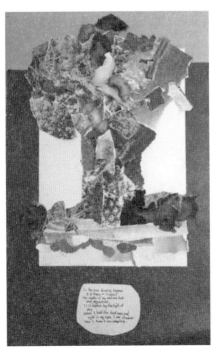

圖 10.3：個人的樹

晚上 8:00　晚餐

晚上 9:30　晚間聚會／尾聲的靜觀

　　我們在燭光中圍坐在椅子上，由團隊打開 Q & C 的箱子，我們讀著這些回饋和意見，並且回答問題。意見和問題的內容與風格迥異，且涵蓋範圍廣泛，從分享個人在參與活動期間的一些基本問題（例如：食物、睡眠）、對行程或活動安排的改善及建議、請教如何最佳使用靜默及創造力，到哲學性的主題（例如：靜觀及神秘主義）都有。

　　聚會是以引導靜觀做為結束，幫助參與者將焦點放在呼吸上，以此接觸他們內在的平和與力量，之後再以藏鈴來道晚安。我們告知參與者，若是他們想安靜的圍坐在蠟燭邊停留更久的時間，會有一位工作人員留下，直到所有人離開。參與者在不同的時間，逐步離開空間。

休養課程的最後一天

　　課程的最後一天（在隔天早晨離開之前），為了讓每一位參與者能對整體課程的經驗做一個結束，因此我們設計了不同的行程。

上午 9:00-12:00

　　早上，每位參與者有足夠的空間與時間來反映他們整體的課程經驗──將這些經驗整合成一件視覺創作，並且最後命名（圖 10.4）。這三小時的放鬆，需要投入某種強度在身體、心理和精神上的參與。以下的視覺意象命名範例，顯示出參與者反映休養課程對他們的豐富意涵：來自眼淚的希望；伸展我的臂膀；信任未知；我內在的鑰匙；只要還有呼吸，我便活著；找到自我；這就是我；我是我自己的蠟燭；卸下你的面具；擁抱；五顏六色的蝴蝶；停止，走進內心；信任；用你的許多色彩……然後向前走！

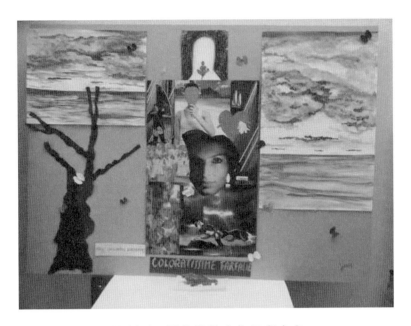

圖10.4：最後的整合作品與命名

下午 2:00-5:00

下午，參與者有額外三小時的正念關注——這次專注於其他人的作品。我們邀請他們到處走動，看看每個人最後的創作，並寫下回饋。給予回饋的意義和技巧被視為是一種個人的回應：「當我看著作品時，我感覺如何，或是帶來什麼想法。」每個人在作品旁的白紙上寫下一句回饋。這段對彼此作品的見證與互動的時間，提供一個機會讓每個人在離開前，被看見、尊重和反饋。

下午 5:00　打破靜默

我們圍坐一起，每個人讀著自己收到的回饋——這通常是個充實的經驗——接著選一句自己覺得有幫助的句子，並大聲在團體中唸出來。之後，參與者會填寫不具名的問卷來反映整體的課程經驗。到了晚餐，參與者可以和他人聊天分享，通常他們會驚訝於好像彼此已經熟識！

結束的晚間聚會

在聚會的一開始，我們會給予時間讓每個人分享更多的想法。接著，我們會站著圍成圈，然後重複第一天晚上的燭光儀式，每個人以一個字表達「此時此地」的覺察。這個聚會會在引導靜觀與圍繞在燭光中的靜默裡結束，幫助參與者將靜默的經驗一起帶走。

結論

在對問卷進行的質化分析結果顯示，參與者利用休養課程的經驗來觸及他們內在的資源，不但能達到對存在當下的新覺察，也產生對未來的新希望。參與者感受到幫助而能處理癌症所帶來的負向經驗：

- 我解除了麻木的感覺。
- 每天我們從不同的角度來看待自己與疼痛。
- 我觸及負向的自己，我看著它，也看到了界線。
- 我傾向於感覺自己是受害者，在這裡我可以從惡性循環裡走出來。
- 我們避免自我陳述，讓象徵性的意象更為突出。

參與者感受到幫助並強化了正向的一面：

- 我感覺更好了；意思是，我感覺活化及轉變。
- 靜默現在就在我的心中，像是深層的力量來源。
- 在靜默中，我們都是一樣的。
- 在第一次的休養課程中，我感到自由，但這一次我能走入更深層的內在。
- 我經驗到愉悅、信任及能量。

帶領這個休養課程的經驗讓我們確信對靜默之必要，這也許是療癒的重要種子，因為癌症患者在治療的尾聲通常會提及這個部分。我們希望其他想回應正向靜默之必要性的專業人員，能夠受到這個模式的啟發。

致謝

　　我們在此感謝紐約紀念斯隆凱薩琳癌症中心前精神科部門的主任 Jimmie Holland 醫生具啟發性的領導，以及她打從一開始對這個處遇方式的支持；和 Marcia Plevin（舞蹈動作治療師）與 Birgitta Englung（藝術治療師）兩位投入許多時間和專業的奉獻；以及阿西西及佛羅倫斯修道院的修女們，她們以尊重的方式合作及參與。最後，特別感謝所有休養課程的參與者們，給了我們他們的承諾及深刻的回饋。

文獻

Adler, J. (2002) *Offering from the Conscious Body: The Discipline of Authentic movement.* Rochester, VT: Inner Traditions.

Appleton, V. (2001) "Avenues of hope: Art therapy and the resolution of trauma." *Art Therapy 18*, 1, 6–13.

Bloom, K. (2006) *The Embodied Self: Movement and Psychoanalysis.* New York: Karnac Books.

Bradbury, R. (1992) *Zen in the Art of Writing.* New York: Bantam.

Breitbart, W. (2000) "Spirituality and meaning in supportive care: Spirituality and meaning-centered group psychotherapy intervention in advanced cancer." *Support Care Cancer 10*, 4, 272–278.

Chapman, L., Morabito, D., Ladakakos, C., Schreier H., and Knudson, M. (2001) "The effectiveness of art therapy interventions in reducing post traumatic stress disorder (PTSD) symptoms in pediatric trauma patients." *Art Therapy 18*, 2, 100–104.

Cooper, C. and Watson, M. (eds) (1991) *Cancer and Stress: Psychological, Biological and Coping Studies.* New York: Wiley and Sons.

Hammerschlag, C.A. and Silverman, H.D. (1997) *Healing Ceremonies: Creating Personal Rituals for Spiritual, Emotional, Physical and Mental Health.* New York: The Berkley Publishing Group.

Helgeson, V. (2005) "Recent advances in psychosocial oncology." *Journal of Consulting and Clinical Psychology 73*, 2, 268–271.

Holland, J. and Lewis, S. (2001) *The Human Side of Cancer: Living with Hope, Coping with Uncertainty.* New York: Harper.

Hurlbut, G. (2004) "Healing and Art: Personal Expression, Resolution of Emotional Traumas, and Growth." In H. Thomashoff and N. Sartorious (eds) *Art against Stigma: A Historical Perspective.* New York: Schattauer.

Kabat-Zinn, J. (1990) *Full Catastrophe Living, Using the Wisdom of Your Body and Mind to Face Stress, Pain and Illness: The Program of the Stress Reduction Clinic at the University of Massachusetts Medical Center.* New York: Delta.

Kangas, M., Henry, J.L. and Bryant, R.A. (2007) "Correlates of acute stress disorder in cancer patients." *Journal of Traumatic Stress 20*, 3, 325–334.

Klagsbrun, J., Rappaport, L., Marcow-Speiser,V., Post, P., Stepakoff, S., and Karman, S. (2005) "Focusing and expressive arts therapy as a complementary treatment for women with breast cancer." *Journal of Creativity and Mental Health 1*, 1, 107–137.

Lahad, M., Farhi, M., Leykin, D., and Kaplansky, N. (2010) "Preliminary study of a new integrative approach in treating post-traumatic stress disorder." *The Arts in Psychotherapy 37*, 5, 391–399.

Landgarten, H. (1993) *Magazine Photo Collage: A Multicultural Assessment and Treatment Technique.* New York: Brunner/Mazel.

Luzzatto, P. (2005) "Musing with Death." In D. Waller and C. Sibbett (eds) *Art Therapy and Cancer Care.* New York and London: McGraw Hill.

Luzzatto, P. and Gabriel, B. (2000) "The Creative Journey: A model for short-term group art therapy with post treatment cancer patients." *Art Therapy 17*, 4, 265–269.

Maitland, S. (2008) *A Book of Silence: A Journey in Search of the Pleasures and Powers of Silence.* London: Granta.

Malchiodi, C.A. (ed.) (1999) *Medical Art Therapy with Adults.* London: Jessica Kingsley Publishers.

McNiff, S. (1998) *Trust the Process: An Artist's Guide to Letting Go.* Boston, MA: Shambala.

Miccinesi, G. (2011) "La riabilitazione psico-oncologica in un'ottica multi-disciplinare. Il Ce.Ri.On. di Firenze." *Il Giornale Italiano di Psico-Oncologia 13*, 1, 41–47.

Monti, D., Peterson, C., Shakin Kunkel, E., and Hauck, W.W., *et al.* (2006) "A randomized, controlled trial of mindfulness-based art therapy (MBAT) for women with cancer." *Psycho-Oncology 15*, 5, 363–373.

Pugh, M. (2004) "Transpersonal Approach to Trauma." Paper presented at the AATA Conference, San Diego, CA.

Smith, C.M. (1995) *Psychotherapy and the Sacred: Religious Experience and Religious Resources in Psychotherapy.* Chicago, IL: Center for the Scientific Study of Religion.

Spira, J. (ed.) (1997) *Group Therapy for Medically Ill Patients.* New York: Guilford Press.

Storr, A. (1994) *The School for Genius.* London: Harper Collins.

Van der Kolk, B.A., McFarlane, A.C., and Weisaeth, L. (eds) (1996) *Traumatic Stress: The Effects of Overwhelming Experience on Mind, Body and Society.* New York: Guilford Press.

第十一章

正念減壓與表達性藝術治療
於社區醫院的推廣方案

Patricia D. Isis

　　正念減壓（MBSR）是為期八週的課程並結合了正式的靜觀練習，例如：靜坐、身體掃描和瑜伽，以及提升覺察的非正式練習（Kabat-Zinn 1994, 2005）。自 2000 年起，我便開始在城市大醫院系統的社區推廣方案中帶領 MBSR 和表達性藝術治療。表達性藝術成為附加的工具來提升自我發現、接納與同理。

　　要成為 MBSR 的師資，需要先參與 MBSR 課程並投入正念的練習。身為一位臨床工作者，若要教導正念的練習，需要以關懷之心來理解並擁抱自身的苦痛。本章包含個人危機的簡短分享，這最終引領我步入靜觀和學習 MBSR 的療癒之路，而能於後來將表達性藝術與 MBSR 整合在一起。我接著會討論 MBSR 和表達性藝術在社區環境下的重點理論，以及針對門診社區醫院所規劃的八週團體課程。

對我個人的重要性

　　因為身處危機，我開始第一次接觸靜觀。1979 年，我的母親被診斷罹患結腸癌。在四個月內，癌細胞便擴散到她的肝臟。雖然她住在邁阿密，而我當時在波士頓就讀表達性藝術治療研究所，我們始終保持很親近的關係，我也經常在兩地奔波照顧她。在尋找另類的癌症療法時，我逐漸熟悉了存在主義學家 Carl Simonton（1974）使用靜觀與意象來輔助癌症的治療。在一個針對 152 個患者，為期兩年的研究中，Simonton 發現對於療程的反應，與抱持正向的態

度和定期的想像練習有直接的關聯。報告指出這個技巧有顯著緩解晚期癌症的效果。另外，個人如何看待疾病，以及過程中掌握身體功能的程度，皆指出他們對於抵抗疾病的感知能力。

　　發現這些概念之後，我開始在每天的靜觀及祈禱中加入吟頌，並同時專注創作出能療癒我和母親的圖像。我也使用顏料、蠟筆和拾得物來創作圖像，做為自我療癒的工具。有一次，我融合鹽水、水彩和海藻來刻畫我母親描述她對抗癌症的意象——在她成長的緬因州海岸，海水拍打沖刷岸邊的岩石（圖11.1）。

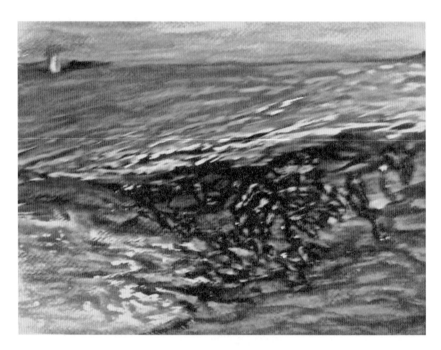

圖 11.1：母親的癌症被沖刷掉的意象

　　在這段期間，我也參與了每週一次的靜觀團體。在團體中，我們每個人都能夠一起帶入心靈覺察及靈性信仰，來療癒我們所關心且遭遇身心苦痛的人，無論他們離我們是近是遠。偶爾，我也會參與一個開放式心理劇團體。其中有一次我做為主角的經驗，對我的悲傷過程產生很關鍵性的影響。在這齣劇裡，

我演繹了母親的葬禮，也是在這裡，我短暫的觸及母親的死亡和我對此事件的接納。我給了自己一次機會來預演我與家人對她逝世的反應，並從聽取參與者的相關經驗中獲得支持。那是個很深刻的過程，幫助我處理沒有母親的生命現實。

母親於將士紀念日（Memorial Day）過世前的清醒之際，我的母親向我訴說她已經完成生命中所有想做的事，她當時只有 53 歲！我一開始很驚訝又生氣，但我也了解到她向我傳達的訊息是一件禮物。我們所有人都可以品嘗生命的每個時刻，但沒有一個人知道還剩下多少日子。直到如今，我的藝術和靜觀練習提醒我去接近和接納生命中的許多經驗，無論是愉悅的或不悅的。

2000 年，我很榮幸能夠獲得向 Jon Kabat-Zinn 和 Saki Santorelli（1999）學習他們為健康照護者所設計 MBSR 課程的機會。Saki Santorelli 目前是麻薩諸塞大學醫學中心正念減壓方案的執行長。自從完成訓練以來，我很幸運的能夠在醫院的推廣方案中教導 MBSR。事實上，我工作的地方正是我母親接受化療的醫院！這正是過去的經驗預示我的意圖，希望協助將整合靜觀與表達性藝術的另類療法選項帶入這個醫療場域。

理論架構

正念減壓與表達性藝術在社區醫院的推廣方案

教導醫院的社區推廣項目之一之 MBSR 課程時，吸引了許多有心理及情緒困難的人。一些參與者有慢性疼痛、生育問題、恐慌發作、複雜悲傷和腎上腺疲勞，其他人則是想在新年裡有新希望能成為「更好的＿＿＿＿」（填入空格的對象可能是人、伴侶、員工、母親等等）。有許多不同的原因會吸引個人將正念做為減壓的練習，但似乎當個人遇到最大的危機時，能夠讓他們更投入並堅守原則性的正念練習。毋庸置疑的，母親的疾病便是促使我投入並堅守正念練習的危機。

目前已有廣泛針對不同族群和環境所進行的 MBSR 實證研究（Davis and

Kurzban 2012; Denton and Sears 2009; Kabat-Zinn 1990; Mars and Abbey 2010）。其中許多研究特別指出，這樣的練習運用在社區醫院，可以降低壓力、憂慮和焦慮，並且改善情緒（Carmody *et al.* 2009）。根據 Chaskalson （2011），「MBSR 訓練……能提升人際關係……發展情緒智力、增加韌性、強化創新和創造力，以及延長個人的專注時間」（p.5）。

表達性藝術

在實證性研究支持這個模式的有效性下，整合表達性藝術治療的處遇活動，進一步提供參與者創造性的經驗，並加深個人覺察、情緒調節、關懷、同理、自我及社會尊重。Kabat-Zinn（1990）透過詩文描述了介於這個正念覺察和其表達之間的連結：

> 正念是一生的旅程，沿著這條途徑最終來到成為自己的地方。達到覺察的方式始終在這裡，你可以在每個時刻都接近它。或許，在所有可說可做之後，它的本質只能在詩意，亦或是當你的心靈及身體在祥和之際時，才能補捉得到（p.443）。

所有的表達性藝術提供表達的媒介，一如其具有感官的特性讓我們能看、聽、聞、感覺、觸碰和品嘗即時即地我們真正存在的本質。Langer（2005）主張，「導向一個更為正念和反饋的人生，是開放給任何能夠將評量放在一旁，並致力參與新的、創造性嘗試的人」（p.xxi）。

我發展出在傳統的 MBSR 練習中加入表達性治療，來啟發、驗證和整合包含愉悅的及不悅的想法、感覺與慣性的行為模式。將表達性藝術治療融入 MBSR 課程，提供參與者更多機會來增加自我及社會覺察。由於表達性藝術本身的創造性及玩樂經驗，許多參與者指出在課程的結構下，提升了參與度和動機，並促進課程的出席與在家中的練習。

表達性藝術透過外在的創造形式來促進內在覺察（Levine and Levine 1999）。藝術有著能讓我們見證即時即地之內在力量的特性（Allen 1995, 2005; Langer 2005; Rubin 1984）。因此，藝術是引發覺察、驗證內在及外在經驗的

自然媒介。

臨床應用

正念減壓及表達性藝術課程

概觀

　　每個禮拜的 MBSR 課程通常會在直背椅或坐墊上進行的靜坐開始。我們邀請參與者以和善、好奇的態度來關注每個呼吸：「深吸一口氣至身體裡，注意到空氣進入體內並呼出體外……純粹的注意到它，保有好奇、並不帶有任何評判 。」在這個正式的練習之後，參與者會使用簡單的藝術媒材（例如：彩色筆、蠟筆），以藝術型式呈現自己的呼吸來回應靜坐的經驗。

　　當 Maggie 在課堂上展示她的畫作（圖 11.2）時，她為眾多彩色線條和動作所組成的作品感到驚訝。

　　她說：「我無法相信原來每個呼吸是這麼獨特！」正如藝術創作經驗的結果，實作之後接著觀看作品，有助於加強每個呼吸的原創與獨特性，而我們通常視之理所當然。這個練習強化了我們對想法如何會影響我們對呼吸和身體經驗的覺察與接納。由於我們通常已被制約以慣性的反應壓力情境，所以經常不會注意到這些。

　　在完成畫作之後，參與者分享自己的作品和經驗——剛開始為兩人一組，之後則在團體中進行。團體成員有機會透過他人的畫作，以不評判的方式來見證彼此的呼吸經驗。在之後的課程中，為了深化覺察，我們會請參與者在完成呼吸的圖畫之後，思考最近生活上所遇到的挑戰。Laura 在專注呼吸的同時，也視覺化她最近的壓力源（圖 11.3）。船和波浪象徵了呼吸同時是領航和生命的力量。

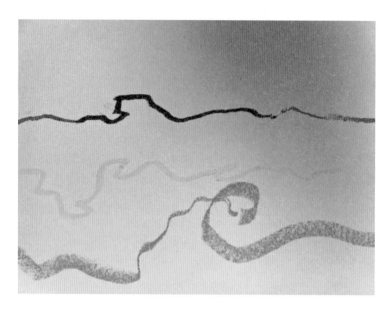

圖 11.2：呼吸畫作

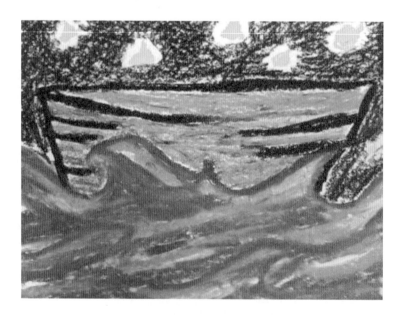

圖 11.3：挑戰事件的呼吸畫作

八週的正念減壓及表達性藝術課程

　　除了在每次團體開始學習正式的靜坐練習和呼吸作畫之外，表達性藝術也融入八週的課程內以提升更多的覺察、關懷，以及使用一種創造性方法來增強技巧。在下一個段落，我概要地描述八週的課程是 Kabat-Zinn 每次課程主題的濃縮版本，其中包含每週的意圖和表達性藝術治療活動。

給教導者的方針

　　能理解參與者在 MBSR 課程中所學習到的大量東西，來自於教導者體現和所傳達出的正念經驗是相當重要的。由於來自社區的參與者，經常面臨棘手的生理、心理和情緒的壓力源，因此，要獲得最有效及安全的應用，教導者必須保持正念練習，並經過 MBSR 的訓練，且有更進一步臨床的表達性藝術治療的訓練。

　　MBSR的教導者需要有一種和善、開放和接納的態度，並且真誠的臨在。促進正念需要容許「是什麼」的能力，而不是一般未經思考來「糾正」或「掩飾」問題。例如：有一位女士在我最近的課程裡提到她在靜坐後的焦慮，為了協助她改變與這個經驗之間的關係，我請她進一步描述她的身體如何及在哪裡有這樣的感受。這個感受有顏色、聲音、氣味、味道，或是質感嗎？此意圖在於為困難帶入好奇和親切的元素，並改變對問題的關係與感知。在幫助個人減輕苦痛的過程中，沒有一種方式適用於所有人，因此這個取向需要很好的技巧與彈性。MBSR的教導者也必須在所有表達性藝術治療的活動提供給參與者之前，先親自參與過這些活動。如此，教導者在課堂上分享之前，能對這些模式的價值和力量有更敏銳的個人覺察。

　　為了滿足不同人廣泛的偏好，我們有目的的提供各式各樣的取向。值得注意的是，每一堂課程的結構會因為不同的主題所引發的生理、情緒和心理的需求，而創造出一種特殊的氛圍。為了配合團體的整體性，這裡所提供之活動的意圖和指令，具有團體敏感度和彈性，同時提升安全感和真實性。根據原始的正念 MBSR 課程，這些處遇活動已整合至實證本位的課程架構中。

課程架構

第一週：對的自己多過錯的自己

- 意圖：邀請參與者定期的「核對」自己的狀況，讓所有內在與外在的覺察自然發生。
- 表達性藝術：光譜圖（spectogram）／社會劇（sociodrama）。
- 型式：心理劇的動作方法。

帶領者引導團體想像一條線，並根據他們對特定問題及主題的感覺，將自己放在那條線上。在這個例子中，參與者探索他們對壓力的反應：

安靜的在橫跨整個空間的線上選擇一個位置站著，這條線的一端代表最大的壓力，另一端則是最小的壓力。你所選的位置是你對身體及生活所評估的近期壓力程度，當你站在線上時，花一些時間來核對自己的內在……如果你的壓力程度主要源自於內在，舉起右手；若是壓力程度來自於外在，則舉左手；若兩者皆有，舉起雙手。

第二週：你如何有看到或沒看到事物（當下的覺察）

- 意圖：注意到我們如何根據感官，帶入對呼吸的關懷覺察，開啟我們以全然的經驗自身即時即地的生命力。
- 表達性藝術：呼吸作畫。
- 型式：藝術、動作、聲音。

在簡短的靜坐後，我們邀請參與者進行呼吸作畫（見圖 11.2），和／或在一至三個呼吸的循環之間，加入動作或聲音——深吸及吐盡。

- 分享：活動過後，先兩人一組分享至團體的分享。

呼吸練習的普遍性，透過圖像（藝術）、動作和聲音被具體化出來，幫助記錄經驗並加深團體成員間的連結。

第三週：培養平靜：愉悅的、不悅的和中立的事件

- 意圖：讓參與者注意到身體內外所發生的愉悅的、不悅的和中立的事件。我們對於不好事件的反應和對好事件的回應方式，決定了我們的壓力程度。
- 表達性藝術：正向經驗的呼吸作畫和負向經驗的呼吸作畫。
- 型式：想像和藝術。

帶領者説：

　　現在，請你們想像目前生活中一件愉悅的事。用你的感官，並讓心靈的雙眼看到那清楚的圖像。注意你的呼吸，當你準備好的時候，用線條、形狀、顏色（蠟筆、彩色筆、色鉛筆）來回應你的呼吸經驗。在畫紙的另一面，首先，想像目前生活中一件不悅的事，並以身體全然的感受它。當你準備好的時候，再經由呼吸的經驗賦予事件一個形象。

‧分享：請參與者兩人一組討論自己的作品和經驗，之後再回到團體分享，留意對愉悅的、不悅的和中立的事件的回應，練習不帶評判的方式接受自己和他人。

第四週：壓力的反應和強度

‧意圖：讓參與者帶入身體對愉悅的與不悅的事件的覺察，認識經驗是什麼，對事件的想法、感受，以及自己對其應對的方式。
‧表達性藝術：身體掃描覺察的圖像及回應。
‧型式：想像及藝術。

　　在身體掃描的靜觀過後（參照附錄一的身體掃描正式練習），我們提供給參與者事先畫好的人形圖（見圖 11.4）和一盒的彩色筆或蠟筆。

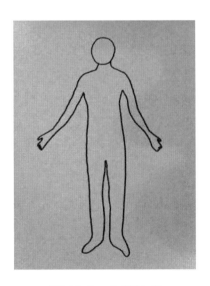

圖 11.4：身體輪廓

帶領者邀請團體：

當你反映身體掃描的經驗時，在紙上用線條、形狀、顏色和大小來表達你體驗到什麼（圖 11.5a）。

在第一個圖畫之後，帶領者提供一張白紙請成員在沒有人形的輪廓下，重新在相同的位置上呈現一樣的圖像（圖 11.5b）。帶領者補充說明：

現在，思考一下這個構圖，不帶任何評判或是預設立場，信任內在的自我，並以線條、形狀、顏色和形式來滋養圖像。這個圖像現在需要你如何照顧它？

Stephanie 分享了她在身體掃描時的感官知覺和情緒（圖 11.5a），之後她將原來的視覺圖像轉化為蝴蝶（圖 11.5b）。她在團體中分享了這個象徵代表她的力量和韌性，讓她從一開始所經驗到的負向評判中自由，並且提供她一個更好的自我接納及獨立的機會。

‧分享：參與者先進行兩人一組的討論，之後再進入團體中分享。將焦點放在對身體內外的覺察與接納。為了要釐清與壓力管理及自我照顧相關的習慣和信念系統，我們請參與者覺察現實生活情況與藝術創作過程相呼應的經驗。

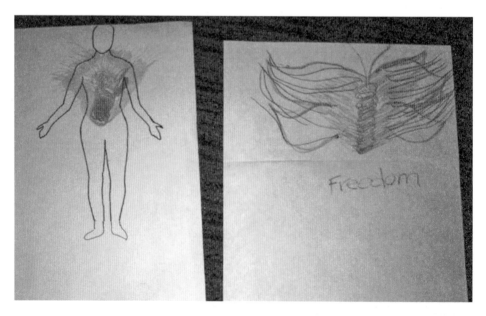

圖 11.5：(a)身體掃描的感官知覺；(b)關照圖像

第五週：日常的壓力和改變生活的事件，以及它們與我們健康之間的 關係

・意圖：對壓力源的應對方式及處理模式的覺察。

・表達性藝術：Don Jones 評估工具。

・型式：藝術。

　　這個練習的本質來自 Jung，並且是藝術治療先驅 Don Jones 所發展出來的評估工具（Jones, Vinton, and Wernick 1999）。我們在團體中呈現四種不同冒險情境，每種情境代表我們日常生活中即時即地所遭遇的挑戰。在完成說明之後，團體成員用圖畫來回應每個情境，而這些回應代表每位成員面對挑戰時不同的處理風格。

・媒材：畫紙、鉛筆或是彩色筆。將畫紙對折，將折線擺左邊，並標上頁數：在最前面一頁標上 1；內頁左側標上 2；內頁右側標上 3；最後面一頁標上 4。

・故事（為這四個情境分配特定的時間）：

　　圖像 1：你在一個旅途之中，朝著森林的小徑走去。你來到一個湍急的河流前，你必須要跨過河流來繼續這個旅程，在第一頁畫下你會如何渡過這條河。

　　圖像 2：現在，想像你自己回到小徑，正在離開森林的路上。你開始爬山，由於山坡十分陡峭，所以山路蜿蜒曲折。你停下腳步喘口氣⋯⋯注意到一隻野生動物朝你走來。在第二頁畫下你如何通過這隻動物。

　　圖像 3：想像你回到山路，遇到一場很大的暴風雨。你需要找到一個遮蔽處⋯⋯接著你看到不遠處有一個山洞。但在有一隻怪獸擋住山洞入口處兩側。在第三頁，畫下你如何處理這個情況，以進入到山洞中。

　　圖像 4：當你來到山洞中，你感到十分疲倦而且需要休息。在你閉上眼休息之前，你聽到某處傳來聲音，瞭解到你不是單獨在山洞中。在第四頁，畫下你在山洞裡的經驗，並且自行決定如何結束這個故事。

・分享：參與者先進行兩人一組的討論，之後再進入團體中分享。

　　這個練習幫助成員覺察自己應對壓力的風格。第一個情境可以單獨或是透過協助來解決，相當於我們如何處理生活中的困境。第二個情境提供一種對抗局面（來自野生動物）。人們普遍對這個情境有四種處理方式，特別是當個人在無法掌控或準備的情況下，我們要不是會逃避、具攻擊性、消極，不然就是消極反抗。同樣的情形出現在第三個情境中；但是，這次我們被賦能觸及處理威脅的資源。第四個情境提供了一個隱喻，反映出我們與自己及他人的關係。

第六週：辨識有壓力的溝通

- ·意圖：承認應對衝突的來源和風格。
- ·表達性藝術：衝突管理的策略。
- ·型式：社會計量（sociometry）。

　　成員站著圍成一圈，每個人輪流走進圓圈中心分享一種處理衝突的方式。例如：有一個人走到圓圈中說：「我逃避它」。其他人若覺得自己也是以相同的方式處理衝突，也可以進入圓圈加入第一個人。每位在中心的人簡短分享他們如何避免衝突。例如：「你是真的離開衝突情境、忽視衝突，或是改變話題？」接著，我們請成員思考他們是從誰身上習得這樣的處理行為。其他成員也在支持與同理下，被鼓勵去辨識他們處理衝突的習慣。

- ·分享：我們以不給建議的方式，讓成員在團體中分享各自的作品和洞察。然而，成員透過共同的經驗在相互支持之下，提升於困難的溝通情境中對固定行為模式的覺察。藉由自選的團體成員提供建設性的衝突解決技巧模式來深化討論。

第七週：覺察重要的關係和社會支持

- ·意圖：為自己的關係選擇和模式負責。
- ·表達性藝術：社會原子圖（social atom）。
- ·方式：藝術和社會計量（sociometry）。

　　社會原子圖是由心理劇的創始者 Jacob Moreno（1872）所發展出來，做為探索和梳理個人生命之重要關係的方式。

- ·媒材：畫紙、蠟筆、鉛筆、彩色筆。

帶領者說：

　　　　思考你現在的生活及重要的關係。你將畫出一張含有與自己最重要關係之人的地圖，其中也包含你自己。用圓圈代表女性，三角形代表男性。將你自己用圓圈或三角形標示在畫紙上，來指出你現在看到的自己是處於生命中的哪個位置（例如：在中心、不在中心、中心下方或上方等等）。考慮現在所感受到的自己，在目前生活中是大是小，用顏色來呼應目前你與自己關係的看法，在符號下面寫上「我」，並繼續用圓形、三角形和選用的顏色來表示目前對你而言主要的關係人彼此之間的遠近、大小和寬窄（圖 11.6）。寵物和逝者也可以

包含在這張圖畫中，用斜線在圓圈或三角形內標示代表已故之人。

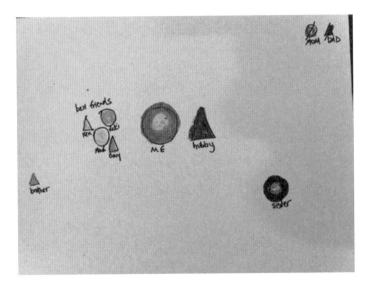

圖 11.6：社會原子圖

・分享：參與者先進行兩人一組的討論，之後再進入團體中分享。我們請他們以不帶評判的方式，注意到圖畫裡與自己生命最重要的關係，並且問說：「你覺得擁擠？或是寂寞呢？如果你可以擁有自己真正想要的關係，那會是怎麼樣的呢？」這個練習可以協助個人釐清當前的支持系統，同時也以沈著公正的方式來看待它。由此，我們鼓勵進一步討論關於理想的社會支持所需要的。

第八週：自我練習的持續

・意圖：將從課程裡獲得的技巧和工具帶入日常生活中。
・表達性藝術：從那裡到這裡。
・型式：動作、戲劇、聲音和姿勢。

帶領者邀請團體參與：

　　想像有一條線從房間的一端代表「那裡」，延伸到另一端代表「這裡」。「那裡」表示 MBSR 的第一堂課，「這裡」表示最後一堂課（或是你之後人生的第一堂課）。每個人會輪流在空間移動，表達你學習 MBSR 和表達性藝術課

程的旅程。可以自在地用動作、聲音、姿勢來反映你的經驗。

團體成員以不評判的方式來見證其他成員的經驗。

- 分享：兩人一組，之後再進入團體中分享。成員表達他們的動作經驗所帶來的衝擊，以及整個團體見證此經驗的影響，成員並分享他們會如何將團體的經驗帶到日常生活之中。

結論

八週的 MBSR 和表達性藝術課程可以用許多方式做調整。如同我在歷經 12 年的教學經驗之後所發現的，每位成員都為群體帶來獨特的呈現及貢獻。有些團體十分安靜，對結構式的課程反應良好；有些團體則需要更多時間來消化。即使 MBSR 的訓練必須遵循 Kabat-Zinn 所發展的課程，但是表達性藝術治療模式可以根據參與者近期的需要而做調整，這些活動可以十分耐人尋味且富有啟發性的。當有必要時，正念減壓的教導者尋求督導或諮詢是很重要的。呼吸練習、藝術創作、動作和社會劇可以引發潛藏的情緒挑戰，並且促進洞察及轉變。

每天留一些時間靜觀，對於這樣的工作在身心方面的效用十分關鍵。同樣地，個人可以考慮定期的運用表達性藝術，做為進一步自我探索和驗證的媒介。在名聲良好的醫院支持下，我們提供社區居民正念減壓和表達藝術治療課程，再再強調了正念和藝術在健康和預防方面的價值。

文獻

Allen, P.B. (1995) *Art is a Way of Knowing.* Boston, MA: Shambhala.

Allen, P.B. (2005) *Art as a Spiritual Path.* Boston, MA: Shambhala.

Carmody, J., Baer, R.A., Lykins, E.L., and Olendzki, N. (2009) "An empirical study of the mechanisms of mindfulness in a Mindfulness-Based Stress Reduction program." *Journal of Clinical Psychology 65,* 6, 613–626.

Chaskalson, M. (2011) *The Mindful Workplace.* West Sussex, UK: Wiley-Blackwell.

Davis, L. and Kurzban, S. (2012) "Mindfulness-based treatment for people with severe mental illness: A literature review." *American Journal of Psychiatric Rehabilitation 15,* 2, 202–232.

Denton, R. and Sears, R. (2009) "The Clinical Uses of Mindfulness." In J. Allen, E. Wolf, and L. VandeCreek (eds) *Innovations in Clinical Practice*. Sarasota, FL: Professional Resource Press.

Jones, D., Vinton, M., and Wernick, W. (1999) Panel presentation, American Art Therapy Association Conference, November 21. Orlando, FL.

Kabat-Zinn, J. (1990) *Full Catastrophe Living*. New York: Dell Publishing.

Kabat-Zinn, J. (1994) *Wherever You Go, There You Are*. New York: Hyperion.

Kabat-Zinn, J. (2005) *Coming to Our Senses*. New York: Hyperion.

Langer, E. (2005) *On Becoming an Artist*. New York: Ballantine Books.

Levine, S.K. and Levine, E.G. (eds) (1999) *Foundations of Expressive Arts Therapy*. London: Jessica Kingsley Publishers.

Mars, T.S. and Abbey, H. (2010) "Mindfulness meditation practice as a healthcare intervention: A systematic review." *International Journal of Osteopathic Medicine 13*, 2, 56–66.

Moreno, J.L. (1972) *Psychodrama*. McLean, VA: American Society of Group Psychotherapy and Psychodrama.

Rubin, J.A. (1984) *Child Art Therapy*. New York: Van Nostrand Reinhold.

Santorelli, S. (1999) *Heal Thy Self*. New York, NY: Bell Tower.

Simonton, C.O. (1974) "Management of the emotional aspects of malignancy." Lecture delivered at the University of Florida, Gainesville, FL. Reprint.

第十二章

正念表達性治療
在嚴重且持續的精神疾患之應用

Daniel Herring

　　正念表達性治療（Mindfulness-Based Expressive Therapy，簡稱MBET）是一種透過使用多元表達性及藝術性的模式來教導正念的取向。起初，這取向發展於針對嚴重且持續的精神疾患（severe and persistent mental illness，簡稱SPMI）成人所設計的心理社會復健日間處遇方案。本章包括：簡介正念對SPMI患者的應用、簡介MBET方案設計及其效用、MBET活動的重點，以及一些臨床實例來強調調整課程架構以適合個別需求的重要性。

理論架構

　　情緒疾患、精神疾患、人格疾患、嚴重焦慮疾患和成癮是日間處遇方案的主要診斷群（Herring 2005）。正念本位的處遇方案，特別是針對前述診斷和問題的發展及研究已經很多；然而，到目前為止仍未有針對日間處遇所做的研究。辯證行為治療（DBT）（Linehan 1995）發展始於對邊緣性人格疾患的有效處遇，後來也運用於物質使用疾患上（Davis and Payne 2003; Dimeff and Linehan 2011）。Marlatt等人（2004）發展出有效正念本位的處遇方案於物質使用疾患上；正念認知治療於憂鬱症的處遇（Segal 2002; Ma and Teasdale 2004; Segal, Williams and Teasdale 2002）已顯示減少半數憂鬱症患者的症狀復發，這些患者都曾有過三次或更多次的重鬱症復發；接納與承諾治療（ACT）（Bach and Hayes 2002）已顯示能有效減少精神疾患者的住院治療次數；正念為本認知行為治療（MiCBT）（Cayoun 2011）已顯示對精神疾患者有療效。此外，

身心醫學（Benson 1976）和正念減壓（MBSR）（Kabat-Zinn 1990）也都顯示在焦慮和雙重失調的醫療問題上有療效。

　　因為這些取向都提到正念處遇在 SPMI 患者的潛在療效，我設計了 16 週的日間處遇方案來教導正念，並介紹正念活動，例如：靜觀、正念動作，做為這方案日間課程架構的一部分，此方案設計是基於我內觀靜坐（洞見靜觀）的訓練和《中部尼柯耶》（*Middle Length Discourses of the Buddha*）（Bodhi and Nanamoli 1995）書中（此書是整理自髻智尊者 Bhikkhu Nanamoli 的遺稿）提及的靜觀指引，而這也是 MBSR（Kabat-Zinn 1990）的主要基礎。

正念訓練在日間處遇方案的療效

　　這 16 週的正念方案在兩間不同的日間處遇中心，使用由行為健康實驗中心所發展的「處遇結果配套」（Treatment Outcome Package，簡稱 TOP）來進行測試。第一個中心的參與者（原先有某些程度的正念經驗），在實施之後比起原先處遇方案（treatment asusual，簡稱 TAU）有 32% 參與者減緩症狀；而在第二個中心——於這 16 週方案之前，沒有任何正念相關課程，在實施之後，有 72% 參與者減緩症狀。以一份設計來評量方案實施前團體之生活品質的問卷讓參與者填答，正念團體在生活品質上呈現顯著提升（Herring 2005）。自從這些研究之後，Luanne Davis 和同事已經持續在 Richard L. Roudebush 退伍軍人管理醫療中心（Veterans Administration Medical Center），研究將正念運用在思覺失調症患者上，並有以下結論：

> 　　正念處遇是可接受的，正念被視為有以下預期效果：症狀減緩、啟動認知改變、透過放鬆來做壓力管理等。大致上成員的反應是正向積極，在靜觀期間或正念訓練結束時，沒有成員精神症狀惡化（Brown *et al.* 2010, p.241）。

正念表達性治療的發展

　　MBET 的構想來自於與兩位 Lesley 大學實習研究生 Ben Fox 和 Stephanie

（Sordillo） Ryan 的討論，並進一步受到 Caroline Peterson 所發展的正念藝術治療（MBAT）在女性癌症患者運用的啟發（Monti *et al.* 2005）。

我們已經持續討論使用多元藝術模式的方法，介紹正念給那些對 16 週正念方案有困難的個案，並針對那些剛開始要精熟這套方案的人，提升他們對正念的瞭解和應用。初期在 Fox 和 Sordillo 兩位的成功應用，以及之後數年實習生和臨床醫師的協助下，我發展出這 16 週的 MBET 方案，可做為最初 16 週正念方案的補充版或替代版，這個新方案對進階的靜觀者和初學的靜觀者都適用。表達性藝術加入正念似乎提供給個案一種更為容易的方式，在沒有過度認同或反應的情況下，來見證和學習關於他們的心神、情緒和感官知覺的內容。

因為正念基本上是引導和重新引導關注力的行動，它提升了基本的執行功能，並提供了痛苦回饋循環的釋放（Segal *et al.* 2002）。SPMI 的患者經常陷入這樣的痛苦循環中，正念能夠幫助參與者改變他們與感官知覺和心智經驗的關係，從恐懼、依附和反應性的自己，進入到更為覺察、包容和接納的狀態（Hayes, Strosahl, and Wilson 1999）。MBET 可做為促進以上療效的有效工具。

臨床應用

MBET 方案

這 16 週的方案，每週進行一小時，團體成員在 8 到 10 人之間，都有與 SPMI 相關的混合診斷，團體每次至少有一位協同帶領者。

在處遇方案開始之前，我們告知團體成員，此方案的目標並不是放在最終的藝術成果，對成員也沒有任何藝術形式「天分」的期待或必要性。我們鼓勵成員把每次的團體都視為是一種引導式靜觀，把溝通互動（特別是口語溝通）降至最低，並保持靜觀的心神狀態，如此能降低內在喋喋不休和分心程度。我們也談到要以友善的好奇心和開放的態度來接近練習活動中的表達部分。

為了促進成員在當下聚焦、最少分心的狀態，我們給每位成員專屬的美術材料用品，如果某些美術材料和紙張在活動中被用過了，我們會在靜觀之前分

發補齊，參與者被要求在開啟個人媒材箱之前要靜待領導者的指示。

MBET 團體活動

由於章節篇幅有限，我僅描述 MBET 的少部分活動，藉以強調我們希望提供什麼樣的經驗給參與者[1]。

正念活動有以下歷程：開始於引起最少焦慮感的練習，然後逐漸進行會增加焦慮感的練習。活動參與之初，先注意到明顯在自身之「外」的對象（例如：視覺或聽覺對象），然後移動到內在對象（感官知覺、心神狀態——睡意或不安），接著到心神對象（例如：想法和內在意象），最後再到我們彼此互動時的正念。

每次團體開始，都會做正念呼吸引導：

把注意力放在呼吸的感官知覺上，留意每一次的吸氣和吐氣，自然的呼吸，不需要去改變或控制呼吸。心神漫遊是很常見的，當漫遊發生時，我們僅僅需要把注意力帶回呼吸上，如果覺察到背景想法、噪音、感官知覺或是其他，這是 OK 的，只要繼續回到對呼吸的感官知覺有溫柔、和善的覺察，並且帶著覺察和接納，讓體驗自然發生。

MBET 活動 1　介紹／探索媒材

目標
觀察；不評判；熟悉不同的媒材；自發性；介紹過程導向 vs.作品。

材料
個人媒材箱、全用途畫紙。

靜觀
正念呼吸。

表達性藝術
在靜觀之後，邀請參與者依序嘗試每種媒材，留意它們彼此間的差異，每種媒

材會引發出什麼（吸引或厭惡），而你傾向用每一種媒材各自創造出怎樣不同的形狀、質感或顏色。團體帶領者決定探索媒材的順序，並在探索每種媒材之間，間隔2 到 3 分鐘來引導成員進行靜觀。

分享

　　剛開始的時候，邀請成員拿著自己的作品，僅僅用觀看來「吸收」彼此的作品；另一種作法是將每個人的作品貼在牆上，讓其他成員靜靜的觀看；或是將作品放在桌上，團體成員可以繞著桌子觀看作品。最後，團體帶領者邀請成員做口語分享——鼓勵覺察且不評判：

　　　　花些時間，仔細留意彼此的作品，看看在形狀、顏色、質感或圖案上有什麼相似和相異處；留意你的任何情緒回應，練習使用不評判的觀點來描述你所經驗到的，不打分數、也不去區分彼此作品的「好」或「壞」。取而代之的是：描述你看到他人作品時的個人經驗，這樣不評判的態度需要透過練習來建立，希望你們不要介意我會不斷的提醒。

MBET 活動 2　觀察和描述一個視覺對象

目標

　　對感官對象的直接經驗；區別對視覺對象的直接經驗和對它們產生什麼想法之間的不同；觀察；不反應。

材料

　　藝術媒材、全用途畫紙。

討論

　　在靜觀之前，與團體成員溝通什麼是感官覺察；留意「注意到什麼」跟「想到什麼」之間的不同（Herring 2005）；引導成員列出「能看見什麼」的清單（例如：形狀、顏色、質感、光線、陰影、線條、空間等）；嘗試強調「看到什麼」和「認為看到什麼」之間的不同。通常我們會錯失「看的經驗」，而只注意到我們「曾經看過什麼」的想法，例如：「那是一個缽」或「我喜歡／討厭那個顏色」。

靜觀

　　5 分鐘的正念呼吸靜觀。

表達性藝術

　　放一個物體（如：唱缽、坐墊、敲錘）在桌上，邀請參與者觀察這個對象，只

要單純吸收物體的顏色、形狀、質感、光線、陰影和圖案等等（3 到 5 分鐘）。

　　當參與者在觀看此對象時，邀請他們複製所看到的顏色、形狀、質感、光線、陰影和圖案，並且強調這不是一個靜物寫生，這個體驗的目的不是要製作出此對象的精確複製品，其意圖是要讓成員探索他們注意到的不同視覺品質，並經驗「在本質上，你正在拆解這個缽──把缽解構成它各種的視覺組成──紅色三角形、金色圓圈、平滑的曲線、閃亮的黑色方形等。」

分享

　　如同活動 1 的分享方式。

MBET 活動 3　　觀察和描述一個聽覺對象

目標

　　直接的感官經驗；全然的經驗聽到什麼；使用視覺意象去澄清聽到什麼；看見「聽到什麼」與「視覺呈現」之間的相似處。

材料

　　銅鑼、唱缽、雨杖、手提式的打擊樂器、其他可發出聲音的樂器、藝術媒材、全用途畫紙。

靜觀

　　開始先正念呼吸，接著緩慢的帶入留意到什麼聲音，並且讓這聲音成為靜觀的對象。

討論

　　回顧上週視覺感官觀察的練習，提醒參與者不讓想法或評判覆蓋了我們正在經驗的感官知覺；從上週的經驗中舉例，回顧「注意到什麼」與「想到什麼」之間的不同；盡可能的列出「可以聽到什麼」的清單──音量、音調、音色、旋律等；將藝術媒材發放下去，準備幾個銅鑼、唱缽、雨杖和其他可發出聲音的樂器，也準備同樣多張的畫紙在這些樂器旁邊；請團體成員依序將每張紙編號，當成員用樂器發出聲音時，依照號碼在紙上創作，如此當成員看著畫紙上的視覺圖像，便會知道這是回應哪種聲音。

靜觀

　　先進行 2 分鐘的正念靜觀，然後帶入 5 分鐘對聲音的正念覺察。告訴參與者你即將用樂器發出聲音，並邀請他們盡可能直接且正念的經驗這些聲音。選擇一樣樂器發出一系列的聲音。

表達性藝術

　　請參與者自選一種媒材畫出線條、形狀或圖案，並用適合的顏色來呈現他們剛剛聽到的聲音，完成後，請成員回到正念呼吸；然後重複上述作法，一直到體驗過所有的樂器，並對每種聲音做出視覺呈現。

　　當成員完成他們的畫作時，邀請他們待在正念呼吸 1 到 2 分鐘，有時必須提醒團體成員在時間內完成畫作，例如：「在接下來的 60 秒之內完成你的畫作，當你聽到鑼聲時，請回到正念呼吸上。」

　　過了一會兒的正念呼吸之後，介紹下個聲音，重複前述步驟，持續進行到每位成員都聽過所有的樂器聲音，並且完成視覺的呈現。

分享

　　邀請每位成員依序拿起畫作，當拿起各自的畫作時，重複發出那個畫作的聲音。口語的分享可有可無且盡可能的少，因為邊看著畫作同時聽著聲音的體驗是很有力量的，過多的口語囉嗦會稀釋掉這些力量。

　　在分享之後，結束這次體驗的有力方式是發下樂器，讓每位參與者實驗性的發出聲音，然後一起發出樂器的聲音。我喜歡的作法是讓某一成員先開始發出聲音，其他成員依序每次加入一個聲音，當下個成員聲音開始後，請前面那位成員的聲音逐漸消褪，然後依序讓下一位成員的聲音加入，這會讓團體在高程度的注意力下，帶點玩性又穩定的方式結束活動。

MBET 活動 4　身體的正念

目標

　　身體感官知覺的覺察；發展「體現」存在感；增加對身體感官知覺的興趣，並降低對其的反應性（reactivity）；導向增強幸福感；享受身體做為表達和溝通的器官。

材料

　　將椅子圍成一圈，每張椅子留有足夠的空間，讓成員有站的地方，並有空間自由走動。

靜觀

　　正念呼吸後，進行積極的「身體掃描」。

表達性藝術

　　幾分鐘的正念呼吸後，邀請參與者移動、拍打、搖擺或摩擦身體的局部，從雙

腳開始，然後往上到頭頂。在這過程之中，邀請成員在每一個動作／身體部位之後停下來，感受那一個身體部位正在經驗的感官知覺。我通常會在坐和站之間替換，如此長久站不動或對活動抗拒的參與者才不會感到太累或太操勞。這個活動的意圖是要有系統的經驗每個身體部位的感官知覺或是缺乏面；此外，我盡可能的用輕快幽默的態度來介紹每個動作，讓成員感到愉悅和有趣。

分享

有別於之前的處理模式，我邀請成員以正念互動的方式做歷程分享，彼此圍成圓圈做動作並傳遞下去，用串連或結盟的方式做回應，也就是某位成員做出動作後，其他團體成員重複該動作。動作過程中可以加入聲音，無論他們出現怎樣的情緒或衝動，允許成員在過程中玩樂、感到愚蠢或尷尬，這會鼓勵靜觀覺察、不評判、真實性和自發性。

MBET 活動 5　正念飲食

目標

增加對食物的覺察，並且對食物的反應和回應感到自在；增加慢食的能力和體驗過程中的每一步驟；轉換與食物的關係，從強烈的渴望或矛盾到好奇和享受。

材料

畫紙、鉛筆或原子筆、一個食物拼盤（水果、蔬菜或其他體積小、容易拿和吃的食物）。

靜觀

從正念呼吸轉到正念飲食。

5 分鐘的靜觀之後，將托盤拿出來，邊問邊引導成員說：

觀察這托盤裡有什麼，注意你自己的反應，也許你正經驗到期待、焦慮、評判、渴望、困惑或厭惡。如果你可以，就只要帶著這些感覺坐著一分鐘，並且在開放和友善的空間中承受住它們。如果不行，就留意這些反應正發生時的空間。

表達性藝術

繼續引導參與者：

現在，如果你想要的話，自由的分享自己的反應……數分鐘之後……從食物拼盤裡選一樣食物，把這食物放在你面前的紙盤或紙巾上，但是不用對它做任何事情，就只是看著在你面前的這樣食物……大約 15 秒之後，花點時間寫下

你對這食物視覺外表的描述。現在，觸摸這個食物，並寫下你發現對這食物的感受描述……把食物靠近你的鼻子聞聞看……如果你對這食物的味道有文字想描述就寫下來……當你準備好的時候，把食物放到你的嘴裡，但是不要咀嚼它，寫下你可能發現的兩種感官經驗，一個是食物本身帶來的感官知覺，二是當有食物進入到你的身體時（特別是嘴巴）會發生什麼。現在，開始咀嚼這食物，然後看看自己是否能夠抵抗想把食物吞下去的衝動，如果可以的話，在把食物吞下之前，寫下咀嚼食物的過程，然後在吞下後留意自己的經驗，並且寫下任何文字來描述這個過程經驗。

　　想想你剛剛發生的飲食經驗……看看你面前書寫的文字，如果你願意，使用這些文字或是任何其他文字來描述你剛完成的飲食過程經驗，也許有些人會覺得從剛才寫下的文字清單裡（或是飲食過程的階段），各取一字出來比較容易開始。你的書寫可以是詩句或散文，你也許會想要捕捉這經驗的直接部分，試試看你能否請他人也感受一下。如果你對俳句（Haiku）感到熟悉，你也許會想要嘗試那樣的形式，或是你希望去發現自己的形式（詳見表 12.1 為例）。

分享

如果參與者願意的話，請他們分享書寫，允許這過程有很多的口語分享時間。

表 12.1：書寫例子

皺皺棕色	我想要它！
黏黏的	我不想要它！
聞起來甜美	給我！
嘴巴發癢	拿開！
甜美多汁	吃不下了
迫不及待	狼吞虎嚥
吞下	

MBET 活動 6　觀察情緒和心神狀態

目標

瞭解心神狀態（mind-state）如何把我們的感知上色；識別我們受到心神狀態影響的時刻；留意心神狀態的本質並非永恆；認清我們不需要依照當下的感受來行動。

材料

藝術媒材、大張的多用途畫紙。

靜觀

正念呼吸的同時，加入對心神狀態的觀察。

討論

心神狀態是心神無所不在的狀況，成為想法和感知發生之處。當我們在情緒飽和時，情緒變成為心神狀態。例如：當我們正感到非常開心時，會因某事發生而變得生氣，然而這生氣也許會稍縱即逝，讓我們重回到開心的狀態。如果我們待在生氣之中並且讓生氣的回憶和意象舞動起來，生氣會變得無所不在，並開始影響我們所有的感知，像是除了生氣之外，感覺不到其他的，總是經驗到生氣，也總是預期會生氣，這就是生氣的心神狀態。

另外一種思考心神狀態的方式是以天氣做比喻，這個世界在陰天時看起來就與晴天時候非常不同；一滴雨水很小，一場風暴雨就是不可小覷的力量。

心神狀態也是種狀況，例如：睡眠、休息、感官渴望、懷疑或激動，這些狀況的背後也許不是某種特定情緒，甚至有可能是生理因素，例如：缺乏睡眠或是靜觀的副作用。

我們也可以把心神狀態想成是一種情緒，要從外在看情緒並不容易，因為情緒在任何你所見之處；然而，如果你仔細去看，你會察覺自己的憂鬱（舉例來說）不會總是在運作的狀態，即使是陷入最深的憂鬱當中，還是會有幽默、舒服、滿足、愉悅和許多其他經驗發生的時刻，我們必須學習去看到它們。

要能夠看到比表面上看起來還較少真實的心神狀態，我們首先得理解並看到它們如何在我們的心神環境中運作。

靜觀

引導參與者：

當我們沉浸在正念呼吸中，我想邀請你們去注意你所感知到的呼吸所在之環境，你現在的心神是什麼樣的天氣？它是明亮又振奮，還是晦暗且淒涼？它

是晴空無雲，還是烏雲滿天？有任何持續出現在你思緒中的議題嗎？你的身體感受如何？在你所想和身體感受之間有什麼關係嗎？你的心神非常忙碌和活躍嗎？還是非常安靜又冷靜？想想可以經驗到心神的各種可能方式，然後留意今天是否這些經驗就在你當下的心神之中。

表達性藝術

　　靜觀的尾聲，邀請每位參與者描繪心神狀態或他們在靜觀時所經驗到的，可以用一幅自然景觀畫、一張天氣圖或是抽象的方式呈現，像活動 1 一樣的分享和整理。鼓勵參與者敘述他們已經描繪過的心神狀態，討論它們如何影響自己的靜觀經驗，特別留意是否在靜觀時有任何改變發生，或是在描繪心神狀態裡有任何不一致之處，這也許會呈現之前提到的想法，心神狀態不總是像它看起來那樣穩固和持久。

MBET 活動 7　鏡映視覺動作

目標

　　增加對他人的關注和協調；增加對動作的自在感、專注力。允許事件發生並以更大的接納度和自發性來參與其中。

材料

　　有椅子的大空間，足夠讓每位成員進行肢體動作。

靜觀

　　正念呼吸。

表達性藝術

　　請團體成員兩人一組並彼此面對面，兩人之間距離約 1.5 公尺，小組之間也距離 1.5 公尺。進行 5 分鐘的正念靜觀，在結束靜觀時，請參與者與同組夥伴有眼神接觸，小組成員之一開始緩慢的移動，開始的人是「帶領者」。這個體驗的「帶領者」指的是這位成員的動作會受到同組另外一位夥伴的鏡映，而這位夥伴會盡可能去鏡映帶領者的動作，稱之為「跟隨者」。跟隨者觀察帶領者，然後模仿帶領者的動作。帶領者有責任選擇做出跟隨者能同時複製的動作。過了一會之後，團體領導者會建議做不同的鏡映動作，例如：臉部表情。當成員站著進行體驗時，可能會感到較為脆弱，團體領導者要能敏感的留意成員的安全需求。

　　過了數分鐘之後，邀請小組成員彼此交換體驗的角色，重複前述的練習，然後團體領導者引導成員在「帶領者」和「跟隨者」於不同的時間長度上做角色轉換。最後，請參與者嘗試看看是否能在沒有團體領導者的引導下鏡映彼此的動作。

團體鏡映

　　邀請參與者圍成一圈站著，每位成員輪流當帶領者，其他人則是跟隨者，實驗性的在沒有固定的帶領者引導下，鏡映彼此的動作。我認為最後這樣無帶領者的團體鏡映是種正念練習，它需要每位成員在等待動作出現時，保持警覺、開放和接納的狀態，這是正念的真實態度。在這體驗之後，團體成員坐下，用口語表達歷程經驗。

臨床考量

　　對所有練習正念的人來說，當我們對各種心智和情緒狀態變得更為覺察之後，眾多挑戰會迎面而來。在日間處遇機構與 SPMI 患者工作時，基本上要調整 MBET 的方案來符合團體成員的個別需求。接下來的實例介紹，可以一窺MBET 能被調整以支持更大情緒調節的一些方式。

提供更大的結構和增加時間，以因應個別成員的需求

　　Mary 是位 35 歲的女性，有思覺失調的診斷，她也曾經歷過重大學語前的性虐待。她是位很棒的藝術家，有愉悅的幽默感和美麗又發光的外表。Mary很容易對複雜任務感到不堪負荷，並且需要慢慢來。當她感到不堪負荷時，她會很快變得凍結或解離，進入到哭泣或反應遲鈍的狀態。她有困難做快速的轉換，有些活動（例如在活動 3 的畫紙編號）會引起她的困惑和苦惱。在這樣的情況下，可以透過協同領導者的協助，或在活動之前準備好所有畫紙和編號來改善她的情況，我們也允許 Mary 繼續以其所需的時間來完成活動──即使團體已經進行到下一個步驟，她還是可以繼續畫畫。

提供安全的空間來傾聽個案的困難

　　Tom 是位 55 歲的男性，患有憂鬱症並有長期酒精依賴的歷史，他正處於緩解期，而且他的神經心理測試指出有痴呆的癥兆。

　　在活動 2 時，Tom 和 Mary 兩人都感到被迫要像靜物寫生一樣來畫缽，這讓他們感到很挫折──Tom 缺乏精確描繪物體的技巧，Mary 則感到沒有足夠

的時間完成。一旦他們能夠將這樣的挫敗說出來，並接受團體的支持，他們便能夠描繪所見，清楚地區分「看見歷程」與「思考歷程」的不同，而這就是此活動的目標。

提供活動選項；認可個案的經驗

Susan，37 歲，有性創傷、飲食障礙的歷史，以及雙極性情感疾患和邊緣性人格疾患的診斷，她是個非常聰明有活力的女性，情緒的爆發力也頗強。飲食活動對她來說相當困難，她感到赤裸且勉強，我給了她想如何繼續體驗的選項，認可她的情緒反應和解釋活動的目的（在飲食過程中放慢步調，並對食物及食量有更多的覺察和更少的直接反應），讓她能待在這空間中，並有足夠參與度到可以從體驗中獲益——足夠到她可以思考在獨處時從事這個練習的可能性。

Susan 發現某些身體導向的活動具有激發的力量，在允許她可以控制參與的時間和方式之下，Susan 能夠待在空間中容忍自己的苦惱，並且有足夠的參與度以從體驗中獲益。

結論

當正念訓練逐漸成為治療師提升技能工具的選項之一時，MBET 所扮演的重要角色，不僅把正念帶到活動的領域，也帶到互動的領域。參與者在 MBET 的方案中見證彼此的掙扎、學習和勝利，他們透過活動正念地參與彼此，這樣的方式比口語溝通來得更少誤解和評判，也在開放和覺察的空間中，更能傾向以自發的良善和關懷來回應彼此。值得一提的是，正念訓練能改變我們的關係，不僅是我們的經驗，還有我們與自己的關係——成為較少批判、評價和更多良善與關懷的人。因此，MBET 不僅能改變我們與自己的關係，也能幫助我們轉化學習到我們的人際互動和關係上。如果正念如同 Steven Hayes 視為是「認知行為治療（CBT）的第三波」（Hayes, Follette, and Linehan, *et al.* 2004, pp.5-6），那麼 MBET、MBAT 和其他藝術本位正念取向也許是正念療法的下一波趨勢。

註解

1 全套的正念表達性治療方案，可見於 Herring（2005），網站：www.min-dfullyunfolding.com （2013 年 5 月 1 日取得）。

致謝

很多不同的表達性治療師和實習生都曾參與過這個方案，我很誠摯的感謝他們的投入，特別是 Ben Fox、Stephanie （Sordillo）Ryan、Marika Shimkus、Fiona Logusch、Bev Thurkelsen、Un Chu Lee Hoyle 和 Naomi Altman。我也要感謝 Caroline Peterson，她在 2005 年麻薩諸塞大學醫學院正念中心的年度座談會裡的工作坊，協助啟發了 MBET 的方案和對活動 1 有很大的影響。

文獻

Bach, P. and Hayes, S. (2002) "The use of acceptance and commitment therapy to prevent re-hospitalization of psychotic patients: A randomized clinical trial." *Journal of Counselling and Clinical Psychology 70*, 5, 1129–1139.

Benson, H. (1976) *The Relaxation Response*. New York: Hearst Books.

Bodhi, B. and Nanamoli, B. (1995) *The Majjhima Nikaya: The Middle Length Discourses of the Buddha*. Boston, MA: Wisdom Publications.

Brown, L.F., Davis, L.W., LaRocco, V.A., and Strasburger, A. (2010) "Participant perspectives on mindfulness meditation training for anxiety in schizophrenia." *American Journal of Psychiatric Rehabilitation 13*, 224–242.

Cayoun, B. (2011) *Mindfulness Integrated CBT*. Chichester: Wiley-Blackwell.

Davis, G. and Payne, A. (2003) *Dialectical Behavior Therapy for Substance Abusers*. Workshop Presentation. Seattle, WA: Behavioral Tech LLC.

Dimeff, L.A. and Linehan, M.M. (2011) *Dialectical Behavior Therapy for Substance Abusers*. (Kindle edition).

Hayes, S.C., Follette, V.M., and Linehan, M.M. (eds) (2004) *Mindfulness and Acceptance: Expanding the Cognitive-Behavioral Tradition*. New York: Guilford Press.

Hayes, S.C., Strosahl, K.D., and Wilson, K.G. (1999) *Acceptance and Commitment Therapy: An Experiential Approach to Behavior Change*. New York: Guilford Press.

Herring, D. (2005) *The Mindfulness Workbook for the Treatment of Severe and Persistent Mental Illness*. Unpublished manuscript. Available via www.mindfullyunfolding.com, accessed May 1, 2013.

Kabat-Zinn, J. (1990) *Full Catastrophe Living: Using the Wisdom of Your Body and Mind to Face Stress, Pain, and Illness*. New York: Dell Publishing.

Linehan, M.M. (1995) *Treating Borderline personality disorder: The Dialectic Approach*. New York: Guilford Press.

Ma, S.H. and Teasdale, J.D. (2004) "Mindfulness-based cognitive therapy for depression: Replication and exploration of differential relapse prevention effects." *Journal of Consulting and Clinical Psychology 72*, 1, 31–40.

Marlatt, G.A., Witkewitz, K., Dillworth, T.M., Bowen, S.W., *et al.* (2004) "Vipassana meditation as a treatment protocol for alcohol and drug use disorders." In S.C. Hayes, V.M. Follette, and M.M. Linehan (eds) *Mindfulness and Acceptance: Expanding the Cognitive-Behavioral Tradition*. New York: Guilford Press.

Monti, D., Peterson, C., Shakin Kunkel, E., Hauck, W.W., *et al.* (2006) "A randomized, controlled trial of mindfulness-based art therapy (MBAT) for women with cancer." *Psycho-Oncology 15*, 5, 363–373.

Segal, Z.V., Williams, J.M.G., and Teasdale, J.D. (2002) *Mindfulness-Based Cognitive Behavioral Therapy for Depression: A New Approach to Preventing Relapse*. New York: Guilford Press.

Teasdale, J.D., Segal, Z.V., Ridgeway, V.A., Soulsby, J.M., *et al.* (2000) "Prevention of relapse/occurrence in major depression by Mindfulness-Based Cognitive Therapy." *Journal of Consulting Clinical Psychology 68*, 4, 615–623.

第四部分

正念藝術治療取向

第十三章

真實動作與正念
體現覺察與表達性藝術的療癒本質

Zoë Avstreih

真實動作是在一位見證者（witness）的臨在注視下，進行一個或多個自導的動作練習。動作者（mover）閉著眼睛、向內關注——把注意力放在感官知覺、衝動、意象及感覺上，當其任一浮現時，將之帶入當下的動作覺察。見證者眼睛張開的坐在空間一側，營造出安全的涵容空間，讓動作者能深度的聆聽身體的智慧。

正念，是某人用好奇、開放且接納的態度，將注意力維持在即時即地的經驗，這也是真實動作相當精髓的部分。做為一種練習，它是根植於相信自身身體的直接經驗就是智慧源頭，是聽見「內在老師」聲音的入口。允許每個體現的時刻展開，同時用廣泛的開放、意願及不評判的接納度，留意所有伴隨而生的現象，這樣的練習滋養了我們對自我及他人的關懷能力。

本章討論到真實動作和培養內在見證，對治療歷程及來自於我們強化了全然又密切的進入到每個生活經驗時刻的能力所生的幸福感之間的關係。

理論架構

真實動作

真實動作是一種根基於 Mary Starks Whitehouse 實務工作的練習，她是舞蹈／動作治療的早期先驅之一（Chodorow 2007; Levy 2005; Lowell 2007）。她的成就是從她的舞蹈根基與個人接受榮格分析（Jungian Analysis）的交會進化而來，這是結合「她對舞蹈及深層心理學（depth psychology）原則的徹底瞭

解」（Chodorow 2007, p.33）。它是一種動作的積極想像形式，是當個人向內
將注意力放在「潛意識的衝動與意象」的過程，同時維持在一種自我反映的狀
態（Chodorow 1997），提供我們一種存在的潛意識面向在生活中體現和整合
的方法。因為積極想像是直接與潛意識的強大力量接觸，Jung 認為這個方法
最適合同時具有自我意識強度及自我反映能力之心理成熟的個體（Chodorow
1997）。

　　Whitehouse 使用「真實」（authentic）這個詞彙來描繪特定的動作，是她
覺得對動作者而言，由衷且忠於當下的自己。她說：

> 當動作是如此單純又必要時，無論這動作是如何有限或不完
> 整，都不去改變它，這就是我所謂的「真實」──它可被視為是
> 真誠且完全屬於某人的動作。真實是我想到唯一能代表真相的詞
> 彙──一種未經學習的真相（Whitehouse 1979, pp.81-82）。

　　這些「真實」動作有助於個體化歷程──Whitehouse稱之為「一種已然存
在整體的緩慢開展」（Whitehouse 1979, p.78）。

　　Janet Adler 是 Whitehouse 的學生之一，她開始使用「真實動作」一詞來
描述已然成形的實作練習，動作者在見證者的臨在下做出動作（Lowell 2007,
p.54）。真實動作是一種深刻的單純形式，它的外在結構可由兩種角色來定義
──動作者與見證者和存在於兩者之間的關係。對動作者和見證者而言，真實
動作的運作「核心在於一種內在見證的發展，是一種理解意識發展的途徑之
一」（Adler 2002, p.xvi）。正是這種內在見證的培養，使得真實動作既被視為
一種實作練習，也連結到正念覺察練習的古老世系之中。

真實動作：形式

　　真實動作經常以兩人成對的形式運作，包括動作者與受過訓練的見證者；
也可以在三人一組或團體中進行。在剛開始的時候，動作體驗的時間大約是十
分鐘，隨著內在見證在動作者的內心發展，可以支持動作者逐漸增強其能力來
保持臨在，並意識到逐漸開展的動作經驗時，那麼動作體驗的時間就會隨之增

加。在有經驗的動作者及見證者的團體中，動作體驗的時間會持續到 40 分鐘以上或更久。在動作體驗之後，花些時間寫作、繪畫或討論，會有助於將直接的經驗整合於意識之中。

動作者

對動作者的指引相當單純，始於一種邀請，一種支持動作者進入身體殿堂而與內在老師相遇的方式。這個指引會隨著個人或團體有所調整，也會隨著動作者與當下的體現經驗能直接接觸的舒適度或能力而有不同。身為一個老師／見證者，我也許會說：「當你進入這個空間，允許自己張開眼睛在這空間走動，逐漸對這空間感到熟悉和自在。現在，慢慢的允許將你的注意力轉向內在，通常閉上眼睛會有幫助。開始留意你的身體正在發生什麼，感官知覺、衝動和能量是如何在此時此刻的體內流動。傾聽身體想要如何動作，信任身體有著智慧來對你說話、引導著你。記得，這過程沒有對或錯的動作方式，沒有要如何表現的標準，當內在老師開始透過當下升起的感官知覺、衝動、姿勢、意象和作用對你說話時，允許自己對內在老師保持開放。」

有些人較容易找到與內在老師連結的方式，但對於某些人來說，一點點結構性的引導會有幫助。我通常會建議他們從身體的動作極性（polarity）開始探索，例如，躺在地板上，探索身體的「開」與「合」：「在動作中感受這些字彙，去體會此刻在你身體的『開』是什麼樣貌，當你感受到自己在當下真實敞開時，允許你的身體用自己的方式去感受和表達『合』的狀態。這表達可能會牽涉到你整個的身體，也可能只發生在你一根手指上，這動作可能是外在見證者可以看見或無法看到。記得，沒有對或錯的方式，你傾聽著此刻對你來說是無可挑剔的真實。」

通常在這個探索的過程中，動作者會開始產生一種傾聽動作的感受，並允許感官知覺和衝動去引導動作。動作者現在開始用自己的方式發展出一種更深層的能力去傾聽，並受到肌肉動覺（kinesthetic sense）的指引。肌肉動覺是用來體驗某人身體動作的技術性詞彙，Whitehouse 解釋說：

> 肌肉動覺能透過任何及所有身體動作所喚醒和發展，但是，

我相信只有當內在主觀連結被發現時，它才會變得有意識……肌肉動覺是具體的，是某人對自身感到如此滿足的動作表現所有的特定覺察（Whitehouse 1958, p.46）。

正念的三個面向在一個接一個的即時即地中相互呼應與交織：意圖、關注、態度（Shapiro and Carlson 2009），動作者帶著意圖進入動作時間，維持臨在並關注動作經驗的細節，同時對可能升起的意象、文字、感覺和回憶保持開放的態度。

見證者

真實動作的核心工作根基於關係，動作者與外在見證者（External Witness）之間的關係；動中自我（moving self）與內在見證之間的關係、個體與集體之間的關係，以及個體與生活本身更大奧祕的關係（Alder 1992, 1995, 2002; Avstreih 2005, 2007, 2008）。

外在見證者

外在見證者眼睛張開、坐在活動空間的一側。剛開始，外在見證者有較多的責任保持意識狀態。見證者的安靜、非侵入性的臨在，會對動作者創造出一個安全的空間讓動作者進入歷程，深入的往內傾聽。無論外在見證者能否看見，當動作者自身的感官知覺、衝動、意象及感覺於意識層面浮現時，動作者能臣服於這些動中經驗並在動作序列中顯現。經由多年的練習，外在見證者已經培養出一個強壯的內在見證，能夠同時追蹤動作者和他們自身的體現經驗，包括：感官知覺、衝動、意象、感覺、記憶和想法。

見證者為練習帶來的是願意臨在、願意接納，並以不評判的態度進行觀察，不需要去知道或定義。最重要的是，見證者親身展現一種願意從任何動中經驗裡學習的意願，放棄尋找答案，並全然的將注意力放在當下的動作上。見證是正念的表現，是種對他人不具評判性臨在的禮物。在見證與被見證之間有著深刻的親密感，看見與被看見是真實同在的親密感，於是帶來療癒

（Avstreih 2007, p.272）。

內在見證者

在真實動作的練習中，「內在見證」這詞彙是用來描述與生俱來的覺察能力，亦即專注力。正念是有意圖且溫和的將專注力放在當下的直接經驗，對所有浮現的經驗保持開放的接納，也是培養和強化某人與內在見證之間關係的練習。就是這種同時專注在培養動作者與見證者的內在見證，定義出真實動作是一種體現正念的覺察練習。

動作者與見證者之間的關係

練習的核心在於看見與被看見的經驗——這反映出某種矛盾，我們是透過他者的理解同在而誕生出我們自身存在的圓滿。早期的照顧者對嬰兒來說像是一面鏡子，「回應給嬰兒他／她本身的自我」（Winnicott 1964，引自 Philips 1988, p.128）。見證者開放、接納性的關注且不評判性的臨在，提供了一種「涵容」的環境（Winnicott 1965），這是一種情感性同調之關係領域的隱喻，提供一種安全和信任的深感。這支持了動作者臣服於自己最深的動覺現實（kinesthetic reality），知道個人的真相是透過他者的同在，並被免於投射的他者所接收。

動作時間之後，通常是動作者與見證者的說話時間。在這裡，外在見證者的訓練和經驗非常重要，如此才能保護動作者免於潛意識的見證。如同 Adler（1994）所說：「見證者練習觀看的藝術」（p.194），這意謂著見證者不僅是單單「看」著動作者，而是要允許自己去接收和同理動作者，同時也要關注回應動作者時的自身經驗。做為一種練習，真實動作在培養見證自己（內在調和）同時見證他人（人際調和）的能力。「練習內在調和使我們更可能同理的去理解他人」（Siegel 2012, p.23）。

Adler介紹了「感知語言」（Percept Language）（Weir 1975），在分享經驗的歷程中使用「我」的代稱來鼓勵一種免於評判、詮釋和投射的見證（Adler 2002），例如：見證者可能看到動作者用雙手在地板上做著柔和畫圈的動作，

這動作帶來小孩子在玩沙的意象。見證者注意到自己的內在有種悲傷的感覺升起，並且回憶起某次在沙灘的特定經驗，而那次的回憶是與悲傷有關。見證者也許會分享：「當我看著你坐在地板上做著柔和畫圈的動作時，我感到一種與早年經驗有關的悲傷在內心升起。」見證者擁有這個悲傷經驗，同時不假設動作者也正在經歷悲傷。見證者謹慎留意的說話是此練習的一個重要面向，提升對滋養及保護表達和存在的誠信與真實的承諾。

在真實動作裡強調看見與說話的明確清晰，才使它成為對心理治療師來說一種理想的訓練模式，提升了如 Silverberg 所說的（1988）「治療性共振」（therapeutic resonance），這是一種根基於接納、開放且安靜關注的與他人「同在」的方式（Silverberg 1988, p.25）。

真實動作是一種體現正念的練習

真實動作的訓練基礎在於瞭解轉變（transformation）必須根植於身體。身體同時是通往未知的大門與定在當下的錨。「雖然想做動作的衝動可能源自於潛意識，身體允許這衝動展現其自身，依然穩穩的根植於這個衝動本身存在的事實」（Chodorow 1978, p.246）。

正念是活著片刻的直接、前象徵（pre-symbolic）的經驗，「根本上來說是一種存在的方式——一種棲息於某人身體、心神與即時即地的經驗」（Shapiro & Carlson 2009, p.5）。這種非概念性的覺察或「純粹關注」（Gunaratana 2011），就像一面鏡子，是開放的、警覺的、不評判的，接受此刻就像它生來就存在的樣貌。打從它一開始，這就是真實動作訓練所提供的邀請。當加州大學洛杉磯分校舞蹈系成立時，該系邀請 Mary Whitehouse 到課堂上介紹她的實務工作，學生們的興趣不在舞蹈表演上，而是對舞蹈做為復健和治療的方式感興趣，她開頭就問學生，如果沒有她的指引，你們可能會如何練習？

> 我的印象中是有很多的活動和動作，但是沒有看到具個別性、反映的、發現的或自發性的，都是習得的活動或動作。我請他們盤腿坐下並閉上雙眼，我描述到「開放性的等待」（open

waiting），這是一種對身體的傾聽，一種能讓某事發生的「空」狀態。你持續等待，直到你感到身體有某種改變在發生——身體開始下沉或開始輕拍，頭部開始緩慢往前低下或轉向另一側。當你感到身體開始有些改變在發生時，你跟隨身體動作的引導，像是正在跟隨一個路徑，當你踏上它，它同時在你面前展開……自我緩慢的學習一種態度，跟隨「什麼」想要動（Whitehouse 1987, pp.52-53）？

Whitehouse受到一種深度直覺所知的引導，她有敏銳觀察的力量和開放的好奇心，她將這一種以體現的形式來表達古老正念的智慧稱為真實動作，其練習的核心在於深度的聆聽、此時此刻、專注並對內在老師的智慧保持開放，感官知覺和衝動如泡泡般浮上意識層次轉化成為動作，無論外在見證者是否能看見。

　　Jon Kabat-Zinn（2005）提及這古老又與生俱來的智慧時說到：

　　　　我們每個人都有，深深的躺在身體的最裡面，在我們的內心之中且在我們的骨子裡，一種為了追求動能、活力、維持內在平靜和健康，以及巨大的、與生俱來、超乎純粹概念化的多重面向智慧的能力……無論我們身在何處，總是可以於此地獲得，它總是在這裡；並且就在唯一我們可以擁有的當下裡獲得，而這就是此刻（pp.7-8）。

這是真實動作的本質；我們在當下透過直接的身體經驗開始。

臨床及訓練的應用

身體的學校：內在老師的智慧

　　身為治療師及教師，我已經投入四十多年的真實動作練習，我運用這個形式在深層的個人與團體治療上，以及在研究所和博士班訓練來自不同理論取向

的治療師。對於個案和接受治療師訓練的學生來說，真實動作提供一種根基於內在老師智慧的教育，透過身體在以下「課程」中展現其理念：

課程一：沉澱當下歡迎所是

　　真實動作，如同靜觀，同時需要臣服與紀律，要求對於衝動、感官知覺、意象、感覺有無可挑剔的關注，並允許從覺察到動作的序列出現。Joyce 是一位五十幾歲的中年婦女，她選了真實動作課程以符合心理研究所對身體覺察體驗的要求，她描述透過練習的初始經驗，改變和療癒是以以下的方式發生：

　　　　在我第一次擔任動作者的經驗中，我傾聽身體在此時此刻發生了什麼，我覺察到在後背右上側有很深層的疼痛在那裡，我注意到自己受到一股要切穿這個糾結的力量而移動，而不是允許這經驗就待在那裡。我身體的左側感到麻木而無法移動，而右側特別是後背右上側和手臂感到扭曲且掙扎。有時候，我感覺到好像有個人正在拉著我的右手臂，這樣的狀態出現持續有數週之久。

　　　　大約在第三次療程時，我開始放鬆些並允許自己放下掙扎，把覺察放在身體右側的不舒服上，在動作時間之後，我花些時間書寫，以下是我的右臂不得不說的：

　　　　喔！我好忙、好忙，我感覺到木地板的涼爽與光滑，但是我是如此忙碌而不眠不休。現在我開始縫紉，用黃色的線把舊傷口給縫起來，我縫、縫、縫，如此忙碌，我在這裡縫縫、那裡縫縫，我的胸膛、手臂和頭部。喔，我的雙眼感到酸痛，它們需要手在前額及頭頂上做繞圈按壓的動作。喔！是的，是的，我是個忙碌的老太婆，沒有人相信我能夠把這兒、那兒的舊傷口給縫起來，但是我的確看到內在靈魂的那塊布，而我可以把它縫合起來，這是我擁有的技巧，我很在行的，也很忙碌不堪。

　　　　在接下來的療程裡，我背躺在地板上，但是這一次我全身是醒著且活躍的，我感到身體的完整，彷彿這個老太婆真的把身體

兩邊給縫合起來。我能夠同時從內、外來感受到身體，我半側的身體正在和另一半側相遇與接觸，我一邊的腳碰觸另一邊的腳，我一邊的手臂纏繞另一邊的手臂，彷彿一個實體或存在與另一個相遇。我經驗到這相遇是內在和外在同時發生——兩種經驗——感覺及被感覺，感覺我的臉——有鼻子的骨感突起，眼皮的軟嫩，頭髮的粗軟，我從外感受頭髮在我手指及雙手間的樣子，也透過雙手輕微的將頭髮往上拉，來感受頭顱裡的狀態。

動作者陳述這次的療程，呈現了一種自身真實肌肉動覺的甦醒，一種對自己動中身體直接又主觀的連結，她發現這個經驗提供了一種新的安全及放鬆感。當她沉澱待在當下的身體經驗裡，「舊傷口的縫合」揭示了療癒及整合的路徑，以及一種安全及信任的深感。

課程二：轉向

感官知覺成為通往內在老師智慧的指南或大門，當我們用開放且接納的關注而發展出一種待在此刻的能力，身體會說話、揭示限制我們生活經驗的固著模式。「無論愉悅或不悅，如實如是的接受此刻樣貌，是轉變現實和我們與其關係的第一步」（Kabat-Zinn 1993，引自 Christopher *er al.* 2006, p.497）。真實動作對這些緊縮的模式提供一個安全的容器，使之能夠進入到意識之中自然有機的釋放，如同以下這位動作者所言，一位正在職涯轉變中的四十幾歲男子，深刻的陳述著：

我進入空間並以開放且接納的關注去等待正在我身體內發生的經驗，我讓抽搐及衝動發生，感覺也跟著來到。我感到焦慮並注意到我右邊的肩膀被拉向後方、頭往前，右手輕輕的握著左手腕，這是我一天之內會做很多次的動作，我舊有感到舒服的姿態。這個動作交替退卻又猛烈升起，好像這些動作有自己的意圖。然後我的右手拼命的緊抓著左手腕，越來越緊，彷彿是右手懸吊在左手腕上，同時我右側肩膀向後扭轉，突然我右手臂自由

的拉開、擺盪到身後，彷彿從身後保護著我。我瞭解到這動作不是在安慰我左手，而是懸吊著以免身體往後擺盪，為我親愛的生活而懸吊著。

　　我記起在童年時期，經常有被一隻野生動物追逐的惡夢。而後，記得有幾十年時間，被我喝醉酒的父親繞著房子追著我跑，皮帶在手上準備好要攻擊我。我流汗了，我的右手臂在我身後的持續動作，以及軀幹的強大扭轉韻律在當下支撐著我，瞬間，震驚到自己，我轉身面對身後的東西，所有的扭轉在我肩膀上，我的兩手臂及脖子都放鬆了，我感到自己的腳在地板上，我探索我的腳、腿和臀部的力量，以及在雙臂裡的自由，我聽到內心的話：「多棒的選擇，羞辱或傷害。」我不確定這是什麼意思。

　　隨著身體動作的時間，慣性的狀態幾乎完全掉落。當它再度出現時，我會對它有所覺知，並且總能夠在即刻的脈絡中發現讓我感到有威脅的部分。覺察帶來選擇和機會用新的方式去回應。我不再感到受限於舊信念——生活只有兩種可能：羞辱或傷害。

如同這位動作者所展示的，保持與身體直接連結的能力，在這情況下，以開放和接納的態度去探索一個熟悉的姿勢，能夠支持動作者對生活開啟一個新的方式，創造出基於選擇而非潛意識反應的可能性。

課程三：發展對自己的關懷

　　真實動作的本質是根基於培養具關懷和寬容的內在見證，能使我們以開放的態度看待現況，「我們變得相信自己不帶防衛的讓自己對生活敞開的能力」（Kornfield 2009, p.31）。當疾病與正念相遇時，它可以是培養對自己關懷的沃土，就像以下這位正在接受訓練的三十幾歲年輕男性心理治療師所描述的文字：

　　自從被診斷有萊姆病（Lyme disease）之後，我持續的處理及想著我的身體，矛盾的是，所有放在我身體上的注意力，並沒

有帶來我對身體的真實經驗，相反的，我恐懼於知道這疾病的所有代價而忽略自己的身體。透過真實動作的練習，我持續學習到與身體更深度連結的方式。在這次的動作體驗中，我躺在地板上，以一種紓緩的動作輕晃我的腿及臀部，我開始下沉，並且傾聽身體的疼痛，那是我經常嘗試忽略的疼痛。當我結束這次的動作體驗，我寫下以下的文字：

　　我的動作是為了撫慰，撫慰我的雙臀、雙膝、背部、肩膀、手腕、腳踝——深入我心裡的疼痛，七年的疾病是通過我來呈現對外沉默的疼痛；我的動作是為了撫慰，所以我能夠涵容傷害、負擔——撫慰內心、靈魂及心神——撫慰我的內在；撫慰我的家人、撫慰我的雙眼、臉龐、雙肩及胸腔，撫慰我的雙腳，所以我能挺直的站立並保持開放，讓我能面對這個世界。

　　這是長久以來，我首次能真實的與身體同在，所帶來的影響是，我能夠更深度的感受在疼痛底下的自己（Avstreih 2008, p. 217）。

在這裡，身體動作的練習帶來內在見證的直接經驗，即使疼痛存在，內在見證使我們保持當下並「提供一個通往深度、或許是無可避免的，感受到我們心中自我」的可能性（Wallin 2007, p.165）。

課程四：保持見證：將關懷延伸到他人

隨著內在見證的穩定發展，這時就來到此人已經準備好，並渴望坐下成為他人的見證者。因為被看見，所以產生欲望和能力去看見他人。

　　動作者和見證者之間的關係既微妙又複雜。雖然見證者並沒有將個人經驗涉入，但是他／她的內在動作者依然活躍且與他人產生共鳴，滋養著能共感的與他人同調的能力，並帶著潛能去直接經驗他人……當介於自我與他人之間的幻想界線消融時，只存在著關懷的看見（Avstreih 2008, pp.218-219）。

接下來是一位有經驗的學生，分享坐在一旁見證團體動作者時的體驗：

　　　我在空間的一側坐著，卻同時感受到與動作者們有很親近的連結。我看到其中一位動作者用胃部貼在地板上的方式躺著，她一隻手放在頭頂上，她的手指輕柔的碰觸及撫摸頭髮，我感受到似水的柔情和關愛。在空間的另外一頭，我看到另一位動作者也是把手放在頭頂上，這位動作者像球一樣緊的捲曲在一起，雙手緊緊的纏繞著頭頂，我感到恐懼、悲傷和很深的孤寂感。我的心對這兩位動作者敞開，我很深的與兩位動作者連結，並認識到我們共享的人類存在經驗的普同性，我深深的根植於心又同時與更大的存在連結。

真實動作能培養同時見證自己並見證他人的能力，自我認識的覺察能提昇與他人產生共鳴的能力，又能維持個人有所區別的自我意識，支持著與他人共感連結的能力，同時保有必要的平衡，能與苦惱中的他者同在，這是一個重要的治療技巧（Siegel 2012, p.22-23）。

結論：成就完整的圓

真實動作邀請我們來到身體的學校，在這裡，我們有機會去培養「與事物本然樣貌的親近感」（Kabat-Zinn 2005, p.545），並且去擁抱這「人類生命的全然禮物」（Kabat-Zinn 2005, p.608）。這是療癒的第一步，召喚著以更全然的意識、關懷及正念覺察來生活，使個體化及實現天生的整體性。如同 Jung 所說：「個體化不是把人從世界裡帶開，而是把世界帶到人的自性之中」（Jung，引自 Preece 2006, p.74）。個體性綻放成相互連繫，為了自己與世界，我們「舞動」進入自己存在的全然之中。

文獻

Adler, J. (1992) "Body and Soul." In P. Pallaro (ed.) (1999) *Authentic movement: Essays by Mary Starks Whitehouse, Janet Adler and Joan Chodorow.* London and Philadelphia, PA: Jessica Kingsley Publishers.

Adler, J. (1994) "The Collective Body." In P. Pallaro (ed.) (1999) *Authentic movement: Essays by Mary Starks Whitehouse, Janet Adler and Joan Chodorow.* London and Philadelphia, PA: Jessica Kingsley Publishers.

Adler, J. (1995) *Arching Backward.* Rochester, VT: Inner Traditions.

Adler, J. (2002) *Offering from the Conscious Body: The Discipline of Authentic movement.* Rochester, VT: Inner Traditions.

Avstreih, Z. (2005) "Authentic movement and Buddhism." *A Moving Journal 13*, 3, 8–10.

Avstreih, Z. (2007) "Achieving Body Permanence: Authentic movement and the Paradox of Healing." In P. Pallaro (ed.) (2007) *Authentic movement: Moving the Body, Moving the Self, Being Moved.* London and Philadelphia, PA: Jessica Kingsley Publishers.

Avstreih, Z. (2008) "The Body in Psychotherapy: Dancing with the Paradox." In F. Kaklasuskas, S. Nimanheminda, L. Hoffman, and M. Jack (eds) *Brilliant Sanity: Buddhist Approaches to Psychotherapy.* Colorado Springs, CO: University of the Rockies Press.

Chodorow, J. (1978) "Dance Therapy and the Transcendent Function." In P. Pallaro (ed.) (1999) *Authentic movement: Essays by Mary Starks Whitehouse, Janet Adler and Joan Chodorow.* London and Philadelphia, PA: Jessica Kingsley Publishers.

Chodorow, J. (1997) (ed.) *Jung on Active Imagination.* Princeton, NJ: Princeton University Press.

Chodorow, J. (2007) "Inner-Directed Movement in Analysis: Early Beginning". In P. Pallaro (ed.) (2007) *Authentic movement: Moving the Body, Moving the Self, Being Moved.* London and Philadelphia: Jessica Kingsley Publishers.

Christopher, J.C., Christopher, S.E., Dunnagan, T., and Schure, M. (2006) "Teaching self care through mindfulness practices: The application of yoga, meditation, and qigong to counselor training." *Journal of Humanistic Psychology 46*, 494–509.

Gunaratana, B. (2011) (First published 1991) *Mindfulness in Plain English.* Boston, MA: Wisdom Publications.

Jung, C.G. (1969) "The Structure and Dynamics of the Psyche." In *The Collected Works of C.G. Jung.* Vol. 8. London: Routledge and Kegan Paul.

Kabat-Zinn, J. (1993) "Mindfulness Meditation: Health Benefits of an Ancient Buddhist Practice." In D. Goleman and J. Gurin (eds) *Mind/body Medicine.* New York: Consumer Reports Books.

Kabat-Zinn, J. (2005) *Coming to Our Senses: Healing Ourselves and the World Through Mindfulness.* New York: Hyperion.

Kornfield, J. (2009) *The Wise Heart: A Guide to the Universal Teachings of Buddhist Psychology.* New York: Bantam Books.

Levy, F. (2005) *Dance/movement therapy: A Healing Art.* Reston, VA: American Alliance for Health, Physical Education, Recreation and Dance.

Lowell, D. (2007) "Authentic movement." In P. Pallaro (ed.) (2007) *Authentic movement: Moving the Body, Moving the Self, Being Moved.* London and Philadelphia, PA: Jessica Kingsley Publishers.

Philips, A. (1988) *Winnicott.* Cambridge, MA: Harvard University Press.

Preece, R. (2006) *The Wisdom of Imperfection: The Challenge of Individuation in Buddhist Life.* Ithaca, NY: Snow Lion Publications.

Shapiro, S.L. and Carlson, L.E. (2009) *The Art and Science of Mindfulness: Integrating Mindfulness into Psychology and the Helping Professions.* Washington, DC: American Psychological Association.

Siegel, D. (2012) *Pocket Guide to Interpersonal Neurobiology: An Integrative Handbook of the Mind.* New York and London: W.W. Norton and Company.

Silverberg, F. (1988) "Therapeutic resonance." *Journal of Contemplative Psychotherapy 5*, 25–42.

Wallin, D. (2007) *Attachment in Psychotherapy*. New York and London: The Guilford Press.

Weir, J. (1975) "The Personal Growth Laboratory." In K.D. Benne, L.P. Bradford, J. R. Gibb, and R.O. Lippitt (eds) *The Laboratory Method of Changing and Learning: Theory and Application*. Palo Alto, CA: Science Behavior Books.

Whitehouse, M.S. (1958) "The Tao of the Body." In P. Pallaro (ed.) (1999) *Authentic movement: Essays by Mary Starks Whitehouse, Janet Adler and Joan Chodorow*. London and Philadelphia: Jessica Kingsley Publishers.

Whitehouse, M.S. (1979) "C.J. Jung and Dance Therapy: Two Major Principles." In P. Pallaro (ed.) (1999) *Authentic movement: Essays by Mary Starks Whitehouse, Janet Adler and Joan Chodorow*. London and Philadelphia, PA: Jessica Kingsley Publishers.

Whitehouse, M.S. (1987) "Physical Movement and Personality" In P. Pallaro (ed.) (1999) *Authentic movement: Essays by Mary Starks Whitehouse, Janet Adler and Joan Chodorow*. London and Philadelphia, PA: Jessica Kingsley Publishers.

Winnicott, D.W. (1964) "Mirror-Role." In *The Family and Individual Development*. London: Tavistock.

Winnicott, D.W. (1965) "The Theory of the Parent–Infant Relationship." In *The Maturational Processes and the Facilitating Environment*. London: Hogarth Press.

第十四章

澄心聚焦藝術治療
培養正念、關懷，並獲取內在智慧

Laury Rappaport

澄心聚焦藝術治療（Focusing-Oriented Arts Therapy，簡稱FOAT）是一個以正念為本的取向，結合了 Eugene Gendlin 的澄心聚焦和各類型藝術治療（Rappaport 2014, 2013, 2012, 2010, 2009, 2008）。澄心聚焦在表達性藝術治療中加入了正念的觀點，這個方法奠基於身體經驗，使我們接近個案對於內在的認識，培養更豐富的關懷之心，並提升個案保持理解體驗過程中即時即地開展而來之感受的技巧。Rome 和 Martin（2010）形容澄心聚焦是從「西方哲學和心理學中提取出來的沉思練習，可以培養三個重要的內在技巧：自我認識、臨在和直觀洞見」（p.60）。其他澄心聚焦的專業人員也描述了澄心聚焦、佛教和其他靈性傳統之間的相似之處（Chutroo 2003; Focusing Institute 2013）。

我在正念靜觀的訓練是來自於越南佛教的正念導師一行禪師。雖然FOAT不是傳統的正念練習，但一行禪師的教導和 FOAT 的理論及練習間有關聯之處。在本章中，我提出了FOAT以正念為基礎的理論概觀、一行禪師的正念練習與 FOAT 的關聯，並提供訓練和臨床的實例。

理論架構

FOAT 是一種正念本位的取向

FOAT 的發展與概觀

在我將澄心聚焦用於表達性藝術治療的 30 年後，發展出澄心聚焦藝術治

療（FOAT），我的臨床經驗涵蓋了廣泛的族群和環境，包括：個人、伴侶、家庭、團體和機構。FOAT 是根據 Eugene Gendlin（1981,1996）所設計來教導人們澄心聚焦的六步驟方法，以及練習澄心聚焦治療（Focusing-Oriented Therapy，簡稱 FOT）所發展而來。FOAT 包含了一套基礎原則和四個主要方法：FOAT 檢視（FOAT Checking-In）、用藝術理出空間（Clearing a Space with the Arts，簡稱 CAS-Arts）、主題導向 FOAT（Theme-Directed FOAT），以及澄心聚焦藝術心理治療（Focusing-Oriented Arts Psychotherapy）。

　　FOAT 和正念之間的關聯請參閱表 14.1。

表 14.1：FOAT 與正念之間的關聯

FOAT	正念
基本原則：臨在、沉澱、深感；聚焦態度；臨床敏感度；聆聽／回述	建立正念；深度傾聽
FOAT 檢視	培養正念覺察、關懷與洞見（智慧）
用藝術理出空間	指認感覺和經驗，但無需認同它們，獲取正念的特質
主題導向 FOAT	培養正念、關懷與洞見（智慧）
澄心聚焦藝術心理治療	培養正念、關懷與洞見（智慧）
轉化感覺：參見 FOAT 四種方法的臨床及訓練應用（第 230 頁）	參見一行禪師的轉化感覺五步驟（第 230 頁）

FOAT 基本原則：建立正念

　　FOAT 的基本原則為——臨在（presence）、沉澱（grounding）、聚焦態度（Focusing Attitude）、聆聽／回述（listening and reflection）和臨床敏感度（clinical sensitivity）——用於建立正念，並確保個案在每個治療階段的安全與尊重。

臨在

　　正念覺察始於治療師的臨在感：你是否在這裡，並且準備好接受個案了嗎？你是否處於自己的身體、心靈、心智與精神中？你準備好以關懷之心來傾

聽了嗎？你是否意識到自身的議題——並且先將它們放在一邊？FOAT 的臨在，相當於正念練習中於當下意識到關懷的接納。

聚焦態度

聚焦態度的特色在於「友善」的特質——接納、不評判、迎接個人的內在深感——而這也培養出自我關懷。Rome（2004）形容聚焦態度是「如同佛教稱為慈愛（maître）的美德——對自身慈愛或友善。它是一個有力的，有時是相當神奇的，能與自己成為朋友的方式」（p.63）。

沉澱

在澄心聚焦的過程中，意料之外的感覺和問題可能會浮現出來。因此，治療師指導個案沉澱或定心的練習是有幫助的——例如：在澄心聚焦前的正念呼吸、雙腳接觸地板的身體覺察。一行禪師（1991, 2001, 2012）描述了在處理強烈感受之前，用正念呼吸穩定身心的重要性。

聆聽／回述

在FOAT的過程中，治療師藉由體驗式聆聽、藝術反映和非語言溝通（例如：姿勢、能量、動作）來示範關懷的理解。深度聆聽是基本的正念練習，一行禪師（2001）指出：「關懷的聆聽可以幫助減輕他人的苦痛……關懷聆聽是一種非常深度的練習」（p.4）。

臨床敏感度

留意每位個案的需求、弱點、優勢，並且以這些考量來適應FOAT是重要的。例如：澄心聚焦和正念通常是閉著眼睛進行，但是，如果個案是在早期的創傷階段，或者當人們處在急性的嚴重心理疾病階段，閉著眼睛或許對於他們而言是不舒服的（Rappaport 2009, 2010）。FOAT 和正念可以在張開眼睛的情況下完成——例如：邀請個案凝視著團體，並維持柔和的焦點。

FOAT 方法和正念的關聯性

以獨特方式培養正念的四種 FOAT 方法。

FOAT 檢視：聚焦態度和深感

　　FOAT 檢視提供了一個讓個案停留片刻的機會——帶來正念覺察和「友善的」聚焦態度，來迎接他們的深感經驗。深感是個人對於經驗、感受或議題的內在身體知覺。練習需要時間，聚焦者會受邀來檢視經驗中是否存在「象徵／把手」（Gendlin 1981, p.44）——與深感相符的文字、句子、意象、姿勢或聲音。聚焦者檢視它，或者與它起「共鳴」來產生一種正確感。之後，請聚焦者藉由表達性藝術來傳達深感的象徵／把手。

　　自深感中，一個文字或句子能夠自然展開成為寫作或詩文、一個意象能成為藝術、一個姿勢能成為動作或舞蹈、一個聲音能成為音樂、發聲或聲音探索。或者，聚焦者可以在沒有藝術表現的情況下簡單的進行聚焦檢視。FOAT 檢視的意圖與一行禪師（1991）對靜觀所描述的類似：「靜觀有兩個觀點：停頓和冷靜是第一，深度內觀為第二」（p.89）。

用藝術理出空間

　　在用藝術理出空間中，我們會引導聚焦者如何正念的從內在清單找出當下（現在）感受「一切都好」的事情（並非整個生命中的每一個議題或壓力源，而是目前三到六件會影響個人健康的事情）。當每個壓力源上升，它能夠被動覺的感受到——聚焦者可使用藝術象徵將它置於身體之外感覺對的距離，或者以想像來達到同樣的效果。表達性藝術能較為具體的將壓力源置於身體之外。

　　透過想像或使用藝術，將壓力源置於身體之外，有助於聚焦者不去辨識它們。聚焦者可以感覺與那些壓力源分離的自我。一旦將問題擱置在一旁，我們會引導聚焦者感受內在那個「一切都好」或清晰的地方——並且找到一個符合「一切都好之地」的把手／象徵，這有助於聚焦者獲取和奠定本質上整體自我的觀點（Castailia 2010; Lee 2011; Rappaport 2009; Weiland 2011; Weiner 2012）。

　　一行禪師（1991）說：「對一個感覺命名，如『憤怒』、『悲傷』、『快樂』或『幸福』，幫助我們清楚的識別，並更深入的認識它們」（p.51）。CAS-Arts 幫助我們指認每個議題，並接近內在通常被形容為平和、冷靜和廣大的幸福園地。有四種不同的 CAS-Arts 方式以滿足個案廣泛的需求：非指令

式、指令式、具體式、混合式（具體式與指令式或與非指令式的結合）。指令式與非指令式通常是閉著眼睛進行，而具體式的 CAS 是張開眼睛進行（更多相關細節請見 Rappaport 2009）。

主題導向 FOAT

正念的主題包含關懷、感恩、寬恕、慷慨等等可以提供給團體做為關注的焦點。例如：聚焦者可以覺察生活中已成為我們關懷導師的事物——或許是一個人、寵物、靈性來源，或是來自大自然的東西。我們引導聚焦者帶著友善的好奇來正念覺察自己的身體，並獲得對這位關懷導師的深感。接下來，我們會引導聚焦者來查看是否有與深感相符的象徵符號——一個文字、句子、意象、姿勢或聲音——隨後是藝術表達的活動。

在主題導向 FOAT 之中，我經常教導正念活動——正念呼吸、正念行走和卵石靜觀（Pebble Meditation）（根據一行禪師所指導的活動），接著是澄心聚焦和表達性藝術（參照附錄一及 Rappaport 2009）。

澄心聚焦藝術心理治療

在澄心聚焦藝術心理治療中，澄心聚焦、聆聽和表達性藝術交織在整個心理治療開展的過程中。聚焦態度幫助個案觸及自我的見證層面，同時也體驗到自身議題、情況或經驗的深感，特別是在處理強烈或承受不住的感覺時，十分有幫助。聚焦態度有助於實現一行禪師（1991）所描述的正念觀察和不被感覺打擊的能力：

> 正念觀察是基於「非二元性」的原則：我們的感覺並非與我們分離，或僅僅由我們身外的東西所造成的。感受，正是我們本身，而且我們就是某一刻的感受。我們並非陷在感受之中，也不會因它而感到害怕，更不是拒絕它的存在（p.52）。

表達性藝術也提供了工具來強化進入平靜中心的能力，同時也投入了深感經驗。

轉化感覺：正念和 FOAT

　　一行禪師形容五個用於轉化感受的正念步驟：(1)指認感受；(2)與感受合為一體；(3)安撫感受；(4)釋放感受；(5)深度內觀。為了澄清第二個步驟，一行禪師形容與感受「合為一體」，這與聚焦態度及深感相似：

> 　　最好的方式並不是說：「恐懼，走開。我不喜歡你，你不是我。」在此，更為有效的方式是：「你好，恐懼。你今天過得如何？」接著，你可以邀請自己的這兩個面向：正念和恐懼，握手成為朋友，並合為一體（p.53-54）。

　　他闡述了「深度內觀」：「安撫和釋放只是症狀的解藥……在內觀時，你能看到什麼是可以幫助自身開始轉化感受。」（p.55）各類型藝術治療提供了不同深入內觀的方式。

　　一行禪師五個轉化感受的步驟，反映在接下來 FOAT 四個方法的臨床及訓練實例中。

臨床及訓練應用

　　如同正念，澄心聚焦是一種隨著時間加深的練習。它不僅僅是一種應用於心理治療的技術──更是一種具有豐沛的關懷之心及智慧的生活技巧。要成為一個澄心聚焦或 FOAT 的實務工作者，培訓需結合從內而外的學習。這裡提供的活動和實例，皆可用於治療師的訓練和與個案工作上。

FOAT 檢視：聚焦態度及深感

　　FOAT 的檢視可以在療程一開始便完成，如此，個案可以覺知到他們當下的情況如何；或在療程期間，用身體深感去體驗某個處於邊緣的感覺；或在表達性藝術活動前後；或是在療程尾端時使用。

案例：Heather

Heather 在將近 30 歲時被診斷出罕見疾病，因而導致慢性疼痛、虛弱，以及其他無數的症狀。為了要管理疾病所帶來的不適，她需要服用許多藥物並經歷化療。在訓練團體期間，我帶領團體進行 FOAT 檢視：

專欄 14.1：FOAT 檢視活動

> 　重複幾次深呼吸，讓空氣到達身體的深處。注意呼吸進入體內，並排出體外，無論你坐在什麼物體上，感受它所帶來的支撐……來自於地球、天空的支持……。當你準備好了，溫柔的把你的意識帶到你的身體內部，純粹注意到你現在感覺如何——感官知覺、能量、感受等等的。純粹注意到……友善的對待現在所發現的一切（停頓）。看看是否有一個文字、句子、意象、姿勢或聲音，符合內心的深感，並檢視它的正確性。當你擁有它時，透過藝術形式來表達這樣的深感。

Heather 畫了一個紅色的人形，以及一個正在攀爬身體、較小的黑色生物（圖 14.1）。

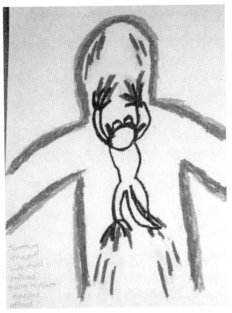

圖 14.1：FOAT 檢視

她分享：

　　在我開始使用藝術來澄心聚焦前，我仇視我的痛苦和憤怒。有黑色爪子在紅色人形中攀爬的生物，象徵著這個疾病。

　　這個生物在體內又爬又抓，留下血紅色的爪痕。

　　後來，Heather繼續用聚焦態度來工作。她想像和感覺自己的身體，「如果我更接受疾病，那會是如何？並且感覺為何呢？」這一次 Heather 的深感象徵是一個抱著小小生物體，並被明亮的黃色光圍繞的藍色生物（圖 14.2）。

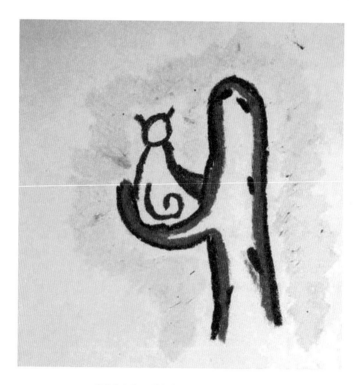

圖 14.2：對疾病的聚焦態度

她分享：

　　當我對它帶著「友善」的態度，我開始明白，這個生物在體內又抓又爬，因為它被困住，既害怕又困惑。它並不邪惡，也無意傷人。它是無辜的，只是試圖要獲得自由。

　　現在這個人形是藍色的，並且被黃色的光芒包圍著……並且懷抱著同一個

生物，埋在臂彎裡溫柔的沉睡著。當我視痛苦為無辜和恐懼時，能讓我對自己產生更多的關懷。在抱著這個生物的同時，我其實是懷抱著那害怕、傷痛的脆弱的自己。雖然爪痕在人形中依然清晰可見，但現在它們是黑色而不是紅色……象徵癒合的傷疤而不是新鮮的傷口（Rappaport 2013, p.229-230）。

在這個例子中，我們看到一行禪師所有用於轉化感受的步驟。透過澄心聚焦將正念覺察帶入她的身體。Heather 首先能指認出她的感受，接著，她能夠在花時間獲得深感後，與感受合為一體，「友善」的聚焦態度幫助她安撫了這種感受。Heather 能透過藝術釋放感受，澄心聚焦和藝術創作都幫助她深度內觀——首先，注意到這個生物是害怕的，無意帶來傷害。當個人對疾病有更大的接納度時，也能為那個脆弱部分的自己開啟一個內在的自我關懷。在 FOAT 中，這個轉化或深感的轉變（Gendlin 1981）既可以在藝術中看到，也可以在身體裡經歷。

用藝術理出空間

CAS-Arts 是一個有助益的做法，能夠減少壓力、情緒調節，並強化我們每個人與內在平靜及和平中心的連結。它可以做為一種日常練習，對治療師與個案的自我照顧有所幫助。

案例：Indra

Indra 是一位我訓練團體中的學生，我帶領他們進行 CAS-Arts（非指令式）活動。

專欄 14.2：CAS-Arts 活動

做幾次深呼吸進入你的身體……友善的接受當下內在所發生的一切，想像自己在一個安靜的地方。當你準備好時，詢問：「此時我和感覺『一切都好』之間是什麼狀態？」當每一個擔憂浮現時，純粹注意到它的存在，而無須進入它。想像一種方法，把問題置於身體外一段距離——例如：將一個個擔憂包裝起來，放在離自己一段距離的地方；放到附近的公園長椅上，或者任何產生的意象。當你把每一個議題放在一邊，感覺內在的感受，再次檢視……除此之外，我是否「一切都好」呢？看看是否有其他事情浮現。

一旦你撇開擔心或壓力，留意你的內心。

看看是否有一個意象，符合你「一切都好之地」的內在深感。當你準備好了，透過藝術表達你的經驗，有些人喜歡單純創造「一切都好之地」，而其他人喜歡把他們放在一邊的壓力和「一切都好之地」都涵蓋進去。相信任何讓你感覺是對的方式。

在引導澄心聚焦後，Indra 分享她的經驗（圖 14.3）：

　　當我開始意識到每一個議題，我想像將每個議題放在一個包裹裡。首先，我想像著把我對老闆的憤怒放在橘色的包裝紙內。當我把它放在裡面時，我注意到自己深吸了一口氣，隨著呼氣而得到一些紓解。接下來，我將這段時間吃了許多垃圾食品的「我」，用褐色紙袋包起來。我想像著把它拋到一條河另一邊，我注意到一種巨大的輕盈感進入我的身體。我還將擔心別人眼光及運動不足的焦慮包起來。當你要求我們向內在詢問：「除此之外，我都好嗎？」我對自己想要找到有意義的工作是困難的而感到悲傷，我把它用紫色的包裝紙包起來，想像把它放在離我不遠的地方。

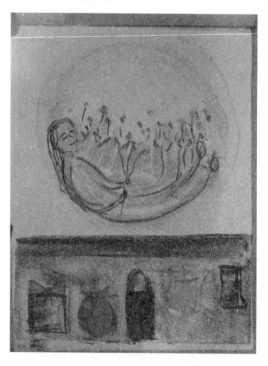

圖 14.3：用藝術理出空間

當我把所有問題分開以後，我感覺到自己的身體裡有一個溫暖的地方……有一種被支持的感覺。與我深感相符的意象是我被一個像是太陽或月亮的圈圈環繞著。當我躺在一片鮮花環繞的田野時，我感到臣服其中。用藝術理出空間幫助我觸及一些祥和與更平靜的東西——當我準備好時，我可以選一個議題來處理它。

Indra 的例子示範了以 CAS-Arts 來轉化感受。在感到「一切都好」的途中帶入覺察，幫助她辨識感受。藉由感覺每一個議題，她與每個感受合為一體，並透過接納它，來安撫感受。Indra 透過把議題置於一段距離來釋放感受。（以藝術來外化它）。在深度內觀中，Indra 能夠找到一個祥和、平靜的中心，當她覺得自己準備好的時候，便能正視每個議題來處理。

主題導向 FOAT

在主題導向 FOAT 中，主題要切合個案或團體的需要，接著是澄心聚焦和表達性藝術。在這個實例中，正念呼吸做為一個主題來教導。

案例：Rita

Rita 是一位 50 歲左右的個案，她是一個兒時受虐的倖存者。即使經過大量的創傷處理，Rita 仍然會陷入憤怒和不信任的重複模式中。由於她對正念感興趣，所以我教導她以正念呼吸做為加深她與和平中心連結的工具。

正念呼吸

我們以鈴聲來開始每一次療程。我引導 Rita：「當你聽到鈴聲時，享受你的呼吸。吸氣，我知道我在吸氣；呼氣，我知道我在呼氣。協調呼吸在進出身體時的覺察片段——留意經過的想法、感受和知覺，就像天上的雲一樣。」

額外的文字或句子可以替代，如「吸入冷靜，呼出平靜。」一行禪師（2001）還教導處理困難情緒的方式：「吸氣，我知道憤怒在我內在；呼氣，憤怒離開了我。」我調整這些短語（gathas）來符合個案的需求。

FOAT

5 到 20 分鐘後我引導 Rita 從正念呼吸中獲得一種深感，看看是否有一個文字、句子、意象、姿勢或聲音與深感相符（見專欄 14.3）。Rita 在拼貼作品裡表達了正念呼吸的深感（圖 14.4）。她繼續將正念、澄心聚焦和表達性藝術做為日常的練習。

專欄 14.3：獲取深感

> 　　現在，當你注意到你的呼吸進出身體時，把你覺察帶到你的身體知覺……
> 留意你當下的內在如何……無論是什麼，純粹以友善或歡迎的方式來迎接它。
> 看看是否有一個文字、句子、意象、姿勢或聲音，符合內心的深感（停頓）。
> 核對你身體是否產生對的感覺，當你有了有這樣的感覺時，以藝術表現的創作
> （任何形式）來表達你的深感象徵。

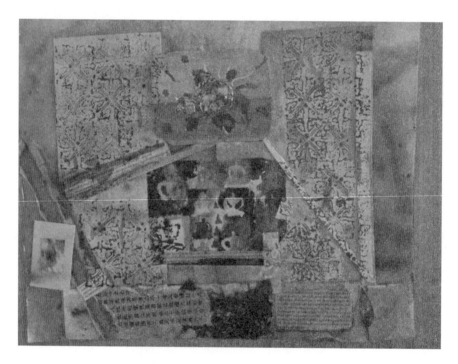

圖 14.4：正念呼吸的深感拼貼

　　Rita 發現，表達性藝術和寫作幫助她抓住了靜觀的經驗。隨著時間的推移，Rita
更能注意到她過去的創傷何時被觸發，注意到升起中的憤怒和恐懼感，並使用正念
呼吸和表達性藝術，讓自己根植於內在平靜的地方。

澄心聚焦藝術心理治療

　　在澄心聚焦藝術心理治療中，個案通常會注意他們需要注意的議題（通常由FOAT的檢視做為開始）。療程中，繼續即時即地融入聚焦態度、聆聽／回述和表達性藝術，與個案的體驗過程同調。

案例：Kristie

　　Kristie 是一位三十多歲，曾與男友一同發生車禍的個案。她受了輕傷，但她的男友因車禍去世了。她感到倖存後的內疚，同時也由於失去親密的人而感到巨大的悲痛。

　　透過我的臨在、同理聆聽與沉澱來建立安全感。我引導 Kristie 進入 FOAT 檢視（說明請見第 231 頁）：

Kristie（K）：「有一個巨大黏稠的膠狀物質⋯⋯待在這兒⋯⋯就在我的胸口⋯⋯滲透到我的心臟。（深感及手把／象徵）

治療師（T）：「有一個巨大黏稠的膠狀物質在妳的胸口，滲透妳的心臟。」（聆聽／回述）

K：「實在太嚇人了，它又密又黑又重。」

T：「你如果單純以好奇來看待它⋯⋯或者以感興趣的方式⋯⋯也許踏出妳的一小步來友善對待它。」（聚焦態度）

K：（感受中）⋯⋯「感覺稍微輕鬆一點⋯⋯就像我的一部分陪伴著它，另一部分在它的身邊。」

T：「哦，妳能和我一起坐在這裡陪著它嗎？」

　　我在這裡加強聚焦態度來幫助 Kristie，透過與感受同在以維持微妙的平衡，而不致於感到難以承受。在非常脆弱的地方，聚焦態度可以幫助加入個案來陪伴強烈的感受。

K：（Kristie 安靜了一會兒。她的臉似乎放鬆了一點，我覺得她對膠狀物質感到平靜一些）

T：「有時候以藝術來表達深感的意象是有幫助的，妳願意試試看嗎？」

　　Kristie 以海綿沾染黑色墨水，將它放在一張大紙上，且開始添加更多的墨水和顏料。她把顏料佈滿整張紙，讓顏料更厚更黏（圖 14.5）。當她停下來時，我倆都看著這個圖像。我問道：「妳有沒有什麼想分享的呢？」Kristie 說：「這就是我內心所感受到的。很沉重、動彈不得、黏稠密集。這就是我所看到和感覺到的。」

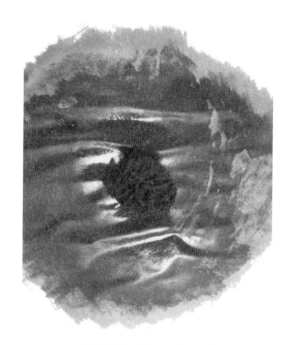

圖 14.5：Kristie 的深感

T：「內心感覺沉重、動彈不得，而且到處都是黏黏稠稠的。」（回述）

K：「是的。」

T：「能否回到內心一會兒，然後問些什麼？」（K 點頭表示可以）

　　「詢問」是澄心聚焦的一個用語，聚焦者與深感同坐一起，然後問一些問題。聚焦者與深感一起加入內心的對話。「接收」是澄心聚焦的一個用詞，表示接受深感所提供給我們的發現。

T：「想像妳坐在它旁邊，問它：『是什麼讓它這麼沉重、動彈不得，而且黏稠密集的？』傾聽著……聽著它想說的話。」

K：（沉重地哭泣）它說：「實在太可怕了，我以為我會死掉。我雖然好了，但 Ian 死了，而這讓一切都變得黑暗，死亡就在我心中。」

T：「是的……那是可怕的，妳害怕妳會死掉。然後妳看見妳沒有，但 Ian 死了。在那一刻，就像世界變暗了，現在感覺死亡被困在妳的內心深處。」（聆聽／回述）

K：「是的，我不知道該如何活下去。」

T：「妳不曉得如何在巨大的創傷下繼續生活下去。」（回述）

K：「是的。」

T：「我們可以花一點時間，再回到內心問一件事嗎？」（詢問）

　　（Kristie 點頭表示好）「深呼吸幾次到體內。當你呼吸的時候，坐在那個不知
　　道要如何活下去的內心深處旁。當妳準備好的時候，問它：『你需要什麼？』
　　等待著，讓答案從體感浮現。它或許以文字、意象、姿勢或聲音的形式出現。
　　無論是什麼，看看妳是否能友善的接收它。」（接收）

K：「我有浮現一個意象。」

　　Kristie 拿了粉彩先畫一個黃色圓圈，圍繞著黑色的圖像和海綿。然後，她又加
了一張紙，並加上一個人來擁抱這個黑色的形狀。接下來，Kristie 加了一個心，觸
碰黑色的形狀（圖 14.6）。

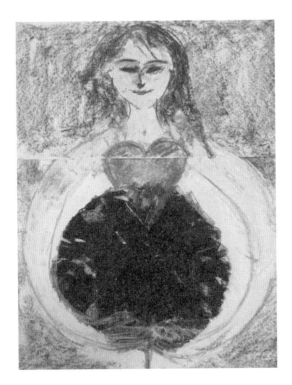

圖 14.6：它需要什麼？

　　Kristie 分享：「當我問它需要什麼的時候，我覺得在我中心有的一個溫暖的能
量環繞著黑暗。當我坐在那裡，我感覺到自己捧著黑暗。我聽到：『雖然真的可怕，
但我在這裡。Ian 也不希望妳死去，他與妳同在，就在妳心裡，所以妳活著是很重

要的。』」

　　澄心聚焦藝術心理治療，需要治療師細心的協調即時即地每個環節微妙的體驗過程。澄心聚焦、聆聽／回述和表達性藝術三者之間經常會交替使用。一行禪師的五個轉化感受的步驟在 Kristie 的例子中反覆出現——辨識黏稠的膠狀物質，透過澄心聚焦與藝術創作與之合為一體，用聚焦態度安撫它，用藝術釋放它，並且運用澄心聚焦及表達性藝術來深度內觀。Kristie 能夠觸及那帶著溫暖療癒之光的內在認識（inner knowing）、接觸捧著傷痛的身影，以及傾聽她心中男友所傳達的祝福訊息。

結論

　　我們可以看到，雖然 FOAT 和正念之間有所差異，但也有一些相似之處。聚焦態度的重要作用包含增進正念元素、加深自我關懷，以及幫助我們以冷靜的方式處在暴風圈的中心。巧妙的運用傾聽，能培養我們對他人的關懷。用藝術理出空間教導我們不去辨識問題，以及幫助我們每個人覺察並獲得內在那廣大的和平。透過主題導向的 FOAT 來融入正念的特性，能灌溉內在的正面種子，做為資源來幫助我們面臨挑戰，並擴大了幸福感。在澄心聚焦藝術心理治療中，治療師的挑戰是保持臨在、富有關懷之心，並與個案即時即地的同調中具創造力。FOAT 和正念都在幫助個案觸及內在的智慧。正如一行禪師（2012）所說：「當你有足夠的正念能量時，你可以深度內觀任何情緒，並發現那個情緒的真實本質。如果你能這樣做，便能夠轉化那個情緒」（p.89）。

文獻

Castalia, A. (2010）"The effect of Clearing a Space with Art on stress reduction in sign language interpreters." (Unpublished Master's thesis.) Notre Dame De Namur University: Art Therapy.

Chutroo, B. (2003) "On Focusing and Buddhism." Available at www.focusing.org/spirituality/chutroo_buddhism.html, accessed May 1, 2013.

Focusing Institute (2013) "Focusing into spirituality." Available at www.focusing.org/spirituality.html, accessed on May 1, 2013.

Gendlin, E.T. (1981) *Focusing.* New York: Bantam Books.

Gendlin, E.T. (1996) *Focusing-Oriented Psychotherapy: A Manual for the Experiential Method.* New York: Guilford Press.

Hanh, T.N. (1991) *Peace is Every Step: The Path of Mindfulness in Everyday Life.* New York: Bantam Books.

Hanh, T.N. (2001) *Anger: Wisdom for Cooling the Flames*. New York: The Berkley Publishing Group.

Hanh, T.N. (2012) *Fear: Essential Wisdom on Getting through the Storm*. New York: Harper One.

Lee, H. (2011) "Focusing-Oriented Art Therapy and bookmaking to promote protective resiliency of children living in a homeless shelter." (Unpublished Master's thesis.) Notre Dame De Namur University: Art Therapy Department, Belmont, CA.

Rappaport, L. (2014) "Focusing-Oriented Arts Therapy: Working on the Avenues." In Madison, G. (ed.) *Theory and Practice of Psychotherapy: Beyond the Talking Cure*. London: Jessica Kingsley Publishers.

Rappaport, L. (2008) "Focusing-Oriented Art Therapy." *The Folio 21*, 1, 139−155.

Rappaport, L. (2009) *Focusing-Oriented Art Therapy: Accessing the Body's Wisdom and Creative Intelligence.* London: Jessica Kingsley Publishers.

Rappaport, L. (2013) "Focusing-oriented art therapy with people who have chronic illnesses." In C.A. Malchiodi (ed.) *Art Therapy and Health Care*. New York: Guilford Press.

Rappaport, L. (2010) "Focusing-oriented art therapy with trauma." *Journal of Person-Centered and Experiential Psychotherapy 9*, 2, 128−142.

Rappaport, L., Ikemi, A., and Miyake, M. (2012) "Focusing-oriented art therapy and experiential collage work: History and Development in Japan." In D.Kalmanowitz, J.S. Potash, and S.M. Chan (ed.). *Art Therapy in Asia: To the Bone or Wrapped in Silk*, London: Jessica Kingsley Publishers.

Rome, D. (2004) "*Searching for the truth that is far below the search.*" *Shambhala Sun*, 60–63 and 91–93.

Rome, D. and Martin, H. (2010) "Are you listening?" *Shambhala Sun*, July, 56–61.

第十五章

哈科米與藝術治療

Merryl E. Rothaus

「哈科米」（Hakomi）這個字，源自於 Hopi 族的美洲原住民語，意思是「你自己與世界這麼多不同領域的關係為何？」或簡單來說，就是「你是誰？」（Kurtz 1990, p.i）。哈科米經驗取向的心理治療（Hakomi Experiential Psychotherapy）是一種正念本位的身體中心（body-centered）取向心理治療，強調使用身體覺察及經驗性技巧（Mischke Reeds and Perrin 2011）允許潛意識的核心素材以溫和又安全的方式浮出表面，用以療癒為目的。哈科米受到佛教及道教的部分啟發，強調正念、非暴力、關懷、靈性臨在及相互關係（Mischke Reeds and Perrin 2011）。根據哈科米創始者 Ron Kurtz（1990）的說法，哈科米也整合了 Reich（Wilhelm Reich，將身體納入心理動力學的心理分析學家）、生物能量學（Bioenergetics）、澄心聚焦（Focusing）、神經語言程式（Neurolinguistic Programming）、完形（Gestalt）、艾瑞克森式催眠（Ericksonian Hypnosis）和費登奎斯（Feldenkrais，一種身心整合重建的教育學派）等觀點。哈科米強調正念、身體及創造性的試驗，使之成為獨特的心理治療取向，在很多方面將創造力與身體的正念智慧結合在一起。

個人意義與影響

在我唸藝術治療研究所的第一年，我掙扎於質疑自己是否選擇了「對」的專業，我對藝術治療和舞蹈／動作治療的愛彼此相媲美，我曾想要兩者都唸，但是由於研究所專業分化的本質，使得將這兩項專業訓練的連結變得不可能。於是我問自己：我要如何可能創造出連結這兩種熱情的橋樑？我回想自己緩慢

243

的用一支白色油蠟筆滑順的在一張厚的黑色焦油紙上移動，並注意到身體隨著律動舞出線條、形狀、顏色、質感而變成圖像。同時我感到內在有像油蠟筆的乳脂，彷彿撫順我內在的鋒銳部分，在那一刻，我深度的與身體、藝術和我的內在靜默歷程同調，我將這一刻標示為「體現正念」（embodied mindfulness）。

　　大約同時，我認識到藝術治療創始人之一 Florence Cane（1951）的工作，一位領先所處時代的女性。Cane 是一位藝術家及藝術教育工作者，她注意到「透過自由律動的使用身體以釋放創造力」是達到「真實藝術表達」（p.37）的必要管道；Cane 也強調創造性的歷程同時需要「行動和接收的狀態」（p. 21），也就是藝術家擺動於往內與往外兩者之間；往內是休息、反映、閉眼專注在意象上，往外則是用藝術表達意象，而這歷程也被稱為是臣服（surrender）與主動（initiative）（McNiff 1998），或是創作（doing）與反映（reflection）（Rubin 2011）。

　　Cane 和其他人都提到了我所感興趣的身體、藝術治療和正念的元素，但我需要更多資料，於是我接受完形治療的訓練，以補足在理論和實務上所遺漏的片段——更往前走一步。數年之後，當我接受哈科米經驗取向心理治療訓練時，我內在感到困惑的部分隨之解開。

　　本章涵蓋對哈科米的簡短介紹及概觀，以及它的基本原則和正念的主要角色。此外，本章也描述了一個傳統哈科米療程的流程，以及整合哈科米及藝術治療的益處。案例部分，是藉由一位年輕男士的個人療程，來說明做為正念本位練習的哈科米與藝術治療的應用。最後，以哈科米與藝術治療兩者的相似之處和正念的重要性總結本章。

理論架構

哈科米經驗取向心理治療：概觀

　　哈科米經驗取向的心理治療是在美國 1970 年代中期，在 Ron Kurtz（1990）的晚年與同事一起發展出來以身體為導向的心理治療。哈科米認為身

體「反映並儲藏著成長記憶及生成的核心信念來源，也提供通往核心材料的
『途徑』」（Barstow and Johanson 2007, p.79）。此外，哈科米的治療師會經
個案同意使用具治療目的的碰觸，或只是協助個案即時即地去經驗到身體內在
當下發生了什麼。正念是哈科米整體的核心，並同時促成和支持哈科米各方面
的運作，這會在本章稍後有進一步的討論。

　　取自於當前科學性哲學和宗教傳統（Barstow and Johanson 2007, p.78），
哈科米的原則是「基本又基礎的假定」，引導著哈科米治療工作的每一面向，
這些原則是：有機（organicity）正念、非暴力、身—心—靈整體觀（holism）、
一體（unity）（Kurtz 1990）。

哈科米原則

有機：活的系統

　　有機的活的系統（living systems）原則是推崇個案具備療癒的固有智慧及
能力，包括對成長所需的內在認識。個案的真實歷程受到治療師的表揚及記
錄。Kurtz（1990）描述活的系統即是「對個人所有生活面的自由度及自然智
慧有力的肯定」，那是創造力所在之處，是生命會「自我組織、自我創造、自
我維持……並直接導向自身的進化」（p.26）。

正念

　　在哈科米中，正念指的是一種寬廣的以試驗和經驗為基礎的治療，以及
「一種特定的意識，特色是放鬆的意志，臣服並接納每一片刻的發生；一種柔
和又持續的往內關注；一種提高的敏感度和能去觀察及指認意識內容的能力」
（Kurtz 1990, p.3）。它是對當下片刻的覺察，將注意力及焦點向內轉，帶著
正念自覺（mindful self-study）轉向身體。

　　Kurtz（1990）也把哈科米中的正念稱之為「協助式靜觀」（assisted medi-
tation）（p.27），透過治療師的協助，個案受助於一種不評判及現象學的方式
緩慢的自覺（Keller 2005）。透過正念讓某人的系統慢下來及靜下來，使表面

之下的潛意識核心材料（Mischke Reeds and Perrin 2011）能緩慢及柔和的帶入意識的覺察中。

非暴力：尊重生命

與有機相近，非暴力是指讓個案的治療歷程以其所是（as it is）的展開，依其自然的韻律不加以干涉。Kurtz（1990）描述：「非暴力是產生於一種接納的態度和對自然展開的事件保持積極的關注。非暴力與正念相互合作，有助於我們不受干擾的去理解。非暴力要花很久時間去學習」（p.29）。

治療師保有對治療方向的觀點或眼光，而非綁在定義清楚的方向或絕對的進程。治療師保持臨在、正念，並尊重個案即時即地的呈現自己。

身—心—靈整體觀

與一體的原則結合，身—心—靈整體觀的原則意指這三種特質不斷的相輔相成及影響彼此，同時也反映在某人對自己、他人及世界的信念上。

一體：一種參與式宇宙（A Participatory Universe）

一體原則是根植於所有事物都是彼此連結的信念。它是「透過治療師對個案經驗的無聲理解來表達……它是共享的痛苦及共感的喜悅，它在有能力創造合作與親密時出現」（Kurtz，引自 Myullerup-Brookhuis 2008, p.74），來面對自己和他人未整合或衝突的部分。

哈科米療程的流程

在哈科米的原則下，通常哈科米歷程有以下典型的階段順序或流程：接觸（contact）、提取（accessing）、處理（processing）、整合（integration）（Mischke Reeds and Perrin 2011）。以下是這些階段及概念的簡介，也會在本章稍後的臨床案例中呈現這些階段及概念。

接觸

接觸，包含治療師建立及維持慈愛臨在的環境，理想上能促進治療師和個案之間及治療場域裡的安全感和信任感。接觸是正念建立的基礎，沒有安全感和密切的關係，在正念裡時常可見的脆弱或敞開的狀態就可能不會發生。治療師提供接觸的陳述——非詮釋性，對個案當下經驗的直接陳述（Kurtz 1990）。接觸陳述的例子，如：「我注意到你皺著眉頭」或「感到很難過，嗯？」。

提取

一旦接觸建立之後，提取指得是使用正念來探究此刻的經驗，並深入到核心素材，使潛意識材料能移入到意識覺察之中，例如：治療師也許會說：「閉上你的眼睛，將你的注意力轉向你的內在經驗，僅僅留意有什麼正在發生。」當個案的系統因正念而安靜及緩慢下來，他們能夠留意並專注於此刻經驗，並將注意力放在內在的發生，用一種現象學式而非評判的方式來探究它。在一個安全的空間內，鼓勵個案正念的去覺察當下發生了什麼——隨著防衛的崩解，可能會觸及脆弱或敏感的地方（Kurtz 1995）。治療師保持慈愛的臨在和接觸——當個案分享自己逐漸開展的當下經驗時，治療師追溯（tracking）或正念的觀看，並跟隨個案：「盡你所能的待在此刻，並注意到現在正在發生什麼……讓我知道正在發生什麼，所以我能跟著你」。

為了更進一步探索個案目前生活狀態的想法或信念（Kurtz 2007），哈科米治療師會在個案同意之下，透過使用正念探索來創造「試驗」以「喚醒經驗」（Kurtz 1990, p.72）。例如：治療師會提供一種「探查」（probe），一種具有潛在滋養的陳述，通常帶來的回應能顯示個案如何組織特定的信念或概念（Kurtz 1990）。例如：當你聽到一個聲音在說「放鬆是 OK 的」，僅僅去注意發生了什麼。很多時候，記憶、身體感官知覺、情緒或意象會透過試驗而浮現，然後這些事情可以被探究。另一種試驗或許會邀請個案透過藝術創作來探索（Mischke Reeds and Perrin 2011）。

處理

在處理階段，個案和治療師討論對不同試驗的回應，探索阻礙滋養度和滿足感的部分，例如：前述的探查語句「放鬆是 OK 的」，個案也許會注意到自己無法相信這個陳述，於是在處理階段，會探討這樣的掙扎感，而治療師的慈愛臨在和追溯影響個案滿足感（例如：放鬆）的信念和回應，藉由協助提供個案所久缺的經驗和滋養來促成個人轉變的發生。治療師也許會在療程中提供一種經驗，讓個案經驗到放鬆——透過具體的步驟讓個案可以應用在療程以外的地方，因此，處理過程能引導出轉化和改變。

整合

在最後的階段整合中，通常是雙眼張開，治療師透過將療程中出現的不同主題編織在一起，幫助個案對療程裡發生的經驗更加理解。

整合哈科米和藝術治療的益處

將藝術治療整合到哈科米療法，或是以藝術治療形式進行哈科米療法，都有極多的益處。哈科米將正念覺察和一種細緻的身體取向帶入藝術治療，而藝術治療提供了一種創造性方式外化、涵容和觀察個案內在經驗的具體表達。

哈科米強調正念是對藝術治療的一個重要貢獻。哈科米療程中的特點是正念自覺，它具有深度的豐富性。學習有意圖的關注正在發生什麼，即使是不愉悅的狀態，也是哈科米正念方案的一部分。它是一種慈愛的內在行動，更加留意、傾聽、跟隨和維持與某人同在的方式。當個案學習到緩慢的待在浮現的意象之中，正念的探究這些意象的訊息、意涵及影響時，將這些關懷的品質帶入藝術治療中，能提供對某人或其個人意象的神聖性和尊重。如同 Franklin（2012）所說：在靜坐時，當有不愉悅的想法浮現，目標是要待在此刻、觀察並接近那個想法的內容。在藝術中，目標是相同的——待在此刻，「以一種清新和開放心胸的角度去接近那個意象」（p.90）。

藝術治療對哈科米的助益是保有及拓展正念時從身體和／或心神上浮現的意象——到後來也許會加深療癒程度。如同 Morgan（2006）所說的：「在正念感應中所呈現如催眠般的品質，已顯示能強化心神意象」（p.17）。哈科米提供一種柔和的緩慢來支持正念自覺，從這個安靜的內在空間裡，意象經常會浮現向個案揭露自己。藝術治療為哈科米提供了一個工具包，透過使用藝術媒材來讓「意象再現」（Riley 2004, p.184）。如此，在正念狀態下，能幫助鞏固所獲得的洞見（Lo 2011）。哈科米與藝術治療的整合有一種流動的循環——從自我到意象，再到藝術創作，再從藝術創作回到自我、意象，又再回到藝術創作上。藝術治療師 Bruce Moon（2009）寫到：「藝術表達帶來正念，正念帶來促成改變／行動的創造性焦慮，這樣的改變或行動能深化正念的表達（p. 11）」。如同 Kurtz（2010）所說，意象能夠被涵容而不被壓抑，如此能被表達出來而不會走向極端。

臨床應用

案例：Nick

　　Nick，21歲，身上有刺青和穿洞，雙腳交叉舒適的坐在我面前，這療程已經有兩年了，我們已建立密切關係，並且進入了接觸階段。他已經準備好要開始我們的療程，如同我們通常會做的，我邀請他進入正念狀態：「Nick，花點時間沉澱下來回到自己身上。」這可幫助他進入治療的空間，並更深層的進入自己的身體及當下片刻的真實經驗。Nick閉上雙眼，那是他進入正念自覺的習慣，這樣做可以讓他減少分心、放慢心思、正念的探究他的內在經驗，看看身體正在發生什麼。

　　在提取階段，我用柔和及緩慢的語調鼓勵他去探究身體的經驗，以及當他沉澱下來時，自己的系統內發生了什麼。我說：「Nick，我們來看看，當你把注意力往內轉向到自己的身體時會發生什麼，慢慢來，僅僅去留意什麼正在發生。」當Nick探究自己的經驗而我見證時，只有空間和靜默介於我倆連結的中間，我密切的跟尋他的身體動作，注意到他的呼吸慢了下來、雙肩放鬆。當他依然在正念狀態時，我提供他「選單」（DelPrince 2006），他可以從中選擇覺察到什麼：「Nick，把注意力放到你的覺察上——任何感官知覺、感受、衝動、記憶或意象」。身為一位藝術治療師，我特別感興趣於在這裡所形成的個人意象，Nick皺著眉頭描述著，他感覺

並看到一個黑棕色的球體正在那編織成形。

　　我接觸這個「指示物」或不自主的身體訊號（Kurtz 2010）說：「你皺著眉頭」，他回應著說：「嗯，刺痛」。我抱著試驗的態度及哈科米好奇的精神，我問他是否有興趣再進一步探索這個經驗，他點著頭說：「好」。

　　在運用有機原則時，我鼓勵 Nick 以其所是的方式去注意這正在編織成形的球體，看看這球體是否在自己其他身體部位有任何影響，他的眉頭又緊縮起來說：「操！我感到噁心」，我問他說是否能夠繼續待在其中，也想要確認他知道，在過程中如果體驗讓他感到太不舒服，他可以選擇停下來，以尊崇哈科米的非暴力原則——主權在Nick，他點著頭說「是」。為了擴展哈科米以慈愛和身體連結的信賴，我建議Nick透過把手放在眉頭上來跟「操！」連結。我正在透過創造性試驗的方式把Nick的經驗往更深層運作，這也許有助於我們去看到他對自己及世界所抱持的信念（Kurtz 1995）。

　　當Nick把右手放在眉頭上時，他發出一聲長嘆，淚水伴隨而來，我支持所見以關懷的態度來接觸：「很長的嘆息、淚水，是的，讓它們來吧！」在正念中，Nick的防衛軟化，我持續鼓勵正在發生的事，更寬廣的表達隨之出現。Nick開始更深層地哭泣，我讓他知道我與他同在，我給Nick空間和時間來與這個經驗同在，並跟他說：「Nick，當你準備好的時候，讓我知道你正在經驗什麼，讓我能夠與你同在。」淚流滿面的 Nick，跟我分享在七歲時候發生的回憶，那時 Nick 的父母對彼此咆哮著，使 Nick 只想甩上門走開。此一先前已經存在 Nick 表層覺察下的核心材料，現在正在安全的移向意識層面。他的身體成瑟縮姿態，跟隨著此刻正在發生的。我邀請 Nick 正念的去探究自己瑟縮的身體，當父母爭吵時，那躲在咖啡桌下的回憶湧現。一個做決定的時刻來臨，我可以跟隨著回憶與他內在的小男孩接觸，或是與他的身體連結。兩者都可以，但我選擇與Nick的身體連結，並說：「當你抱著自己的身體時，你覺察到什麼？」「好像我在保護什麼。」我鼓勵他繼續探究這個狀態，讓我追溯障礙或「阻礙他在一般有機歷程中可獲得敏感度和滿足感的信念」（Barstow and Johanson 2007, p.77）。Nick 探究自己保持瑟縮姿態的感受，並說：「害怕」。我提供一種探查做為另一個試驗，讓他能更深化自己的經驗：「我要提供你一句話，你不用去相信或不相信這句話，僅僅只要全然留意當你聽到『Nick，你在這裡是安全的』時候，如其所是的發生了什麼。我給Nick空間去回應，他很深的嘆息、身體微微向上抬升，我用接觸技巧或指出：「你的肩膀和臉龐微微向上抬升。」毫不訝異的，這兒時記憶對他現實生活的影響，部分的他相信這句話，但也有部分不相信。我們逐漸走到處理階段，我提議去探索這兩種狀態，先從「不相信這滋養是真的」這個部分開始。我們很簡短的探索這部分，但是沒有很多的東西在那發生，

Nick表達「對這部分不感興趣」，就像是習慣已成結網，準備被抹去。當我對他指出「我注意到你的身體從瑟縮狀態朝向起身，你的眉頭不再緊縮」，我問他：「現在，你的身體正在發生什麼？」他的呼吸緩慢而隱定，我從這地方再度提供一個探查：「Nick，你在這裡是安全的」，他點著點頭說：「是的。」我問：「你如何在此刻裡經驗到安全？安全感在你身體的樣子如何？」他說感到腹部的溫暖，而那個球體現在以不同的型態在那裡，「感覺很好……被紫色環繞……在這裡」，他把左手放在腹部上。我把這歷程的速度慢下來，給他的想像和身體感一點時間能跟上這其餘的經驗。

在這療程裡，有很多點放到藝術治療脈絡中可能會有豐碩的成果。在哈科米療程的試驗態度中有許多抉擇點，我相信是沒有「對」或「錯」之別，我隱微的信任歷程。現在，我覺得是最佳時刻可以從哈科米的結構裡離開，轉到透過藝術治療的探索。在Nick面前擺有各式各樣的美術材料：粉彩、粉蠟筆、油性筆、水彩顏料和色鉛筆，我邀請他去選擇能把那個球體和其在身體的深感畫出來的最佳媒材。他選了黑色和棕色的粉蠟筆，並開始在水彩畫紙上把球體畫出來。

當他在畫時，我透過提示把正念帶到他的即時即地經驗中，例如：「留意你的身體是如何感受到蠟筆在畫紙上的移動」，或是使用接觸技巧去說我看到的：「當這些蠟筆透過你的手滑順的移動時，我注意到你的呼吸更為深沉」。每過一段時間，我會讓Nick閉上眼睛去確認當下身體及意象的狀態，然後回來用藝術創作把內在經驗表達出來。「Nick，當你回到身體查看這球體時，看看它如何在紙上形成藝術圖像？」在創造性歷程中，我協助他來回移動於行動與接收之間的狀態（Cane 1951）。接著，我詢問他先前提到的紫色部分，那是他在試驗性「探查」之後，對感到安全部分的回應。他拿起紫色畫筆，柔和的在畫紙上的球體周邊創造出一個圓圈，他的呼吸變得更加深沉，在安靜創作一陣子之後，Nick 完成了他的圖像（圖15.1）。在我整合了這強而有力的療程中所出現的要點後，結束了今天的歷程。

下一個療程中，在正念練習之後，我把圖像掛在牆上，我不確定今天它是否會揭露什麼，如果它沒有出現，我不會強行要它出現。Nick帶著好奇及笑容看著這圖像，當他這麼做的同時，我對他身體的正念狀態表示歡迎：「此時此刻當你看著這意象時，你覺察到自己身體的狀態為何──任何的感官知覺或其他？」他說：「我感到內在很深的平靜。」我邀請Nick閉上雙眼，把這深層的平靜內化，吸收他藉由藝術所創造出來的東西，「讓你自己擁有這意象的平靜，去感覺到它如何活著，去感覺你身體的內在，它的質感、觸感……」。他把手移向腹部並深呼吸，即時即地，他交替閉著雙眼及看著他的圖像，正念的去追溯他的內在經驗。正念哈科米探究的特色是開放心胸及抱持試驗的態度，在這範疇之內，我協助Nick來回穿梭於身體裡

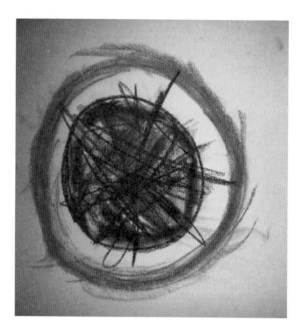

圖15.1：Nick的球體

的內在意象探索到外在探索，我們持續來回於這Z字形的路線（Rappaport 2012），把創作圖像帶入他的身體、正念的探究在身體裡發生了什麼，最後再返回看著圖像。他的手仍然放在他的腹部上，他開始按摩肚子，像是在滋養些什麼的動作，我提供一個接觸的句子：「按摩肚子很舒服吧！嗯？」我邀請Nick把這深感經驗帶入他的圖像中。他拿起一支藍綠色的蠟筆，我鼓勵他用按摩肚子的相同韻律動作來使用這支畫筆，我讓他眼睛張開又閉起的做這練習——再一次的從內在到外在。他深沉的呼吸，身體輕柔的左右擺動，握在手裡的蠟筆也在紙上左右擺動，最後用手指撫順這些線條，他完成了圖像（圖15.2）。

　　為了幫助Nick將這療癒經驗穩固更多，我提供他多樣的藝術治療技巧：與圖像對話（McNiff 1922）和見證寫作（Allen 1995），幫助他更進一步探索他的圖像，並提取圖像的意涵。我透過反覆的探索「我們從哪開始」、「發生了什麼」、「現在進行到哪」來整合他的經驗。我與 Nick 檢視他的兒時記憶及近況，Nick 說「感覺很好」，我鼓勵他把這球體畫作掛在家裡牆上與它生活在一起，我也鼓勵他反覆來回練習於「觀看意象」與「正念的把意象帶入身體」之間，並且繼續與意象進行書寫或對話。

　　這個案例展現了運用哈科米原則與歷程中整合藝術治療的效能。從和Nick工作

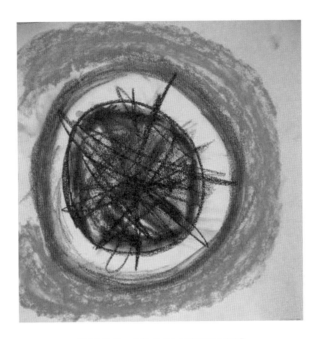

圖15.2：Nick被包圍的球體

的經驗裡，顯而易見哈科米與藝術治療的整合，能聯結他已經準備好也能夠達到的成長狀態。當他說在身體層面感到「強壯而平靜」時，哈科米與藝術治療的結合能在深感層面穩固他身體內的運作。此外，透過從強壯和平靜的身體經驗所創造出的體現意象，穩固了外在運作。這意象現在像是護身符一樣（Schaverien 1992），僅僅是看著這意象，便能轉化它的療癒屬性回到Nick內在身體的感受經驗。本質上，這療程帶給Nick在情緒、心智、生理和靈性層面上的療癒及成長。

結論

　　從個這案例來看，哈科米與藝術治療兩者是具整合性的療法，彼此平衡的「相互支持的參考框架」（Rubin 2011, p.288），透過他們的互補性及共享正念的觀點，能夠「彼此活化及形塑」（McNiff 1977, p.37）。正念讓Nick的神經系統放鬆後，他能對自己的核心材料變得覺察，並關注自己在「整合且體現的獲知」（Rappaport 2009, p.23）或深感（Gendlin 1981）上。正念讓他能冷

靜的往前走，又可以與強烈的感受同在。如此，回應浮現的心象，迎接而來的
是對他而言重要的意義和洞見（Gendlin，引自 Myullerup-Brookhuis 2008）。
透過哈科米的結構，Nick 的意象透過口語及身體來追求並探索，以深化他的
歷程。這兩種模式都認可意象的療癒益處，並在想像的領域裡運用天生的智慧
及 療 癒 的 潛 能（Bachelard 1971; Hillman 1979; Jung 1961; Kurtz 1990;
McConeghey 2003; McNiff 1992）。

　　透過正念，Nick 能在他的「創造力天賦」有機的開展時，能去「信任過
程」（McNiff 1998, pp.2-3），與他的經驗同在，讓真實的意象於 Nick 的心靈
浮現。在見證寫作（Allen 1995）和與圖像對話（McNiff 1928）之後，藝術提
供 Nick 一種方式去表達和涵容這強而有力的體現經驗。整體而言，哈科米及
藝術治療做為相互合作的學科，的確是「創造力歷程的根基」（McNiff 1997,
p.37）。

文獻

Allen, P. (1995) *Art is a Way of Knowing*. Boston, MA: Shambhala.
Bachelard, G. (1971) *On Poetic Imagination and Reverie*. New York: G.P. Putnam's Sons.
Barstow, C. and Johanson, G. (2007) "Glossary of Hakomi therapy terms." *Hakomi Forum 18*, 77–79.
Cane, F. (1951) *The Artist in Each of Us*. London: Thames and Hudson.
DelPrince, P. (2006) Personal communication.
Franklin, M. (2012) "Know thyself: Awakening self-referential awareness through art-based research." *Journal of Applied Arts and Health 3*, 1, 87–96.
Gendlin, E.T. (1981) "Movement therapy, objectification, and focusing." *The Focusing Folio 1*, 2, 35–37.
Hillman, J. (1979) "Image-sense." *Spring*, 130–143.
Jung, G. (1961) *Memories, Dreams, Reflections*. New York: Pantheon.
Keller, R. (2005) "Hakomi simplified: A new view of Ron Kurtz's mindfulness-based psychotherapy." *Hakomi Forum 14–15*, 5–18.
Kurtz, R. (1990) *Body-Centered Psychotherapy: The Hakomi Method*. Mendocino, CA: LifeRhythm.
Kurtz, R. (1995) "The origins of the Hakomi method." *Hakomi Forum 11*, 23–28.
Kurtz, R. (2007) "Three recent essays." *Hakomi Forum 18*, 5–10.
Kurtz, R. (2010) Personal communication (April).
Lo, Pui Yin (2011) "A heuristic and art-based inquiry: The experience of combining mindfulness practice and art-making." *Australian and New Zealand Journal of Art Therapy 6*, 1, 51–67.
McConeghey, H. (2003) *Art and Soul*. Dallas, TX: Spring Publications.
McNiff, S. (1992) *Art as Medicine: Creating a Therapy of the Imagination*. Boston, MA: Shambhala.
McNiff, S. (1997) "Art therapy: A spectrum of partnerships." *The Arts in Psychotherapy 24*, 1, 37–44.
McNiff, S. (1998) *Trust the Process: An Artist's Guide to Letting Go*. Boston, MA: Shambhala.

Mischke Reeds, M. and Perrin, J. (2011) *Training Manual for the Comprehensive Training in the Hakomi Method.* Sydney: Lorella Ricci Marriott.

Moon, B. (2009) (First published 1997) *Existential Art Therapy: The Canvas Mirror.* Springfield, IL: Charles C. Thomas.

Morgan, M. (2006) "Neuroscience and psychotherapy." *Hakomi Forum 15–17,* 9–22.

Myullerup-Brookhuis, I. (2008) "The principles of Hakomi." *Hakomi Forum 19–21,* 69–83.

Rappaport, L. (2009) *Focusing-Oriented Art Therapy: Accessing the Body's Wisdom and Creative Intelligence.* London and Philadelphia, PA: Jessica Kingsley Publishers.

Rappaport, L. (2012) Personal communication (July).

Riley, S. (2004) "The creative mind." *The American Journal of Art Therapy 21,* 4, 184–190.

Rubin, J. (2011) (First published 1984) *The Art of Art Therapy.* London: Routledge.

Schaverien, J. (1992) *The Revealing Image; Analytical Art Psychotherapy in Theory and Practice.* London and Philadelphia, PA: Jessica Kingsley Publishers.

第十六章
正念與個人中心表達性藝術治療

Fiona Chang

個人中心表達性藝術治療（Person-Centered Expressive Arts Therapy，簡稱 PCEAT）是由 Natalie Rogers（1993, 2011）所發展，整合了個人中心療法的人本主義（Rogers, C. 1951, 1980）和表達性藝術。個人中心取向的核心要件——無條件正向關懷（unconditional positive regard）、真誠一致（congruence）和同理心（empathy）——與正念的原則一致。在 PCEAT 中，創造一個安全、支持和不評判的環境，能培養出一個氛圍，在這氛圍下人能夠透過「創造性連結」（Creative Connection®），完全投入在自己的身體、情緒、想法和精神上。PCEAT 結合使用臨在、傾聽、一致和藝術來幫助人培養對自我和他人當下的真誠和關懷，PCEAT 可應用在心理治療、個人成長和社會轉變上。

本章呈現 PCEAT 與正念之間相互連結的概觀，也包含整合 PCEAT 與正念於醫院門診癌症病患團體的臨床案例。

理論架構

PCEAT 與正念：互連關係

雖然是不同的練習與取向，PCEAT 與正念兩者培養相似的特質，包含：臨在、深度傾聽、不評判的覺察。表 16.1 更進一步勾畫出這些特性，包含：全神貫注（full attention）、傾聽（listening）、開放（openness）、關懷（compassion）和一致（congruence）。在下一個部分，我會討論 PCEAT 的原則和與正念之間的互連關係。

表 16.1：正念與 PCEAT 共享的練習智慧

練習智慧	正念練習	PCEAT 練習
全神貫注	對當下全神貫注	對每一位個體和表達性藝術的過程全然臨在
傾聽	深度傾聽自己、他人和環境	對人和表達性藝術過程及其創作，具同理的瞭解
開放	初學者的心神（初心）：擁抱每一時刻的湧現，無論那是什麼	帶著無條件的正向關懷對經驗保持開放
關懷	慈愛、關懷正在受苦的人們	帶著關懷之心去同理瞭解
一致	忠於自己	真誠

當下的全神貫注

在 PCEAT，我們時常以靜觀做為開始，讓心神平靜下來、回到我們中心、傾聽內在的訊息和接受來自高我（higher self）的引導（Rogers, N. 1993）。我們時常以開放覺察的靜觀做為開始（Hanson 2009）：

> 深呼吸幾次進入你的身體……覺察當下自己的狀態……允許自己的肩膀放鬆……注意並對那裡有什麼保持開放……想法、感官知覺、聲音、意象、感覺，僅僅是允許……接受有什麼在那裡，不做任何評判。

靜觀是種正念的練習，幫助鼓舞了創造性表達的可能，對那些有困難待在長時間靜觀狀態的人來說，我們結合使用靜心音樂，目的是在充滿想像力和創造力的空間中獲取沉思的舞台。

深度傾聽

在 PCEAT 中，積極傾聽是核心的練習。我們用心傾聽並關懷的回饋給分享者所說之精髓。中文字的「聽」捕捉了深度傾聽的本質，它包含了六個中文字：耳、王、十目一心，提醒了我們要一心一意的傾聽他人，尊重他人如對待國王一般（圖 16.1）。

積極傾聽➡深層共感瞭解

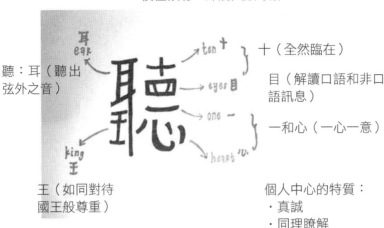

聽：耳（聽出弦外之音）

十（全然臨在）

目（解讀口語和非口語訊息）

一和心（一心一意）

王（如同對待國王般尊重）

個人中心的特質：
・真誠
・同理瞭解
・無條件正向關懷

圖 16.1：中文字「聽」

我們去聽弦外之音，眼睛同時看到口語和非口語線索，帶著真誠的心、全神貫注和無條件尊重。我們深度的傾聽他人、自己和未知。一行禪師（2009）是佛教禪宗僧侶和正念老師，他把深度傾聽納入練習的一部分，他說：「關懷傾聽帶來療癒。有時候只深度傾聽十分鐘，就能轉變我們，並重拾嘴角的笑容。」（p.149）。

開放

PCEAT 的人本原則強調透過不評判的眼光來看待生活和經驗。當我們能免於強加感知事實的渴望時，我們便能尊重個人是有能力發現自身議題的本質，並且找到往目標前進的方法（Roger, N. 2011）。當我們經驗到以正向和接納的態度來面對當下浮現的任何東西，治療的改變就更可能發生（Roger, C. 1980）。

正念練習幫助教導我們即時即地帶著接納的心，對未知保持開放。帶著嬰兒的眼睛和初心，我們用好奇心來看事情，對任何可能保持開放，接納和準備

好去學習（Goodman 2005; Suzuki 1987）。這能允許我們以煥然一新的眼光來
看事情，如此我們能夠從新的視野獲得澄清。

關懷

在 PCEAT，我們提供一種慈愛臨在，幫助培養對自己本身和對他人的瞭
解、敏感、接納和原諒。當我們同理的傾聽，我們能夠更精確的理解自己即時
即地的內在經驗流，變得一致與享受成為一個完整之人的自由（Roger, C.
1980）。我們透過治療性的見證和美感回應來表達關懷；我們嘗試精確的感受
人們在創造性歷程的感受和個人意義，並且透過創造性的方式來表達這樣的理
解（Rogers, C. 1980; Rogers, N. 1993）。藝術也可以成為我們的關懷傾聽者，
我們的存在是被涵容和反映在創造性行動的臨在，能觸動我們的靈魂、投入我
們的想法和情緒（Knil, Barba, and Fuchs 1995）。同時，我們傾聽藝術、聆聽
它們的訊息（McNiff 2009; Rogers 1993）。

在正念中，當下非評判覺察的練習，幫助我們培養關懷的品質，允許空間
歡迎所有在我們之內的發生。

一致

一致是與我們真誠的、真實的自我結盟，並發自肺腑之言（McCown, Re-
ibel, and Micozzi 2010）。Bolton（1979）指出真誠有三種成份──自我表達、
自我覺察和自我接納。當我們為了自我表達，在藝術中與我們的美感、童心和
新奇的自我相遇，我們對真正的自我有更多的覺察，並表達對自我的接納。藝
術的療癒特質刺激了我們生理、情緒、智性和心靈層面的自我，並促進我們
內、外在現實的整合。這樣的創造性轉化歷程幫助我們更為一致，正念也幫助
我們對真實自我更加覺察和更加一致。

臨床應用

接下來的實例是來自一群醫院門診癌症支持團體的成人，這個團體整合了

正念練習與 PCEAT。

正念本位 PCEAT 的治療目標

1. 運用內在的自我療癒力量和隱藏的創造力來改善身心靈的健康。
2. 安全的釋放擔憂和壓抑的情緒。
3. 探索、瞭解、擁抱和更接納整體的自我。

基本的態度

在團體的開始，我們運用以下的基礎做為團體準則（專欄 16.1）。它們奠基於 PCEAT 的核心態度與原則（Rogers, N. 1993）和正念練習（Kabat-Zinn 1990）。

專欄 16.1：PCEAT 和正念練習的提醒

1. 留意自己的身體並照顧好自己。
2. 所有的指導都是種邀請或建議。在這裡，你有權選擇不跟隨，在這裡，你是自己的主人。
3. 表達性藝術的經驗也許會攪動你內在的情緒——悲傷、快樂、已知和未知的情緒可能會發生，允許自己保持開放去經驗，並在藝術的安全涵容下正念的表達當下的發生。
4. 覺察你的情緒，當作是創造力的能量來源。浮現的影像、文字、響亮的聲音、戲劇化的行動和眼淚，都是你在當下創造性表達的自然呈現。
5. 關懷的傾聽，注意你自身內在的身心靈經驗和對他人的感受。
6. 保持著初心去擁抱和創造無窮的可能。
7. 拋開你批評的眼光，以開放的態度真實的接納自己與他人。
8. 如果你選擇去觀察，留意你當下的感覺，尊重團體的動力、周遭的環境和他人的經驗。
9. 對私人事件保密，放心的對外分享團體的活動，但不提及團體成員的名字和不透露私人訊息。

　　　　　　非常感謝你維護我們的信任和尊重。

準備

　　我們鼓勵參與者把能夠反映他們深感的東西帶來，像是樂器、拾得物、有觸感的媒材、意象、歌曲和文字。

正念本位 PCEAT 活動

茶靜觀

　　我們使用茶靜觀（Plum Village 2010, p.12）做為開始的儀式，練習茶靜觀是種真實的與茶和朋友同在，儘管有悲傷和憂慮，仍愉快的處在當下。表達性藝術能幫助豐富靜觀經驗，相對的，茶靜觀能使意識清新，並將靈魂沉澱下來正念的經驗創造性歷程。

　　我們邀請團體參與者在一個白紙杯上畫出他們的名字和寫下對這天的意圖。然後，倒入茶水並握著紙杯感受其溫度，接著享用這杯茶──一小口接著一小口，用我們所有的感官知覺去品嚐這杯茶，吸聞茶的氣味，我們感受這暖心的茶流到我們全身。藝術、茶和靜觀成為一種很好的合體來感謝我們自己。

　　或者，你可以用一個空紙杯來開始茶靜觀，我們用開放的態度保持觀察狀態，歡迎和創造任何在歷程中的發生。我們可以透過畫畫、書寫、低吟和身體動作等藝術，切實的表達我們的深感；有時候我們會播放撫慰的音樂來讓身心慢下來、消融自我意識而變得更為放鬆；有時候，我們跟隨感官知覺用音樂即興創作，與精神連結，讓靈魂啟發。茶靜觀也能夠做為結束的儀式來冷靜和清理我們的心神，最後使用藝術來涵容所學。

個案研討：阿華和玫芬

　　阿華（50 歲女性）描述她在茶靜觀時的愉悅意象：帶著微笑、放鬆躺在青草地上（圖 16.2）。

　　玫芬（45 歲女性）分享了她希望照顧自己的意圖。癌症團體的參與者透過大自然的意象來分享他們想要免於疾病的願望。參與者享受這個有創意的茶靜觀，在過程中我們可以吸收並覺察。有時候，某些在之前不曾有過藝術經驗的人會抗拒，但

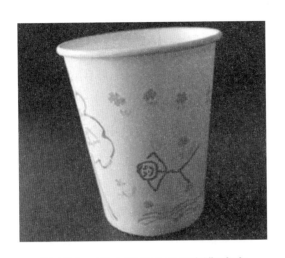

圖 16.2：畫在紙杯上的茶靜觀意象

是我們發現這個活動能幫助他們與身體同調，在一起分享茶時，感受到與他人連結，並以輕鬆的方式來排解抗拒，使得創造性歷程更為釋放。

覺察探索：自我、他人與情境（一致）

　　Virginia Satir 以一個圓餅圖來呈現一致的概念，包含：自我、他人和情境（圖 16.3），都能被尊重（Satir *et al.* 1991）。

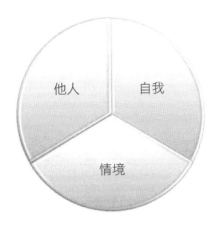

圖 16.3：一致：自我、他人和情境（Satir *et al.* 1991）

　　當我們切實覺察時，我們同時感受到當下我們的內在和外在環境發生了什麼（Kyle 1998, p.173），

　　在正念中，我們觀察自我、他人和情境。受到 Michael Franklin（2012）作法的啟發，我們邀請團體成員對自我、他人和環境進行創造性的正念觀察。我們先從兩人的正念觀察練習開始，兩人一組、面對面坐著，每個人都花一些時間沉靜的專注在自己、他人和環境上。之後，他們用藝術來表達這個經驗。

案例研討：梅伶

　　梅伶（48 歲女性）覺察到自己花了大部分的注意力在環境的警覺上（在圖 16.4 紫色部分佔了圓圈的 3/4，呈現了她的觀察），然後轉向他人（桃色，佔圓圈的 1/4），僅有很少部分是關注自己（黃色，圓圈線條）。梅伶瞭解到她很容易被他人和社會環境激起情緒，在兩人配對的靜觀中，她變得覺察並受到鼓舞的放更多注意力在自己身上，同時讓圍繞在她身邊的期待放下。

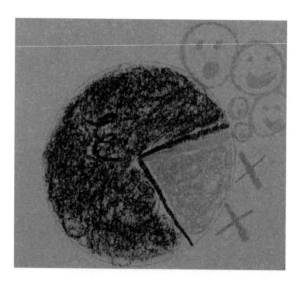

圖 16.4：梅伶對「自我、他人和情境」的觀察

案例研討：小曼

　　小曼（56 歲女性）在這三面向有更平衡的觀察（見圖 16.5），當她關注在自己和他人時，她感到內在的平靜（笑臉）；她覺察到同組夥伴的焦慮（圓餅圖的左上

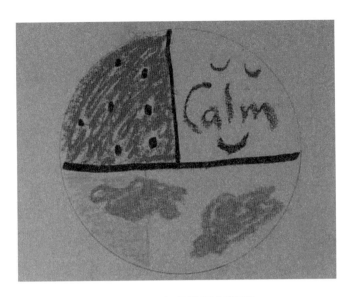

圖 16.5：小曼的平衡觀察

角，紅色部分），這位夥伴左顧右看，也許是想要轉移緊繃感（黑點）；她用黃色
來表達感知到環境的希望感（圓餅圖左下方的黃色區塊），因為這天下雨，她添加
了灰雲在上面。

　　參與者發現這個活動很有幫助，能對自己、他人和情境做出經驗性和視覺
上的覺察理解，這是一個對全然臨在、關懷和一致的正念練習。我們用整個人
來專注聆聽心聲——允許發自內在的「聲音」傾訴（McCown *et al.* 2010），
與真我連結，但同時也帶著關懷傾聽他人，並且保持對土地的尊重（Plum Vil-
lage 2010）。

身體掃描肖像繪畫

　　從正念對生理健康的觀點（Langer 1989）和正念藝術治療（MBAT）在改
善女性癌症患者生活品質影響的初探研究（Monti *et al.* 2006），我們結合了正
念身體掃描和肖像畫來探索覺察三角：身體感官知覺、想法和情緒（圖 16.6）
（McCown *et al.* 2010）。

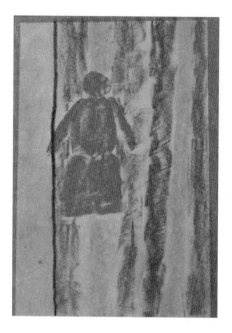

圖 16.6：透過身體掃描和肖像畫的覺察三角

　　引導參與者進入身體掃描，即時即地去覺察身體裡所開展的感官知覺、情緒和想法：

> 深呼吸進入到身體，輕柔的注意到那裡有什麼，逐漸的從你
> 頭頂緩慢的往下移動到腳趾……僅僅只是去注意，放下任何的評
> 判，留意你的感官知覺……腦海裡的想法……以及當下的情緒。

　　身體掃描之後，參與者用視覺形式的身體肖像畫來表達他們的經驗。他們可以自由表達已經經驗到的，或是允許透過創造性的探索來繼續開展。有時候我們會改變身體掃描的引導來涵蓋更結構的邀請，例如：(1)注意到身體感到愉悅的和不悅的部分；(2)覺察到在這些身體部分下，隱藏的不同情緒；(3)傾聽任何正向的或負向的想法；(4)注意到在我們內在的靈性來源。然後，他們能夠在每次探索之後，用藝術形式來創作那些體驗。

案例研討：欣悅

欣悅（46 歲女性）在面對季節變化時感到情緒安定，並享受著跟隨生活的流動。透過身體掃描，她收到來自身體鼓勵的訊息，是種接納和溫暖的味道，伴隨著探索、好奇、活力和冒險的感受（Kabat-Zinn 1990），她同時感受到眼淚和微笑、愁苦和平靜。欣悅感到這種有機的、創造的藝術表達歷程、深呼吸和正念，使她能夠待在錯綜複雜的情緒中。她傾向在沒有音樂的靜默中進行藝術創作，這樣能夠允許正念的能量滲透她的身體和心神（Plum Village 2010）。欣悅同時接受浮現出來的愉悅和痛苦的經驗。

情緒風景畫

在 Suzuki Roshi 的書《禪者的初心》（*Zen Mind, Beginner's Mind*）中，他特別留下幾頁空白來提醒我們要清空心神。為了要表達這樣淨空的空間，我們使用大張長形宣紙（中式繪畫用紙）進行「情緒風景」繪畫。在開始繪畫之前，我們鼓勵每位參與者把宣紙貼在他們面前的牆上。

我們以正念練習開始，靜觀幫助我們的心神保持純淨和學習新事物。面對眼前的宣紙，經過一段崇敬的靜默之後，我們鼓勵參與者培養出一種開放心胸的狀態，允許正向的和負向的情緒在宣紙上舞動，透過顏色、線條、形狀和意象來表達各式各樣的情緒。宣紙是承載情緒很棒的容器，因為宣紙吸收筆鋒的墨水、顏料和動作的效果很好，而宣紙的長度提供了很大的表達空間。

案例研討：郭先生

郭先生（61 歲男士）擺脫控制和評價，放下他內在的批判，自發的放鬆和享受藝術創作，他全神貫注作畫，彷彿像是他第一次發現自己正在畫什麼（圖 16.7）。

這是一種練習即時即地的方法（Suzuki 1987），通常郭先生有困難專注，但這一次他全神貫注到無法停止繪畫。當自己的悲傷、羞愧、恐懼、生氣、高興、感激和希望在藝術中以視覺形式呈現時，他很高興去見證它們。郭先生很享受對自己的感受保持開放和接納的過程。我們的感受和情緒是創造力和轉化能量的來源（Rogers, N. 1993），郭先生發現他能夠透過藝術來體現他全部的自我，並且將他的情緒導入到療癒的能量。

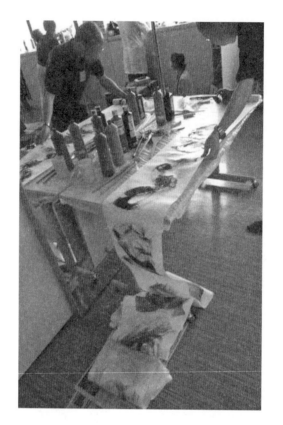

圖 16.7：我的情緒風景畫

佛陀畫板

　　西藏靜觀大師——明就仁波切（Yongyey Mingyur Rinpoche 2007，引自 Gilbert and Tirch 2009, p.102）形容正念像是「一把鑰匙，是佛教徒練習如何單純的全然覺察想法、感覺和感知的出現」。佛陀畫板（Buddha Board）（見 www.buddhaboard.com）的產品設計是僅僅用水畫在板子的表面，意象以較深的頻色浮現出來，然後逐漸消失不見，這是一個很棒的容器，讓我們保持靜止在即時即地的覺察中。我們能夠繪畫、享受和觀察當下，它是基於禪的概念——活在當下和無常。這是一種療癒的歷程，保持臨在於當下、感謝每個珍貴的時刻，放下並放空我們的心神。世事無常是我們很棒的老師。

案例研討：星辰

　　星辰（53歲女性）使用佛陀畫板來畫她的母親和母親最愛的食物（圖16.8a）。她的母親在一週前才剛過世，在佛陀畫板上，星辰使用水來畫母親和自己的影像，星辰靜靜觀看著影像消失，同時向她的母親道別（圖16.8b）。

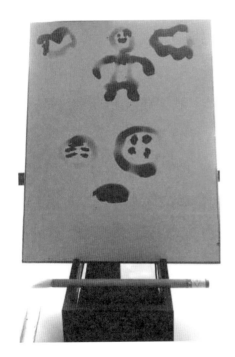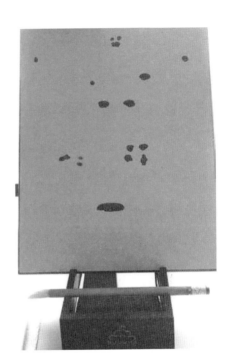

圖 16.8：(a)佛陀畫板；(b)放下和原諒自己

　　星辰瞭解到母親是如何稍縱即逝，在這過程中，她覺察到自己多年來照顧母親的耐心和韌性。

透過鏡子、面具製作和真實動作正念的自我探索

　　面具有象徵外表性格（persona）的作用——是我們呈現於外的自己，也是我們的陰影（shadow）——更多隱藏自己的部分。這幫助我們整體的接納自己是誰——我們真實的自我。正念練習幫助我們沉思、保持鎮定並專注在內在

的旅程。我們以引導式正念探索鏡子裡的自己做為開始（見專欄 16.2），用現象學的方式看入自己，並且在面具製作之前發現關懷的空間以進行蛻變。

專欄 16.2：指導語：正念面具

找個舒服的姿勢，讓你的脊椎保持挺直，呼吸慢下來，
放下你心理和生理的負擔……
嘗試放鬆你的身體……放下你的肩膀，
享受這珍貴的時刻，觸踫你內在的自我……
把鏡子放在你面前……
對鏡子所反映的臉部影像感到好奇，不帶評判的觀察和探索它，
就僅僅只是與這熟悉的影像同在……
吸氣…我知道我正在吸氣……
吐氣…我知道我正在吐氣……
就僅僅隨著你的呼吸深入地看著它……
如果你發現你的心神已經飄走了，
只要柔和地把注意力放回到這影像上。
覺察你的感受，你也許會感到不尋常、不熟悉和有點奇怪，
但這是你當下所擁有的感受，
僅僅是柔和地接受它，並與它同在……
你願意如其所是地接納這些感受……
盡你所能，讓你的心神專注在這影像上，
嘗試跟這影像做朋友，無論你喜歡或不喜歡它，
覺察你對這影像的感官知覺和感受……
慢慢地全神貫注在這張熟悉臉龐的頭髮、眼睛、鼻子、耳朵和嘴巴，
吸氣……吐氣……
你也許會想要更靠近這張臉，透過看、聽、聞和嚐來與臉接觸……
如果你想要，你也許會逐漸地對它知道更多，
跟隨你自己的步調，不用急……
吸氣……吐氣……
你也許會運用你的感官知覺來經驗對這鏡中人的感受，去感覺有什麼……
覺察你自身的當下的感受……

你的感受可能是快樂、悲傷、擔憂、希望、愧咎、愉悅等……
嘗試去探索這些感受是什麼……然後與這些感受同在，不用對這些感受做
出反應，
僅僅是隨著呼吸看著它……
吸氣……我知道我正在吸氣……吐氣……我知道我正在吐氣……
鏡中臉也許有話要跟你說，你可以嘗試放鬆你的心神，
僅僅只是用心傾聽……感覺如何？有任何想法嗎？
嘗試在當下傾聽和瞭解這張臉……
感受就只是感受，它來了又走，沒有對與錯。
你是這些感受的主人，你擁有這些感受，
如果你願意的話，用你的雙手去觸摸和探索這張臉……
感覺你的眼睛、耳朵、鼻子、嘴巴、嘴唇和脖子……
輕柔的用你的雙手和全身去感受……
吸氣……吐氣……
有覺察到任何感覺，或是任何發現？
提醒你還有兩分鐘自由探索的時間……
透過這探索的過程，
你也許會更靠近自己和有些許的發現。
如果你想要待在探索時間更久，我們當然會尊重你的需求，
如果你準備好了，跟隨你的心更進一步的探索這個經驗，
製作面具或是寫下這個歷程。

　　經過臉部的正念探索之後，大部分的參與者偏好製作面具來表達他們感受
到的經驗。從他們與面具的對話，他們用文字、顏色、象徵、意象和想法來裝
飾這個面具，為了從新的觀點來看自己的面具，他們把面具放在桌上，然後自
由的描述面具。

　　接著，他們把面具戴上，傾聽它的感受和想法。當與面具對話的時候，他
們同時也看進自己的感受和想法，我們使用音樂來輔助對傾聽內在自我的聲音
保持開放。有些參與者允許自己隨著感覺讓身體做動作，並且感受內在正在發
生什麼（真實動作）。身為一位治療師，我們維持一個安全、支持和開放的空
間，讓自發性和真實的表達發生，我們提醒參與者帶著關懷之心正念的傾聽自

己，對這個持續進化的歷程保持開放，慢下來經驗每一個時刻。之後，團體成員以書寫來整合經驗。在團體要結束的時候，我們用簡短的一句話作結，對面具說：「面具，謝謝你，我從你那裡學到_____。」

案例研討：芳

芳（38 歲女性）反映說，使用所有感官知覺來正念的觀察自己是一個豐富的經驗。她用力掙扎於是否要顯示出她脆弱的一面，她在社會面具下，對失去自己真實的聲音感到悲傷（圖 16.9）。

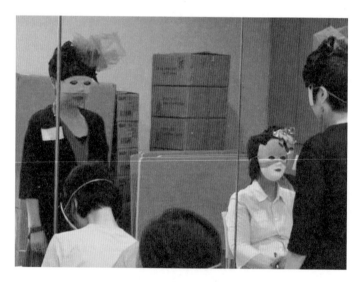

圖 16.9：來自半面具的聲音

芳跟隨她內在的聲音把面具剪成一半露出嘴巴，透過這個創造性的探索，芳經驗到把話說出來的自由。當她接納自己的勇氣而大聲唱出「歌劇魅影」時，那是一個很深刻的突破，當芳對自己的感官知覺更加覺察之後，她更接近內在自我，並且親密的接納自己。最後，她感謝我的全然臨在。

反思和結論

在正念本位的表達性藝術過程中，我們需要能夠全然臨在，帶著開放、接

納和關懷之心來面對 PCEAT 的四元素：人（參與者和治療師）、過程、情境和作品。這四個元素互動的彼此關連（見圖 16.10）。

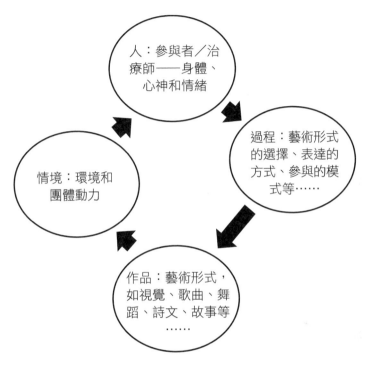

圖 16.10：PCEAT 的四元素

人

PCEAT 和正念練習是由參與其中的人共同協力發展和複習，而尊重和賦能的特質也是一行禪師的正念社群所力行的（Hanh 2002）。此外，真誠、慈愛、無條件的正向關懷和一致，無法當成一種認知技巧來教導，它是真實的「我—汝」（I-Thou）」關係（Ryback 2006）和一種存在的方式。當我們經歷生活的挑戰，練習正念、藝術和個人中心的存在時，我們的練習來自清明和關懷之心。

過程

也許有人會想要現成的方案設計和步驟程序，但身為實務工作者，我們總是要對當下保持開放，深刻的傾聽團體成員，並且彈性調整表達性藝術的用法，以最佳符合他們的需求。

情境

練習正念和 PCEAT 不只是為了我們的工作，也是自己生活的練習。我們的工作不是要去展示專業知能，而是為了自我成長和社會轉變去實現覺察、創造力和療癒的潛能。如同日本禪修大師 Suzuki Roshi 所分享的：「在初學者心中有很多可能，但是在專業人那兒的可能性就少了」（引自 Kabat-Zinn 2012, p.9）。我希望我們在這裡的經驗分享。能夠為你的練習打開些許的可能性。

作品

正念和 PCEAT 兩者不僅是心理治療的方法，更是與他人和世界同在的方式。一致、關懷的傾聽、釋放壓抑、冷靜心神和連結精神—靈魂—身體—心智，是一種有益生活的練習。正念強化我們在創造性連結（Creative Connection®）過程中的覺察和臨在；同時，表達性藝術的療癒潛能也引導我們走入內在，並明白有什麼會從潛意識裡浮現。

正念和 PCEAT 的交互作用促進了自我覺察和療癒，不僅只針對參與者，也對治療師。禪心是尋找智慧的智慧（Suzuki 1987, p.xxi）。在本章，我們（我和我的同事 Josephine Cheng）分享了整合正念和個人中心表達性藝術治療的逐步理解，我們每天都從初心中學習，並從即時即地的練習裡有所收穫。我們透過正念、表達性藝術和開放的練習，謙卑的繼續尋找智慧的旅程。

致謝

藉由這一章，我致上最深的感激給我親愛的同事 Josephine Cheng，我們從 1994 年開始推動表達性藝術，她和我的夥伴 Gregg Kerlin 引領我踏上結合正念

和禪宗至我的練習之徑；我想要對我的老師 Natalie Rogers 表達無法言喻的感激，她在個人中心表達性藝術治療的熱情教導；感謝我的督導 Jack Weller 和 Anin Utigaard，以及我的導師們 Kate Donohue、Benedikte Scheiby、Christine Evans 和 Laury Rappaport。Jack 總是在我的表達性藝術路途上，正念的用他的心握著我的手；我也要感謝我母親、William、Celina、Helena，還有我的狗兒們 Chips 和 Fries 的無條件正向關懷。由於團體參與者的同意，我們很感激有他們的支持，使用創意的名字和真實的方式來說出他們各自開展的故事。

文獻

Bolton, R. (1979) *People Skill: How to Assert Yourself, Listen to Others, and Resolve Conflicts.* New York: Simon and Schuster, Inc.

Franklin, M. (2012) Personal communication.

Gilbert, P. and Tirch, D. (2009) "Emotional Memory, Mindfulness and Compassion." In F. Didonna (ed.) (2009) *Clinical Handbook of Mindfulness.* New York: Springer.

Goodman, T.A. (2005) "Working with Children: Beginner's Mind." In C.K Germer, R.D. Siegel, and P.R. Fulton (eds) (2005) *Mindfulness and Psychotherapy.* New York: The Guilford Press.

Hanh, T.N. (2002) *Friends on the Path: Living in Spiritual Communities.* Berkeley, CA: Parallax Press.

Hanh, T. N. (2009) *Happiness: Essential Mindfulness Practices.* Berkeley, CA: Parallax Press.

Hanson, R. (2009) *Buddha's Brain: The Practical Neuroscience of Happiness, Love, and Wisdom.* Oakland, CA: New Harbinger Publications, Inc.

Kabat-Zinn, J. (1990) *Full Catastrophe Living: Using the Wisdom of Your Body and Mind to Face Stress, Pain, and Illness.* New York: Bantam Dell (a division of Random House, Inc.).

Kabat-Zinn, J. (2012) *Mindfulness for Beginners: Reclaiming the Present Moment—and Your Life.* Boulder, CO: Sounds True, Inc.

Knill, P.J., Barba, H.N., and Fuchs, M.N. (1995) *Minstrels of Soul: Intermodal Expressive Therapy.* Toronto: Palmerston Press.

Kyle, D.T. (1998) *The Four Powers of Leadership: Presence, Attention, Wisdom and Compassion.* Deerfield Beach, FL: Health Communications, Inc.

Langer, E.J. (1989) "Minding Matters: The Consequences of Mindlessness—Mindfulness." In L. Berkowitz (ed.) (1989) *Advances in Experimental Social Psychology, Vol. 22.* Cambridge, MA: Academic Press Inc.

McCown, D., Reibel, D., and Micozzi, M.S. (2010) *Teaching Mindfulness: A Practical Guide for Clinicians and Educators.* New York: Springer Press.

McNiff, S. (2009) *Integrating the Arts in Therapy: History, Theory and Practice.* Springfield; IL: Charles Thomas Publisher Ltd.

Monti, D., Peterson, C., Shakin Kunkel, E., Hauck, W.W., *et al.* (2006) "A randomized, controlled trial of mindfulness-based art therapy (MBAT) for women with cancer." *Psycholo-Oncology 15,* 5, 363–373.

Plum Village, The (2010) *Practice from the Heart: Zen Master Thich Nhat Hanh in Hong Kong 2010.* Awaken to Joy at Mindfulness Retreat, Hong Kong.

Rogers, C.R. (1951) *Client-Centered Therapy: Its Current Practice, Implications and Theory.* Boston, MA: Houghton Mifflin.

Rogers, C.R. (1980) *A Way of Being*. New York: Houghton Mifflin Company.

Rogers, N. (1993) *The Creative Connection: Expressive Arts as Healing*. Palo Alto, CA: Science and Behavior Books.

Rogers, N. (2011) *The Creative Connection for Groups: Person-Centered Expressive Arts for Healing and Social Change*. Palo Alto, CA: Science and Behavior Books.

Ryback, D. (2006) "Self-determination and the neurology of mindfulness." *Journal of Humanistic Psychology* 46, 4, 474–493.

Satir, V., Banmen, J., Gerder, J. and Gomori, M. (1991) *The Satir Model Family Therapy and Beyond*. Palo Alto, CA: Science and Behaviour Books.

Suzuki, S. (1987) *Zen Mind, Beginner's Mind: 40th Anniversary Edition*. Boston, MA: Shambhala Publications, Inc.

第十七章
創造性正念
辯證行為治療與表達性藝術治療

Karin von Daler and Lori Schwanbeck

創造性正念結合了表達性藝術治療與辯證行為治療（DBT）。此方法是由本章的作者於 2004 年發展而來，做為整合 DBT 之功效與自我表達的創造性和知覺（sensory）模式，以及學習表達性藝術治療的媒介。我們建立這套方法是希望以創造性和有效的方法，來協助具高反應強度且伴隨情感脆弱與自傷衝動的個案。我們將表達性藝術治療帶入更具結構化 DBT 的熱情，使我們看到這套方法對個案帶來的正向效果，並且啟發了非表達性藝術治療師在臨床工作中運用他們自己的創造力。

正如一些臨床醫師的經驗，在面對高度情緒失調，需要為其生存與基本健康做出立即性認知與行為改變的個案時，傳統的創造性方法存在著許多侷限。例如：當引導個案進入想像或自由動作時，可能會造成情緒潰堤，並喚起創傷經歷。當這樣的情形發生時，個案和治療師也許都會感到徬徨和不知所措。雖然非結構化的創造性表達能引發情感的宣洩，但個案在過程中也許並沒有學習到新的行為或技巧，使他們能夠在生活中遭遇會威脅治療性成長的觸發情緒下使用。Huckvale 和 Learmonth（2009）指出「協助處在混亂、深層苦痛、急性不安和生命面臨威脅的個體時，需要具涵容性的結構……強調藝術本位為根基的取向，同時也會強調有機性、非指令式與自發性的藝術創作元素」（p.62）。

在連續光譜的另一端，較結構化和實證本位的治療如 DBT，經常成為心理健康機構的需求；雖然有助於提升認知功能，卻排除了資源、連結和體現式學習中知覺、創造性和想像的經驗。將表達性藝術與 DBT 整合，創造性正念所建議的治療方法，包含了 DBT 的涵容和架構性，以及表達性藝術中所具有

的創造性、體現和多元感官刺激。

理論架構

DBT

DBT 是由 Marsha Linehan（1993a）所發展而來，用於治療自殺傾向和邊緣性人格障礙（Linehan 1993a）。對於成癮、飲食障礙、情感疾患、情緒脆弱者，也呈現其療效（Telch, Agras, and Linehan 2001）。情緒脆弱出現於具上述疾患，和有不適當憤怒、關係問題和經歷創傷後壓力症候群的個案。DBT 是一種以行為正念為本的心理治療法，能夠教導個案生活技巧（Safer, Telch, and Chen 2009）。

DBT 認為衝動行為，包括對於自我傷害和成癮的產生，是由於以錯誤的情緒調節系統和在適應不良的企圖來管理煩亂情緒的結果。情緒調節系統可能受到早期環境的形塑，特別是那些失序的環境（Linehan 1993a）。這些環境會使人對於情緒，以及何謂適當或安全的感覺與表達產生困惑，並加重個人對刺激的反應，而在引發情緒後，不能有效的安撫自我。

DBT 理論認為自我傷害的行為，如自殘或其他自我毀滅的行為，是對無法忍受之情緒的應對策略。DBT 幫助有嚴重情緒失調的人，降低對情緒的敏感度，並鼓勵在情緒引發後，以更有效的方法來處理。

DBT 技巧

DBT 有四個技巧模組：核心正念（Core Mindfullness）、情緒調節（Emotion Regulation）、苦惱容忍（Distress Tolerance）和人際效能（Interpersonal Effectiveness）。DBT 認定這些為重要的生活技巧，必須透過學習和有意識的實踐來找到情感的平衡。有些人在發展過程中自然的學會了這些技巧，而有些人則沒有。DBT 將重點放在透過心理教育團體與個人治療，來積極的建立技巧。

核心正念技巧

正念是帶著意圖關注——不是有意圖的評判，而是以開放和好奇的方式來關注。由於增加對當下的覺察也會增加對回應的彈性程度，因此，正念為DBT技巧的核心。正念在培養接納對此刻的覺察，並創造出一個觀察視角，使人能夠意識到想法、情緒和刺激，並將此視為事件而不是事實，從而創造距離，使人有片刻的空間和時間來評估和回應，而不馬上做出反應。

情緒調節技巧

這些技巧幫助個案發展適應能力，使他們能夠更有效的管理負向情緒狀態，並培養更多對正向情緒經驗的能力（Linehan 1993b）。對於這些經歷強烈情緒失序的人，情緒也許被認為是有問題的、神秘的和危險的。教導人們情緒是對刺激的自然反應，它會影響我們的身體、心神和行為，並使我們能夠對情況做出反應，這是一件重要的事。情緒調節的目的不是在消除負向的和不悅的情緒，而是減少因否認情緒、反應過度，或無法調節情緒時的痛苦（Linehan 1993b）。

苦惱容忍技巧

我們都經歷過生活的痛苦。有些人回應痛苦，是試圖在短期內緩解，但這有可能造成進一步的困擾。自我傷害行為和成癮可能使人麻木或緩解，但並不是恰當的調適技巧。苦惱容忍技巧為個案提供了在當下遭受痛苦、困難和煩惱，又無法及時改變情況時，能夠運用的各種策略。苦惱容忍技巧的核心在於使人們於應對困難的情況下，學習發展出耐心、容忍和鎮定（Linehan 1993b）。

人際效能技巧

情緒健康和苦惱根源的重要來源之一，就是我們與他人的互動（Siegel 2007）。因此，學習人際關係的效能十分關鍵。人際效能技巧是透過自信、界

線設定、建立連結、維繫關係的健康，以及放開會造成傷害的關係來協助個案（Linehan 1993b）。

創造性正念：整合表達性藝術與 DBT

　　我們發現在培養創造性正念之前，教導 DBT 技巧對促進人們生活的正向改變非常有效；但我們希望能涵蓋表達性藝術治療中已為人知的創造力和知覺的投入。如同 DBT 有效的幫助個案改變行為、調節情緒和創造有價值的生活，我們想要結合來自表達性藝術的知覺投入、想像力和創造力的豐富可能性。藉此，也許能促進成長與深化投入和轉變。

　　從概念上來說，我們也探究並對介於聚焦在純粹和細微知覺的正念（Knill, Barba, and Fuchs 1995）與「停留在表面」（staying on the surface）的表達性藝術取向之間的家族相似性（Wittgenstein 1998）感到好奇。此外，最近的神經生物學研究已經指出多元知覺學習的好處（Ackerman 2004）。

　　整合 DBT 與表達性藝術成為我們在技巧培訓中的創新嘗試。其中一組為飽受情緒失調、自傷衝動困擾，有邊緣性人格障礙、雙極性疾患和其他診斷的團體；另一組則是飲食失調而正在復原的團體。第一次非系統性的整合嘗試很快預示它的有效性，個案們正向的參與在療程中的學習，並且在療程外自體內化（vivo）應用。目前，我們已經超越了僅限於概念辯證技巧的討論，邁入能增強學習，更豐富、具創造性和體現沉浸的階段。例如：當教導關於智慧腦（Wise Mind）時（Linehan 1993b），我們發現許多個案都理解這個概念，但沒能進入那樣的狀態。我們推論，這當中需要包含經驗性和想像的部分，使個案未能觸及那樣的資源。

　　我們還發現，利用創造力來學習是具活化力和吸引人的。新鮮感和知覺刺激的投入，創造出更多的樂趣、玩性和開放的態度來探索新概念。遊戲可以在某些個案用任性和絕望來回應它時，避開他們的防衛和抗拒（Nachmanovitch 1990）。

　　有一位團體成員一直努力的適應自我安撫的技巧，如她所說：「它們對我而言也許是無效的。」我們並沒有刻意說服她嘗試，而是當她在療程內，經由

捏塑陶土的方式成功安撫自己後，她開始能夠在療程外使用不同感官知覺來安撫自己。我們不斷提醒陶土就像她成長能力的一種定錨。經由這樣的方式，個案能夠在治療室裡人際互動環境的強化下，新的技能可以被外化出來，進而自體內化學習，而不會只停留在理論上而已。

很顯然的，個案的學習得到提升，而且習得的技巧更容易融入到他們的生活中。根據我們每週定期技巧檢核的過程，個案指出他們使用了相較平常更多的技巧。自從發展出創造性正念以來，我們已透過系統性和持續性在臨床工作上使用這個方法，獲得對初期發現結果的大量經驗和支持。

行為和神經系統改變的原理

探索大腦研究的進展，驗證了我們所見證到的改變。神經可塑性的概念（Hebb 1949）說明了經驗如何塑造我們的現實感。大腦的神經迴路在每個經驗中產生變化，神經的連結在大腦活動中的各個序列間形成（Siegel 2007）。每一個動作、想法、感覺、記憶和情緒都與其他同時發生的神經活動連繫在一起，形成一個刺激和回應的網絡。我們越是在特定刺激下做出特定回應，便越強化兩者之間的神經聯繫。如果一個人每次在孤獨的時候，都會尋求食物的慰藉，那麼孤單和進食間的連結就會強化，變得越來越自動化。這不但對於改變長期情緒反應模式困難度提供一個好的解釋，這也表明，通過刻意製造適應性回應壓力的思維和情感，並隨著時間來強化它們，我們有重新連結大腦迴路的能力。

其他研究也顯示，當新的回應是多元知覺時（Kabat-Zinn 2005），我們會使用更多大腦的部分來應對，因此，創造出各種神經網絡連結，進而加強了新的回應。這樣的連結建立了更多對新回應的知覺管道和信號。例如，當孤獨感來襲的時候，個案在指導下選擇一些能夠提供自我安撫的東西，比如使用陶土，而不是以暴飲暴食的方法來紓解。在執行活動的時候，個案能加入身體知覺皮層的運作，創造了孤獨感和陶土觸覺的適應性回應之間連結。陶土所引發的全方位知覺經驗——顏色、氣味、視覺和感覺——可以做為體感經驗的標記，來幫助獲得技巧性的行為。

研究同時也建議，為了要與之前舊的，但逐漸被削弱的適應性回應一樣容易獲得，因此新的回應需要被加強（Hanson 2009）。這種改變不會在一夜之間發生，必須透過確認和重複來弱化原來預設的回應模式，以強化新的模式。

臨床應用

創造性正念的臨床模式

我們採用神經生物學研究的邏輯，將治療結構化分為三個階段：

分散注意

要建立對不良刺激的新回應，一開始就必須聚焦於讓個案將注意力遠離負向行為和想法的習慣模式。

創造一個新的經驗

強調將知覺沉浸在新的經驗裡，一種更能夠調整和適應的經驗便能被聚焦。

個案在生活中應用新技巧

在注意力轉移和情緒調節的步驟之後，需要強化將這個適應性的回應加以定錨，並使其能夠和舊的且已弱化的回應一樣，可以被個案所使用及選擇。

DBT 和表達性藝術之間的關聯性與核心概念

在練習過程中，我們發現這些階段也可以從 DBT 和表達性藝術原有的概念中理解（Knill *et al.* 1995）（見表 17.1）。

表 17.1：DBT 和表達性藝術

DBT	表達性藝術
分散注意	去中心化
創造一個新的經驗	遊戲的範圍
應用	演練和表演

分散注意—去中心化

在 DBT 中，分散注意是有意圖的將注意力從痛苦經驗中轉移，重新聚焦注意有助於打破反覆及強迫的循環。若用表達性藝術的詞彙，我們要幫助個案「去—中心」。根據Knill、Levine 和 Levine（2005），「去中心化（decentering）的活動可以打開那扇意想不到的驚喜之門，並通常隨著自發性或直覺而浮現，透過拉間距離的作用，指引出通往不同世界經驗的方向」（p.64）。並非將注意力放在個案藝術作品中所呈現的問題，而是指向另一個地方。

創造一個新的經驗—遊戲的範圍

在 DBT 中，要建立一個新的、正向的調節經驗，是試圖故意增加正向情緒或減少負向情感的強度。這與表達性藝術的策略透過提供廣泛的美感作用與滋養想像力來拓展「遊戲的範圍」（range of play）相符，藉此提升獲取資源的能力，例如：彈性、創造力、新視野和因應的方式。

應用—演練和表演

第三階段是個案在生活中運用新技巧。在 DBT 裡，可透過每週一次的技巧檢核來觀察個案的進展。若用表達性藝術的詞彙，在療程中的藝術創作是一種有形的，並且是發生於學習裡感官知覺的外化呈現。在療程外表演、觸碰、聆聽或觀看藝術作品，能夠重新啟動與創造相關的深感和信念。

就超理論（meta-theoretical）的層面而言，當我們將辯證法與創造性衝突並置時，DBT 和表達性藝術是相似的。辯證的觀點認為，現實不是靜態或是平衡的，而是由內在的針鋒相對力所構成（Linehan 1993b）；同樣的，創造性的想像表現在具體的藝術形式，使個案即使在問題不能得到解決的狀況下，也能在原有生活的緊張和衝突中把持住。

DBT 技巧訓練的整體目標在於「創造生命的價值」（Linehan 1993b）。這與表達性藝術聚焦於資源和創造力相平行，而與從病理／治癒觀點切入的治療模式形成對比。創造性正念提及，創作的最終行動是創造出生命的價值。我

們的目標是透過增加生命技巧的調色盤來支持個案。

案例：智慧腦的獲取與體現

　　Cindy是一位 25 歲的女性，她在歷經痛苦的人際互動後，便經常性暴飲暴食和偶爾自我傷害。由於她批判自己的這些行為，造成嚴重的內疚和羞愧感。她對自我的負面評價加深了她的絕望感，不僅懷疑自己是否能改變行為和好轉，並為自己貼上「治療抗拒者」的標籤。經過多年的努力，Cindy 對治療抱持懷疑態度，並把她的挑戰描述為「不可逾越的巨石擋住了我的人生之路」。

　　透過討論，我們介紹了智慧腦的技巧。Cindy 明白這個概念，但堅定的認為她沒有找到這個內部智慧聲音的嚮導，並說：「如果我有的話，為什麼我還會在這裡面對這一切？」為了要進一步了解她的巨石意象，我們請 Cindy 以她巨石意象的語言，並運用雕塑的形式，視覺化呈現這個巨石。我們建議她把枕頭和椅子繞著房間放置代表巨石，並邀請Cindy 想像智慧腦會如何與巨石互動。Cindy 猶豫了一會兒，想像智慧腦如流水一般，繞著巨石流動。為了幫助她練習並體現這種接近巨石的新方法，我們問她如果以簡單的動作呈現的話，將會是什麼樣子。

　　Cindy 開始在房間裏走動，碰到「巨石」枕頭，然後在它們周圍移動。她練習了幾分鐘這個新的動作模式後，我們帶領她更深入的覺察當下的經驗。「Cindy，我想請妳留意當妳在房間裡和巨石旁以這樣方式移動的經驗為何。妳在動作時，注意到自己有什麼樣的想法、感受或知覺？」Cindy 說到自己感覺面對巨石的信心和開放多了一點 。為了強化這種深感狀態，我們邀請 Cindy 更加正念：「讓自己注意到，當妳感覺更加自信和開放時，身體內會發生什麼。」Cindy 說她感覺到自己的胳膊和腿更有力量，這種深感使她意識到自己實際上有可能獲得內在的智慧腦。為了進一步確認這一個新體驗，我們引導她產生視覺感，並請她在房間內選擇一個物件來代表這個新經驗。她選了一條孔雀藍的圍巾，並一直戴著直到療程結束。

　　一週之後，Cindy 描述參與了一個家庭聚會。她的經驗是，當她接近家人時，她會以暴飲暴食的方式，試圖減輕她的痛苦和恐懼，因而造成羞愧和內疚。Cindy 的焦慮伴隨她所預期到的困難互動，以及深信「巨石」所帶來的痛苦，讓她自動的走向餐廳裡的自助餐檯尋求慰藉。

　　但是，在餐廳的另一側，她注意到一位戴著孔雀藍圍巾的女人。Cindy 立即想起智慧腦繞過困境的經驗。這個由色彩所引發的記憶，勾起了力量、開放和流動的感覺。與這些智慧腦特性的連結感受幫助她選擇不暴飲暴食，轉而去外面呼吸新鮮空氣。當她重新進入家庭聚會時，她能夠保持更開放和好奇的心，來看待與家人當下的連結和沒有暴飲暴食的時刻。藍色成為 Cindy 繼續使用以獲得力量和內部引導

的資源。

創造性正念練習

　　以下是我們在技巧團體中使用的一些創造性正念活動。大多數可在些微調整後，用於個別治療。他們是根據 DBT 技巧模式做分類：核心正念、情緒調節、苦惱容忍和人際效能。在定義每一個技巧後，我們建議整合表達性藝術來教導特定技巧。

核心正念技巧

智慧腦

　　智慧腦是理性腦和感性腦的相遇之地，它是直覺或知道什麼是對的行動之地。

- 雕塑／戲劇：想像你的「智慧腦」如果在這個房間裡，看起來會像是什麼。它的姿勢是什麼？如何移動？聽起來怎麼樣？
- 拼貼：創造一個代表智慧與平衡的拼貼圖像。

觀察

　　覺察自己內在和外在即時即地的經驗。

- 動作：隨著個案慢慢的在房間裡移動，覺察身體的動作知覺。
- 視覺藝術：觀察一位個案或同組成員的圖像，每一次一個顏色和形狀。

描述

　　將個人經驗以盡量客觀、真實的知覺語言述說。

- 繪畫／雕塑：邀請個案用藝術描述他們在之前活動中所觀察到的東西，也許是街上的聲音、在肚子周圍的溫暖感受，或是畫裡的一個形狀。
- 動作／雕塑：請個案閉上眼睛，張開雙手去感受你遞給他／她的物件，

請他們用文字去形容觸摸物件（硬／軟、圓／尖、暖／冷等）的經驗。

不評判的態度

抱持開放接納，不批判或評價一個現象，或以好或壞來看待一個動作。

- 視覺藝術：請個案兩人一組，不帶評判的描述對方的藝術作品，注意客觀的特性，例如：「我看到一個藍色的形狀，周圍有棕色小點。」
- 視覺藝術：讓個案閉上眼睛，進行手指畫。接著張開眼睛，請他們注意到自身的評判，然後練習以不評判的方式述說作品。

當下的一心正念

以全然覺察一次執行一件事。

- 雕塑：請個案用自己全部的感官去探索一塊陶土，邀請他們全神貫注的體驗。
- 音樂：播放各種樂曲。邀請個案全然臨在於當下的聲音，當他們的心神開始漫遊到其他地方時，回到音樂裡。

效度

專注做好每一刻的工作，牢記長期目標，而不只是你認為「正確」或「公平」的事。

- 雕塑：將材料（紙、膠水、陶土、冰棒棍等等）不平均的分給每位小組成員（例如：給一位成員相對較多的紙）。請每一位成員以手上的材料來建造一座塔（或其他形狀）。
- 視覺藝術：以接續的方式完成一幅團體繪畫。從一個人開始，接著傳給下一個人，引導每個人將自己從他人那兒獲得的啟發加入繪畫中。

情緒調節技巧

正向的經驗

有意圖的追求愉悅的活動，以增加引發正向情緒的可能性。

- 多種藝術形式：以每週做為單位，請個案參與他們最喜歡的創作歷程。使用觀察和描述技巧，請個案以日誌記錄這對他們心情的影響。

對立情緒的行動

以一種與情緒衝動相反的方式行動，減少情緒的出現或強度。

- 動作：引導個案找到一個代表悲傷的身體姿勢，然後轉移到一個代表喜悅的姿勢。用觀察和描述來注意每個體位的情緒和能量差異。
- 戲劇：讓個案演出他們生活中的一種情況，只依心情好壞就做出行動所帶來的負向結果。描述這個行動對自己和他人的影響。創造另外一種自選的行為「劇本」。例如：暫停、離開現場或練習溝通技巧，而不是大吼大叫。然後依新的劇本演練幾次。

苦惱容忍技巧

分散注意

轉移注意力遠離痛苦的想法或情緒，以防止情緒潰堤。

- 音樂：聆聽或創造能改變情緒狀態的音樂。使用一心正念的技巧來將專注力放在音樂上。
- 動作：隨著音樂熱情起舞，把專注力從負向想法裡跳離，轉移到身體上。

自我安撫

有意圖的投入於自我安撫、滋養和良善的行動。

- 音樂：聆聽平靜的音樂。讓個案把他們喜歡的音樂錄製成一張專輯，鼓勵他們在需要安撫自己的時候使用。

- 動作：和緩的隨著音樂的節奏移動，也許是輕輕搖擺，或是給自己的身體一個溫柔的擁抱。

改善此刻

透過刻意使它更好的方式，來度過一個艱難的時刻。改善（IMPROVE）代表：

心象（**Imagery**）：想像放鬆的情境或進展順利的事情。

意義（**Meaning**）：在經驗中找到一些目的或意義。

祈禱（**Prayer**）：對自己崇拜的人祈禱或吟頌個人心經（mantra）。

放鬆（**Relaxation**）：放鬆肌肉，深呼吸。

只做一件事（**One thing in the moment**）：把所有注意力都集中在個人正在做的事情上。

休假（**Vacation**）：休息一段時間。

鼓勵（**Encouragement**）：鼓舞自己：「你可以做到的。」

- 視覺藝術：請個案練習處於當下的時刻，完成一個快速但不完美的線畫，然後問它還「需要」什麼顏色或形狀，使它稍微更好一些。
- 用所有感覺引導想像：引導個案體驗令人愉悅的顏色、意象、形狀、身體感覺及聲音。

利與弊

評估一個行動可能產生的正、負向後果，抑制衝動和反應。

- 動作／雕塑：請個案通過身體去經驗每一個選擇來反映各種抉擇的結果。在房間周圍用不同顏色的圍巾做出一座座的「島」來表示不同的選擇。請個案踏上第一座「島」，觀察並描述如何選擇踏上這座「島」，然後走到另一座「島」，並注意它們之間的區別。在走過所有的選擇之後，請個案站在一旁反映他們所注意到的事。

徹底的接納

無論喜歡或同意與否，接受他們所處的情況。

- 視覺藝術：讓個案實際畫下自己的經驗，而不是他們所希望事件的樣貌，或是有多麼糟糕。讓自己沉浸於事件本身是如何，經驗其中，並以顏色和形狀表達出來。
- 動作：邀請個案練習成為一張接收落葉的毯子，或以舞蹈／動作。如其所是的表達這種感覺或情況。

人際效能技巧

DEARMAN

有效與他人溝通和解決問題的步驟。

D（describe）：描述一個情況事實。

E（express）：表達自己的感受。

A（ask）：問自己想要什麼。

R（reinforce）：加強對他人的益處。

M（mindful）：保持正念並切題。

A（appear）：顯得自信。

N（negotiate）：協商，想出一個雙方都能達成一致的解決辦法。

- 戲劇：讓個案兩人一組角色扮演，先練習無效的溝通再練習有效的方式，使用DEARMAN的步驟。在個案體驗所有步驟和追蹤身體對這些步驟的感覺時，強調和嘗試找到適當的聲音語調，身體姿勢和面部表情。由一些小組成員幫助指導現場和給予回饋。
- 動作：與戲劇練習所描述的步驟相同。但這一次做的只有動作而不含言語，導向另一種新的、非口語的身體經驗。

關係效能（GIVE）

以維繫關係為先所使用的溝通工具。

G（gentle）：溫和而有禮。

I（interested）：對他人觀點感興趣。

V（validate）：確認，讓他人知道你理解他／她的感受。

E（easy）：輕鬆的態度，不能夠太強烈，並適當的使用幽默。

- 戲劇：個案用角色扮演來表達一個要求，示範如何試著找到對的聲音和身體姿勢。練習如何以溫和、感興趣、確認且輕鬆的態度表達自己。請個案在練習時，正念的覺察自己內在狀態如何改變。

關係效能（FAST）

增進自我尊重的溝通工具。

F（fair）：對自己與他人公平，不評判。

A（apology）：不道歉，如果你易於過度道歉。

S（stick）：堅持你的價值觀，不為了讓對方高興而改變你的感覺。

T（truthful）：坦誠，不欺騙自己與他人。

- 戲劇：個案兩人一組角色扮演，以姿態呈現關係中的挑戰。例如：A 想和 B 借錢，無論 A 說什麼，B 必須堅持說不。引導個案保持對體感中心的覺察，透過經歷這四個字母原則，來觀察界限。
- 動作：嘗試不一樣的身體姿勢來反映 FAST 原則。

結論

創造性正念透過DBT技巧和表達性藝術來發展有趣但系統性的試驗方法。我們經由在臨床工作上和訓練其他臨床醫生時，所發展與練習的方法中獲得豐富的經驗。我們受到激勵看到使用此方法對於具情感脆弱和自我傷害衝動的個案，有相當大的正向改變。他們指出這個方法減少了不適應行為，並擴展了對

處理苦惱和增加正向情緒的技巧。發展與使用創造性正念也活化面對困難個案的治療過程。在神經生物學的研究中，正念和核心表達性藝術原則支持了我們的工作；但是，我們還需要其他臨床醫師更多的實務練習，以及量化研究來更確立此方法的效度與實用之處。

文獻

Ackerman, D. (2004) *An Alchemy of Mind.* New York: Scribner.

Hanson, R. (2009) *Buddha's Brain.* Oakland, Ca: New Harbinger Publications.

Hebb, D.O. (1949) *The Organization of Behavior.* New York: Wiley and Sons.

Huckvale, K. and Learmonth, M. (2009) "A case example of art therapy in relation to dialectical behavior therapy." *International Journal of Art Therapy 14,* 2, 52–63.

Kabat-Zinn, J. (2005) *Coming to our Senses.* New York: Hyperion.

Knill, P., Barba, H., and Fuchs, M. (1995) *Minstrels of Soul.* Ontario: Palmerston Press.

Knill, P., Levine, E., and Levine, S. (2005) *Principles and Practice of Expressive Arts Therapy.* London: Jessica Kingsley Publishers.

Levine, E. (1995) *Tending the Fire: Studies in Art, Therapy and Creativity.* Ontario: Palmerston Press.

Linehan, M. (1993a) *Cognitive Behavioral Treatment of Borderline personality disorder.* New York: Guilford Press.

Linehan, M. (1993b) *Skills Training Manual for Treating Borderline personality disorder.* New York: Guilford Press.

Nachmanovitch, S. (1990) *Free Play.* New York: Tarcher Penguin.

Safer, D., Telch, C., and Chen, E. (2009) *Dialectical Behavior Therapy for Binge Eating and Bulimia.* New York: Guilford Press.

Siegel, D. (2007) *The Mindful Brain.* New York: W.W. Norton and Company.

Telch, C.F., Agras, W.S., and Linehan, M.M. (2001) "Dialectical behavior therapy for binge eating disorder." *Journal of Consulting and Clinical Psychology 69,* 6, 1061–1065.

Wittgenstein, L. (1998) *Culture and Value. Revised Edition.* (Edited by Henrik von Wright.) London: Wiley-Blackwell.

第十八章

兒童與青少年的正念和
澄心聚焦藝術治療

Emily Tara Weiner and Laury Rappaport

今日，為兒童提供的正念練習已廣泛的存在於學校課程、夏令營、靜觀方案及家庭生活中。藝術可以用來啟發兒童和青少年的正念練習（Coholic 2010, 2011; Saltzman and Goldin 2008）。雖然許多孩子能夠學習正式的正念練習，例如靜坐或靜走，但藝術往往能提供愉悅且具體有形的途徑來接觸和表達正念練習。例如，孩子可以選擇一個顏色，畫出一條與吸氣協調的線，再畫另一條與呼氣協調的線。孩子們可以注意身體在正念呼吸後的感覺，然後把感覺畫到身體輪廓圖或是剪下的人形圖裡。

澄心聚焦藝術治療（FOAT）（Rappaport 2009）——是一種正念本位的方法，結合了表達性藝術治療及 Gendline 的澄心聚焦（Focusing）（1981, 1996）——能幫助深化正念的經驗。構成 FOAT 正念基礎的核心要素為：聚焦態度（Focusing Attitude）——以歡迎和「友好」的態度面對內在經驗，以及用藝術理出空間（Clearing a Space with Art）——將壓力源置於一旁並到達「一切都好」（All Fine）的地方，或脫離壓力源。從正念的角度而言，能夠見證性臨在的創造出一個與想法和情緒的健康距離是其關鍵，而藝術加入澄心聚焦過程促進了情緒的外化與具象化。將正念練習融入 FOAT（Rappaport 2009）提供了一種藝術本位的方式，讓兒童及青少年學習基本的正念技巧——變得更加接受自己的內在經驗、發展與情緒的健康關係、到達一個全人之地，以及培養對自我與對他人的關懷。

在教導孩子正念之前，培養自己的正念練習是很重要的。一行禪師（2011）描述教導兒童正念的重要性：

　　　　我瞭解到傳承給孩子最重要的事是我們的存在……我們的臨
在、冷靜、溫柔及平和是我們所能給予他們最重要的東西。因此
我們需要真正的練習，以便能將這些東西傳承給他們（p.37）。

　　本章提供了關於兒童和青少年正念研究的概觀、針對青少年整合藝術與正
念的方法所做的簡短摘要，以及一段說明紐約歐米伽青少年夏令營（Omega Institute's Teen Camp），結合正念和 FOAT 為期一週的正念藝術方案（Weiner 2012）。

理論架構

兒童與青少年的正念與藝術

　　有越來越多的證據顯示正念對於兒童和青少年的好處。研究指出兒童和青少年的正念訓練，能增加認知注意力和學習（Biegel and Brown 2011; Flook *et al.* 2010; Siegel and Bryson 2011）、社會和情感學習（Lantieri 2008）、情緒自我調節（Coholic 2011; Flook *et al.* 2010; Saltzman and Goldin 2008）、韌性和調適能力（Coholic 2011）、整體心理健康（Huppert and Johnson 2010）和減少壓力和焦慮（Biegel *et al.* 2009; Burke 2010; Ryan 2012; Semple *et al.* 2010; Sibinga *et al.* 2011; Thompson and Gauntlett-Gilbert 2008）。

　　藝術與正念的結合也顯示正向的結果。Saltzman 和 Goldin（2008）將藝術融入給兒童的標準化正念減壓課程（MBSR-C）。他們發現使用隱喻和藝術有助於讓正念活動更有趣，讓兒童更能參與其中。Coholic（2010, 2011）發展出一個藝術本位的兒童正念團體，並發現能增加自我覺察、感覺的接納、情緒調節、解決問題、調適和社交技巧，以及在學校和家裡的韌性。Coholic（2011）也發現以藝術本位的方法來教授的正念練習，比單獨的正念練習更加的有趣、有效及引人入勝。

兒童與青少年的 FOAT

　　FOAT 是由 Rappaport（2009）所發展而來，並在近幾年使用於兒童和青

少年。Lee（2011）運用 FOAT 和正向心理學，進行了一個針對安置於庇護所之孤兒的研究；Weiner（2012）則用正念和 FOAT，為四年級和五年級兒童設計了一個研究計劃來申請經費；而其他澄心聚焦的訓練者也在給兒童和／或青少年的澄心聚焦中融入藝術（Marder 1997; Merkur 1997; Murayama and Yuba 1988; Neagu 1988; Novek 2009; Santen 1990, 1999, 2007; Stapert 1997a, 1997b; Stapert and Verliefde 2008）。

臨床應用

青少年的正念藝術方案

在與 Laury Rappaport 博士的合作與指導下，我（Emily）融合正念和 FOAT，規劃了為兒童和青少所設計的正念藝術方案。此方案是根據 FOAT 和正念學校，位於舊金山灣區，是一個提供專業培訓、課程指導和其它資源來支持正念教育的非營利機構的課程。正念藝術方案是在健康和預防模式下來架構，教導孩子如何減壓、放鬆和關懷自己和他人的工具。正念藝術方案結合了正念和自我關懷技巧，與正念自我關懷中心（Center for Mindful Self-Compassion）的課程項目十分相符（Neff and Gerner 2013）。此方案在 2012 年於紐約的 Rhinebeck 所舉辦的歐米伽青少年夏令營中進行前導試驗。七名 14 到 17 歲的青少年參與了每次一個半小時，連續五天的課程。

正念藝術方案的整體結構

每一天都包含了正念和 FOAT 的練習。我們的開始儀式為靜坐五分鐘，由於青少年們之前就有靜觀經驗，所以他們能夠在這樣的時間長度下練習。對於剛接觸靜觀和／或正念的團體成員，也許需要從一到兩分鐘的正念活動開始，然後逐漸增長時間的練習。在每一天結束的時候，我們會以 10 到 15 分鐘的藝術分享做總結。青少年能與團體分享任何他們從自己的藝術作品和／或創作過程所獲得的經驗——但也總有「跳過」和不分享的選項。

正念藝術方案的一週行程表

第 1 天：正念基礎

> ・FOAT 練習：用藝術理出空間。

> ・「一切都好之地」的日記封面。

第 2 天：正念基礎（繼續）

> ・FOAT 練習：用藝術理出空間。

> ・完成日記封面。

第 3 天：對自我的聚焦態度

> ・自我關懷的靜觀與曼陀羅。

第 4 天：對他人的聚焦態度

> ・自我關懷的曼陀羅團體詩。

第 5 天：FOAT 練習：日後的練習

> ・祈禱旗。

主題和活動的描述

第 1 和 2 天：正念基礎和 FOAT

- ・目標：創造安全感；介紹；正念——學習正念的工具來幫助自我達到沉澱、回歸中心及見證自己的經驗。FOAT——教導用藝術理出空間的方法來減少壓力、健康的「去除認同」（dis-identification）感覺，以及到達內心健康之地。
- ・材料：藏鈴（Tibetan bell）、空白日詩、事先剪好具平和感的雜誌圖片、啟發性的文字／引句、筆、剪貼簿、膠水、熱熔膠條、熱熔膠槍、金蔥膠條、剪刀等。

正念練習：定錨

　　在介紹我們自己及分享此方案的意圖之後，我引導青少年體驗各種正念的活動（Mindful Schools 2010）。我介紹了「定錨」當下的概念。「定錨」幫助我們的心

神不會離開當下（就像一艘船的錨一樣，幫助它不離開停靠的碼頭）。我教導青少年三種定錨──聲音、呼吸、身體感覺──我們在最初兩天進行練習。

- 聲音（正念傾聽）：「船錨是做什麼用的？錨是幫助船停在原地，是吧？當船開始漂移，錨將它拉回來。聲音可以是讓你處在當下的心神之錨。當你的心神開始因思緒漂移時，鈴聲或是環境中的聲音可以幫助你心神的注意力回到當下、此時此地。讓我們正念的傾聽鈴聲，看看你是否能從你聽到鈴聲的第一刻起留意它，直到聲音完全消失。當你再也聽不見鈴聲時舉起你的手」（唱缽或藏鈴）。練習搖鈴幾次，正念聆聽並分享活動的經驗。

- 呼吸：「你的呼吸可以是你心神的另一個錨，幫助你的心神停留在當下。看看你是否能注意到鼻孔附近的氣息。那裡有什麼感覺？是涼的？溫暖的？或者是什麼？接下來，看看你是否能注意到你胸部的氣息。它是緊的嗎？放鬆的嗎？現在，看看你是否能注意到你肚子的氣息。有什麼感覺呢？試著僅注意和接受現有的任何感受。看看你是否能在一個呼吸循環中（吸氣／吐氣），將你的注意力和焦點完全放在呼吸上。當你的心神開始漫遊時，看看你是否可以溫和的把你的注意力拉回到呼吸上。頭腦喜歡思考且有許多想法，這沒有什麼錯，實際上這是大腦的工作。然而，有時候讓大腦休息或是在持續運作時中止一下。請記得，我們的目標不是試圖停止思考，而是簡單的注意到你的大腦在思考，然後溫和的把注意力轉移到呼吸上。

- 身體感覺或身體掃描（注意力的手電筒）：「想像你有一個手電筒，把你的手電筒照進你的身體。首先退後……打開你的手電筒，並讓光照亮你的整個身體，看看你是否能感覺到整個身體。接著，靠近一點……縮小光照的範圍，開始把手電筒照到身體的不同部位。把光照在你的腳上，你的腳有什麼感覺？它們是溫熱的嗎？冰涼的嗎？現在把光照在你的腳踝上。」重複每個身體部位，掃描整個身體（如小腿、膝蓋、大腿、髖部、屁股、背部、腹部、胸部、肩膀、手臂、手指、脖子、頭部等等。）

分享

　　練習之後，我們邀請青少年分享他們的經驗。我提醒他們這種作法的目的不是為了要獲得一個特定的經驗，而是要留意和接受任何浮現的經驗。這些正念基礎為我們提供了一個深入實踐正念本位 FOAT 練習的根基。

FOAT 活動：用藝術理出空間

　　用藝術理出空間教導如何將壓力源放在體外（隱喻的），並感覺已經和總是圓滿，或是「一切都好」的內在空間（Rappaport 2009）。我引導青少年做靜觀理出

空間的練習（見 14 章第 233 頁）。我提醒他們並不是要「驅逐」或是「擺脫」各自的議題，而是就針對現在，溫和、親切的將它們放在一邊，以便與議題之間獲得一些健康的距離。因為這是一個營隊的方案，而不是一個治療場域，因此我要求青少年把重點放在四到五個小問題，而不是更大的生活問題。在引導澄心聚焦結束時，青少年被邀請創作「一切都好空間」（All Fine Space）的日誌封面。我提醒青少年們在活動結束後，若是沒有「一切都好」或是平靜的感受，也沒有關係。他們可以透過藝術呈現任何感受。

分享

有一位青少年 Mollie 興奮的分享她在理出空間的經驗：「我想像自己坐在一個離湖很近，我喜歡去的安靜地方。當我把事情放在一邊時，我感到一陣微風吹過，覺得涼爽……身體跟著放鬆了。」我解釋這就是澄心聚焦中所謂的「感覺轉移」（felt shift），我鼓勵她透過在日誌上畫畫和／或寫作，來表達這種感覺轉移後的放鬆。

Ria 說她把「一切都好之地」畫成美麗的風景，有藍天、瀑布和一隻長春花色（periwinkle）的蜂鳥盤旋其上（圖 18.1）。

Ria 分享她在日誌裡畫完「一切都好之地」後，感覺「更加真實」。這是藝術和澄心聚焦的力量，藝術讓身體的深感具體化，幫助它「活起來」，變得更加生動。藝術日誌如同 Ria 內在經驗的有形參考指標和反映，讓她可以帶著並回到此經驗來做為提醒。

Liza 把她的「一切都好之地」畫成她自己觸碰一道閃電，並且有藍色閃光在她身後照亮著她（圖 18.2）。

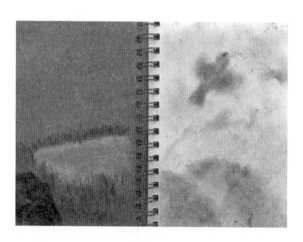

圖 18.1：「一切都好之地」日誌封面

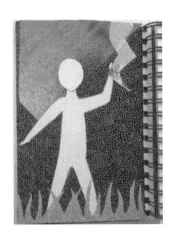

圖18.2：「一切都好之地」：守護者

她分享了以下內容：「在這裡的第一個晚上，我們的小木屋被閃電擊中，每個人都說我們有一個守護天使，這讓我有點嚇到。但是，我把這個情景描繪在紙上，在圖畫裡，有助於讓它變得不那麼可怕。我看到我們有一個守護者……我覺得畫下了它之後，自己感覺較放鬆。」藝術創作幫助Liza具體化有守護者的經驗，使這個經驗更容易處理和幫助她放鬆。用藝術理出空間幫助Liza在經驗和恐懼之間，獲得一些健康的距離。

Mikhail以平靜的自然風景拼貼描繪了他的「一切都好之地」。他在拼貼上寫了一句話「家，但在另一個世界。」Mikhail 描述了「家」這個字如何成為他的「把手」──這個字與他「一切都好」的深感是一致的──但這與他實際的家不同。找到「一切都好之地」可以讓青少年回到自己的身體，並找到自己的靈性家園。他們可以體驗一個內在「原有完整」（inherent wholeness）（Rappaport 2009）或「基本尚可」（fundamental okayness）（Ferraro 2012）的地方，這是他們或許原先不曉得的地方。

第 3 天：對自己的「聚焦態度」

- 目標：培養更多的自我接納和自我關懷。
- 材料：藏鈴、日誌、用於曼陀羅的彩色美術紙、彩色筆、蠟筆等等。

正念練習

課程一開始，我指導青少年進行五分鐘的正念練習。我鼓勵他們選擇一個最能

引起自己共鳴的定錨，在接下來的時間裡練習。

FOAT 活動：自我感激或自我和善日誌（書寫）；自我關懷靜觀和澄心聚焦；自我關懷曼陀羅（藝術）

　　這些青少年被邀請開始每天練習寫三件他們對自己感激的事情，和／或他們能表現出對自己和善的三種方式。Mollie 寫道：「我感激我的創造力、開放的心和視野。」Liza 寫道：「(1)吃對的食物。(2)接受真實的自己。(3)知道真實的自己將被人所愛。」在日誌寫作過後，我引導青少年用澄心聚焦進行自我關懷的靜觀。

自我關懷靜觀與澄心聚焦

　　　　想像一位活著的人[1]，那是你經常在生活中看到的人。那個使你很容易有愛的想法和感覺的人，幫助你感受到愛的人。當你想到和／或想像這個人站在你面前時，你的身體是什麼的感覺。想像這個人告訴你愛的事情，並給你一個擁抱／對你微笑（停頓約 30 秒）。現在，想像你愛自己的方式如同這個愛你的人，看看你是否能告訴自己這些相同慈愛的事物，看看你是否能給自己一個愛的擁抱和微笑。許多人覺得給予自己愛，比給予其他人愛更加困難。培養對自己愛的感覺需要時間，要有耐心且溫柔，即使你無法愛自己，也試著看看你是否能找到一種方式，去愛覺得很困難的這個部分，並學習如何去愛。即使你現在對自己沒有關懷之心也沒關係。無論感覺如何都沒有關係……僅僅去注意和接受。感受現在身體的感覺，看看是否有一個意象、文字或短句符合你的深感。

　　之後，我邀請青少年使用從自我關懷靜觀裡象徵他們的深感，以藝術創作出一個自我關懷的曼陀羅（曼陀羅於第 4 天也有使用。）

分享

　　青少年在自我關懷靜觀和／或創作曼陀羅的過程中，分享他們的經驗。

第 4 天：對他人的「聚焦態度」：自我關懷之詩

　　・目標：培養對他人和善和關懷。
　　・材料：藏鈴、之前創作的曼陀羅、紙條、筆、彩色筆。

正念練習

　　如之前一樣，以五分鐘的練習做為課程的開始。

FOAT 活動：自我關懷的曼陀羅團體詩

　　每位團體成員會分配到一些小紙條，包含給其他成員各一張和自己一張。曼陀羅被放在房間四周，讓成員可以走動，並能在每個曼陀羅前駐足。我引導青少年：

「當你看著每個曼陀羅時，看看你能不能夠感受到一些關於它的事——可以受你肯定的一個特質。注意你身體的深感。看著這個曼陀羅，在紙上留下一句符合你深感的字句。將你的紙條當作禮物留下，送給曼陀羅的創作者，包括你自己，記得只寫下正向的訊息做為禮物。」

之後，青少年們回到自己的曼陀羅前，接受他們的禮物。我引導他們：「當你收到別人和你自己給的禮物時，注意到身體的深感。用紙條上的字／句創作一首詩。你可以實際使用紙條上的這些字／句、使用一部分、不使用和／或是加入自己的字或句。」

分享

許多自我關懷的曼陀羅以及附在一旁的詩都圍繞著和平、愛、相互連結和接受所有情緒和生活面向的主題（請見圖 18.3、18.4 和詩）。

《自我關懷詩：愛與光之波》

願你的心神如水一般流動
從那來自愛與光的中心波動
平靜祥和
輕鬆
充滿活力和生命的力量
自由

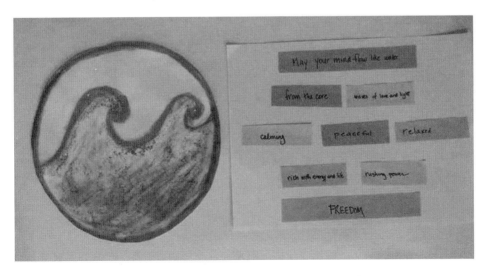

圖18.3：自我關懷曼陀羅：愛與光之波

《自我關懷詩：生命的真誠網》

她，透過豐富多彩的生命網絡，愉悅的在生命裡的許多面向航行。

她平靜的幻象，便是那繞著她的生命覺知，

帶著你踏上充滿活力、能量和內心平靜的旅程。

一起，你們的優雅無止盡且真誠。

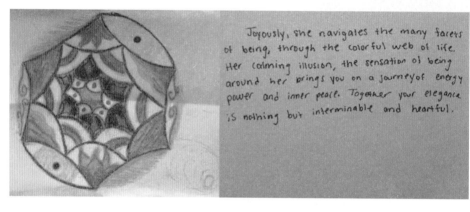

Joyously, she navigates the many facets of being, through the colorful web of life. Her calming illusion, the sensation of being around her brings you on a journey of energy power and inner peace. Together your elegance is nothing but interminable and heartful.

圖 18.4：自我關懷曼陀羅：生命的真誠網

第 5 天：閉幕儀式：「我想要帶走什麼」祈禱旗

- 目標：整合這一週的經驗，辨識可以在日常生活中使用的正念工具。
- 材料：藏鈴、小方布、線、熱溶膠槍、金蔥膠條、飾品、彩色筆、剪刀等。

正念練習

再次使用五分鐘的練習做為課程的開始。

FOAT 活動：帶著前進

我引導青少年：

　　一起回想和感覺過去這一週的活動。記得我們第一次抵達的時候……我們這一整週所做過的正念和藝術活動。問問內心：「我想從正念藝術方案中帶些什麼回到生活裡？」傾聽你身體內的深感，看看會發生什麼。看看是否有什麼字、句和／或意象與這個深感和／或代表你想要帶著離開的東西。

　　在澄心聚焦之後，我請青少年們表達這個字、句或意象於我們合力串連並掛起的祈禱旗上（圖 18.5）。

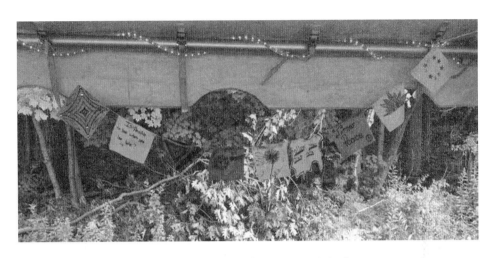

圖18.5：祈禱旗：「我想要帶走什麼」

分享

　　許多青少年寫了與「和平」相關的字句——「內在和平」與「和平循環」。另一位青少年Madilynn畫了一朵許願花（也畫在她自我關懷的曼陀羅上），並分享了她希望「所有人都找到和平」的願望。

來自正念藝術方案的發現

　　在他們的方案評量中，幾乎所有的青少年都指出，正念藝術方案有助於減輕壓力、增進放鬆、自我關懷與關懷他人。六位青少年中有五位完成了方案評量（一位提前離開），所有人都提到正念藝術方案幫助降低他們的壓力程度。他們也說這個方案增加了他們的自我關懷和／或對他人的關懷之心。其中一位青少年說：「在這個星期的過程中，我的壓力程度下降許多，靜觀也變得容易多了。這個課程真的幫助我看到自己不一樣的面向，也增加我對自己和他人的關懷。」兩位青少年形容那種在課程後更加「平靜」和「清晰」的感覺：「我喜歡我們在每節課的一開始做五分鐘的靜觀，因為感到平靜。我也喜歡在日誌裡創作和書寫……如果我感到壓力，靜觀或淨空我的心幾分鐘，能讓我感覺更好、更放鬆。」另一位青少年說：「我的壓力程度在開始是很低的，但現在我的心更加清晰。」此外，三位青少年指出，他們對自己的評判減少，變得更能接受自己和／或自己與同儕的藝術作品。其中一位青少年提到：「我學會了不

對自己那麼嚴厲。」另一位說：「我知道沒有人的藝術是完美的，就接受它的樣子。」還有一位說：「我沒有嘲笑自己和自己的創作。」

對青春期前和青少年的額外建議（11-17 歲）

Daniel Rechtschaffen（2012）是協助規劃正念學校的課程，和以一年為期，新的正念教育認證的負責人，他建議：

- 「諮詢練習」：青少年可以分成小團體，每位成員分享對特定的主題、引句、詩、短語或問題的回應。諮詢練習是來自於美國原住民的傳統，在此過程中，每位青少年分享一段時間，不受他人打擾。青少年不對他人的分享做回應，而是練習深層的正念傾聽及見證臨在。
- 太極和瑜伽：這些正念動作的練習，為正念和藝術活動中的坐姿提供平衡。表達性藝術形式——藝術、舞蹈、音樂、聲音和姿勢——可以整合成為一種輔助動作，並提供另一種非語言、有趣和積極的被見證方式。

適用於年幼兒童的活動（5-10 歲）

- 正念和藝術活動時間架構較短。
- 具體且指導性的藝術活動，例如：具體的理出空間（Clearing a Space Concrete）（Rappaport 2009）——兒童將象徵他們壓力源的物品放在容器內。
- 將正念隱喻使用在動作活動和遊戲中。例子包含：捕捉思緒像網子裡的蝴蝶一樣；思緒像是亮粉在罐子裡迴旋；思緒像是遊行中的花車或是溪流中的浮枝。這些都可以轉化為動作遊戲和／或藝術活動。
- 家長／監護人的參與和家中練習 [2]。

結論

　　兒童和青少年越早學習這些正念和 FOAT 的技巧，他們就越早能夠增強大腦的神經通路，他們也就越容易在以後的生活中，獲取和記得這些技巧（Siegel and Bryson 2011）。如一行禪師（2011）教導我們：「我們每個人都有正念的種子，但我們常常忘記灌溉。」（p.16）這樣的方案能夠種植和灌概在兒童與青少年身上的正念、社會情緒學習、關懷與和平的種子。」「種子已經在那裡，好的老師能觸及種子，讓它覺醒、發芽並茁壯。」（p.15）練習正念可以幫助內在那個無條件臨在的種子扎根並成長，由我們先開始，之後幫助我們所接觸的兒童及青少年。這種無條件臨在是一種同在的方式——簡單地用和善的態度與一切與這裡及當下的事物同在。兒童和青少年若在早期生命中這些種子就能被關照，他們從成人那裡接收到這種臨在的特質，並學習善待自己，往往能夠綻放並成為喜樂及富有關懷之心的成人。

註解

1　由於這個方案只有一個星期，不會有定期的後續追蹤，所以我決定讓青少年專注於在世的人，以避免有人對已逝者，餘留未解的情緒。

2　學校本位的課程，也有必要保持語言和內容的入世／非宗教性（例如：「正念活動」，而不是「冥想」；振動搖鈴而不是藏鈴等）。

文獻

Biegel, G.M., Brown, K.W., Shapiro, S.L., and Schubert, C.M. (2009) "Mindfulness-Based Stress Reduction for the treatment of adolescent psychiatric outpatients: A randomized clinical trial." *Journal of Consulting and Clinical Psychology* 77, 5, 855–866.

Biegel, G.M. and Brown, K.W. (2011) *Assessing the Efficacy of an Adapted In-Class Mindfulness-Based Training Program for School-Age Children: A Pilot Study.* Available at www.mindfulschools.org/aboutmindfulness/research, accessed May 9, 2013.

Burke, C.A. (2010) "Mindfulness-based approaches with children and adolescents: A preliminary review of current research in an emergent field." *Journal of Child and Family Studies* 19, 2, 133–144.

Coholic, D. (2010) *Arts Activities for Children and Young People in Need: Helping Children to Develop Mindfulness, Spiritual Awareness and Self-Esteem.* Philadelphia, PA: Jessica Kingsley Publishers.

Coholic, D. (2011) "Exploring the feasibility and benefits of arts-based mindfulness-based practices with young people in need: Aiming to improve aspects of self-awareness and resilience." *Child Youth Care Forum* 40, 4, 303–317.

Ferraro, V. (2012) Personal communication, Mindful Schools.

Flook, L. Smalley, S.L., Kitil, M., Galla, J., *et al.* (2010) "Effects of Mindful Awareness Practices on executive functions in elementary school children." *Journal of Applied School Psychology* 26, 1, 70–95.

Gendlin, E.T. (1981) *Focusing.* New York: Bantam.

Gendlin, E.T. (1996) *Focusing-Oriented Psychotherapy: The Experimental Method.* NY: Guilford Press.

Hanh, T.N. (2011) *Planting Seeds: Practicing Mindfulness with Children.* Berkeley, CA: Parallax Press.

Huppert, F.A and Johnson, D.M. (2010) "A controlled trial of mindfulness training in schools: The importance of practice for an impact on well-being." *The Journal of Positive Psychology 5,* 4, 264–274.

Lantieri, L. (2008) *Building Emotional Intelligence: Techniques to Cultivate Inner Strength in Children.* Boulder, CO: Sounds True.

Lee, H. (2011) "Focusing-Oriented Art Therapy and bookmaking to promote protective resiliency of children living in a homeless shelter." (Unpublished Master's thesis.) Notre Dame De Namur University: Art Therapy Department, Belmont, CA. Available at www.focusingarts.com.

Marder, D. (1997) "Sarah: Focusing and play therapy with a six-year-old child." *The Focusing Folio 16,* 1–2, 51–54. Available at www.focusing.org/chfc/article_index.html, accessed May 9, 2013.

Merkur, B. (1997) "Focusing using art with adolescents." *The Folio 16,* 1–2, 51–55. Availanle at www.focusing.org/chfc/article_index.html, accessed May 9, 2013.

Mindful Schools (2010) *Level II Curriculum Training: August 21–22.* Oakland, CA. Available at www.mindfulschools.org, accessed May 9, 2013.

Murayama, S. and Yuba, N. (1988) "Clearing a Space with drawing in play therapy." *The Folio 7,* 1. Available at www.focusing.org/chfc/article_index.html, accessed May 9, 2013.

Neagu, G. (1988) "The Focusing Technique with children and adolescents." *The Focusing Folio 7,* 4. Available at www.focusing.org/chfc/article_index.html, accessed May 9, 2013.

Neff, K. D., Germer, C. K. (2013) "A Pilot Study and randomizes controlled trial of the mindful self-compassion program." *Journal of Clinical Psychology 69,* 28–44. Available at www.centerformsc.org.

Novek, M. (2009) "An after school program: the inside space explorers club." April 21 to June 9, 2009, at the 14th Street Y of the Educational Alliance, New York City. Available at www.focusing.org/chfc/article_index.html, accessed May 9, 2013.

Rappaport, L. (2009) *Focusing-Oriented Art Therapy: Accessing the Body's Wisdom and Creative Intelligence.* Philidelphia, PA: Jessica Kingsley Publishers.

Rechtschaffen, D. (2012) Personal Communication. Contact at www.mindfulchildren.com.

Ryan, T. (2012) *A Mindful Nation: How a Simple Practice Can Help Us Reduce Stress, Improve Performance, and Recapture the American Spirit.* New York: Hay House.

Saltzman, A. and Goldin, P. (2008) "Mindfulness-Based Stress Reduction for School-Age Children." In L. Greco and S. Hayes (eds) *Acceptance and Mindfulness Treatments for Children and Adolescents.* Oakland, CA: New Harbinger Publications.

Santen, B. (1990) "Beyond good and evil: Focusing with early traumatized children and adolescents." Leuven University Press. Available at www.focusing.org/chfc/article_index.html, accessed on May 9, 2013.

Santen, B. (1999) "Focusing as a therapeutic technique with children and adolescents." In Charles E. Schaefer (ed.) *Innovative Psychotherapy Techniques in Child and Adolescent Therapy.* New York: Wiley and Sons, Inc. Available at www.focusing.org/chfc/article_index.html, accessed on May 9, 2013.

Santen, B. (2007) "Into the fear factory: Treating children of trauma with body maps." *The Folio 20,* 1, 60–78.

Semple, R.J, Lee, J., Rosa, D., and Miller, L.F. (2010) "A randomized trial of Mindfulness-Based Cognitive Therapy for children: Promoting mindful attention to enhance social-emotional resiliency in children." *Journal of Child and Family Studies 19,* 2, 218–229.

Sibinga, E.M., Kerrigan, D., Stewart, M., Johnson, K., Magyari, T., and Ellen, J.M. (2011) "Mindfulness-Based Stress Reduction for urban youth." *Journal of Alternative and Complementary Medicine 17,* 3, 213–218.

Siegel, D. and Bryson, T. (2011) *The Whole-Brain Child: 12 Revolutionary Strategies to Nurture Your Child's Developing Brain.* New York: Delacorte Press.

Stapert, M. (1997a) "Focusing in school: Reader from Children's Focusing Corner." *The Folio 16*, 1–2.

Stapert, M. (1997b) "Children Focusing: Guiding and teaching children to Focus." Reader from Children's Focusing Corner. Available at www.focusing.org/chfc/article_index.html, accessed May 9, 2013.

Stapert, M. and Verliefde, E. (2008) *Focusing with Children: The Art of Communicating with Children at School and at Home.* Ross-on-Wye: PCCS Books.

Thompson, M. and Gauntlett-Gilbert, J. (2008) "Mindfulness with children and adolescents: Effective clinical application." *Clinical Child Psychology and Psychiatry 13*, 3, 395–407.

Weiner, E.T. (2012) "A Mindful Art Program: Using mindfulness and Focusing-Oriented Art Therapy with children and adolescents to decrease stress and increase self-compassion." (Unpublished master's thesis.) Notre Dame De Namur University: Art Therapy Department, Belmont, CA. Available at www.mindfulartprogram.com and www.focusingarts.com.

第五部分

正念和各類型藝術治療的教育與訓練

第十九章

訓練藝術治療師的正念考量
內在友誼──外在專業

Michael A. Franklin

自從 1992 年 8 月成立以來，Naropa 大學藝術治療研究所便將正念靜觀訓練放入核心課程之中。就我所知，藝術治療領域還沒有其他研究所將靜觀全然放入課程研習裡。這個核心教育和制度的價值始於 Naropa 大學的創始者 Chögyam Trungpa，他是一位資歷豐富的學者和藏傳佛教的當代大師，教導「本初善」（basic goodness）和存在所有人之中內在健康的「清明智」（brilliant sanity）（Fabrice 2004）。Trungpa 認為「清明智」意味著以下三個心神固有的絕對特質：空無（spaciousness/emptiness）、清明（clarity/wisdom）、慈悲（clarity + warmth 和 empathy）（Wegela 2010）。靜觀對他來說是培養覺醒、清明智的心神品質的方式，也是能夠整合到日常之中，包含藝術也是（Trungpa 1996）。

再進一步回頭看，與我們學校同名的 Naropa，是 11 世紀的智者，也是印度傳奇的 Nalanda 大學坦陀羅佛教密宗（tantric Buddhism）大師和精神導師。我提起這個與本章主題無關的簡短歷史觀點，是因為它可一窺啟發 Naropa 大學和我們的藝術治療研究所的沉思教育體系。

本章的意圖是要清楚的闡釋將正念靜觀融入諮商和藝術治療課程的原因。簡單來說，身為一名治療師，在與個案一起同坐共事之前，我們需要去發現如何與自己同在，特別是當我們的心神感到壓力和不安時。在我們對個案們提供無條件正向關懷之前，無條件的與自己同在是很重要的。

透過靜觀和臨床訓練的結合，當可預期和不可預期的事件發生在治療中時，我們的學生和老師學習去培養內在的平衡。將正念靜觀與專業臨床訓練結

合，使學生們準備好去應用特定的覺察技巧於實作上，無論是在傳統諮商場域或社區藝術工作室的應用，靜觀訓練是納入任何諮商／藝術治療課程的明智主題。

從本章可見，沉思取向的諮商普遍被視為在藝術和藝術治療中（Farrelly-Hansen 2001; Franklin 1999a, 1999b; Franklin et al. 2000; Rappaport 2009）能培養、投入和維持當下核心覺察的正念應用（Baer *et al.* 2006; Germer, Siegel, and Fulton 2005; Kabat-Zinn 1990; Siegel 2007）。本質上，正念能被定義為對「反思的自我」放鬆且彈性的關注，包括對浮現的想法和感官知覺非評判的「即時即地覺察」（Davis and Hayes 2011, p.198）。

根據這樣對正念和靜觀的摘要，在藝術治療師的諮商教育上產生以下幾個提問：為何學習正念靜觀和其他沉思練習對臨床訓練來說是重要的？正念靜觀如何幫助藝術治療學生成為能確實與自己和個案保持臨在？正念靜觀練習如何幫助我們處理模稜兩可的臨床、文化和智性的課程材料？以這些問題做為開始來定義本章的焦點，尤其是靜觀和藝術形成了一套練習的方式能精鍊各式各樣的覺察，例如：感知覺醒（perceptual wakefulness）、沉浸當下、創造激發性的工作室空間，以及增強內在敘事的覺察，都是藝術和正念兩項練習的結果。

本章概括靜觀和藝術治療之間的理論連結，並討論在結合藝術治療／諮商臨床訓練課程中與靜觀的整合，其中也包含來自 Naropa 大學資深的靜觀教師，對有效整合正念靜觀與諮商訓練的回應。本章末尾會提到一個學生案例，呈現如何在工作室課程裡靜觀的使用藝術。最後的結論會總結本章所提到的幾個強調重點。

理論架構

架構、自由和靜觀

Rubin（2009）優雅簡潔的下了個結論，她認為藝術治療工作即是對自由提供一種架構。這種心印般的箴言（koan-like aphorism）開始定義出藝術治療

中的正念練習，無論我們是用錄像或是陶土，每種媒材都同時提供了情緒涵容和表達自由。同樣的，像靜觀這種沉思練習，我們學習如何鍛鍊和架構（擺出姿勢和焦點關注）以支持對每一個浮現時刻的自由保持開放；換句話說，靜觀結合了各種架構為了能夠自由的與即時即地浮現的經驗相遇。

Chögyam Trungpa（1976）談論在靜觀中的正念和覺察，以及在煩躁想法的周圍創造空間的重要性，他說：「靜觀給了不安的牛極大的甜美草地」（p. 49）。當空間環抱我們時，不安變得緩和。寬廣牧場上的煩躁牛隻，是另一種用來思考Rubin概念中對自由提供架構的方式。在藝術中，如同在靜觀中，我們學習到同時使用主體和背景元素，主體像是想法，背景則是能溫和的支持主體的空間。問題是當困難的想法出現時，我們時常忘記用空間來圍繞這些煩躁，在這樣的情況下，當背景／空間被忽略時，主體／想法就變得很突出。透過有意圖的在不安的想法周圍放置空間，我們提供了一個出口讓煩惱能呼吸，如此，想法雖然仍舊存在，但會變得不那麼狹窄和幽閉。在藝術和靜觀中，主體／想法和空間／背景之間存有一種動力關係，我們總是把兩者混合在一起。

定義正念和專注靜觀練習

一般而言，靜觀包括「身心自我調節」的練習，透過注意力集中的方式來影響「心智事件」（mental events）（Cahn and Polich 2006, p.180）。在眾多靜觀取向中，包括：梵咒唱頌（mantra recitation）（Feuerstein 2003）、圖騰凝視（yantra gazing）（Khanna 1979）、正念練習（Baer *et al.* 2006; Germer *et al.* 2005; Kabat-Zinn 1990; Siegel 2007）、瑜伽和密宗傳統的練習（Feuerstein 2001, 2003; Yogananda 2003）。

有趣的是，有些靜觀練習是參考自表達性治療，例如：與音樂治療有關，運用了梵咒和唱頌的聲音；在圖騰和曼陀羅凝視運用了神像繪畫；靜走和哈達瑜伽融入了動作；以寫作輔助沉思之自我探問活動等。一般而言，在不同的表達性治療和靜觀傳統之間有許多連結（Franklin 2010b）。

Walsh和Shapiro（2006）提出對靜觀的簡明定義，他們描述說：「身為自我調節練習家族的一份子，專注在訓練注意力和覺察，把心智歷程帶入到更大

的自願控制之下，因為能促進一般心智健康與發展，和／或特定的能力，例如：冷靜、清明和專注」（p.229）。靜觀練習可分為兩種類型：正念和專注（Cahn and Polich 2006）。根據這些作者，正念是允許任何在概念或知覺層次上的事物浮現，練習者維持以不評判的態度來關注這些事件，同時對開展的現象場域保持開放和超然的覺察（unattached awareness）。

　　專注取向則透過協調專注覺察，有時結合聲音梵咒、視覺圖騰和／或呼吸，與概念性或知覺材料一起工作。專注取向的另一面向是見證覺察的培養，相似於觀察自我意識的能力（Sterba 1934），有意識的、中立的和自我觀察的靜觀歷程，培養了內在見證的能力。例如：梵咒唱頌透過重複的聲音或詞彙來充滿整個心神。隨著聚焦專注，練習者藉由見證覺察的協助，返回到唱頌語句上（Franklin 1999a）。這樣的組織架構讓認知的分心減到最低，同時把即時即地的專注和選擇的自由度放到最大。Rubin 的箴言再度浮現腦海。

　　所有來自各種傳統的靜觀取向都朝向同樣的結果努力：培養注意力即覺察、觀察即覺察、專注即覺察、洞見即覺察、非評判即覺察。本質上，就是得記住要記得回到覺醒時的關注。我們的藝術治療研究所則透過課程規劃，將正念和專注取向兩者結合起來。

均勻的懸浮關注和知情直覺

　　我們可以這麼說，所有的藝術治療訓練都會訓練學生能夠自我觀察入微（self-observant），例如：表達性治療領域是特別地準備好去反思研讀來自移情和反移情材料的臨床資料（Lewis 1992）。回應性藝術創作（response art）（Fish 2012; Franklin 2012; Moon 1999）和同理性藝術創作（empathy art）（Franklin 1990, 2010a）的練習，都是在建立方法讓我們成為自己的好學生（Franklin 1999a）。身為藝術家，我們都知道藝術能訓練覺察，例如：在人體素描課上，我們學會均勻地分布我們的注意力在現場模特兒和在我們畫紙上相對應的筆觸之間，我們甚至會在專注觀察的過程中運用語言來暗示自己調整全神貫注，像是：「我捕捉到模特兒臉部的確切表情」。在藝術中，我們的注意力盤旋於模特兒、自身和素描之間，如同於藝術諮商時，我們盤旋在個案、自

己及他們的作品之間，我們運用全景覺察（panoramic awareness）的練習（Speeth 1982），同時成為經驗者和觀察者。

　　Speeth區分了全景關注和焦點關注之間的差異。梵咒唱頌是焦點關注的練習；全景覺察，如同之前提到的人體素描課，要致力於平等的注意當前事件的場域，這樣覺察的平等分配相似於Freud的均勻的懸浮關注（evenly suspended attention）或盤旋關注（hovering attention），以及 Reik 所闡述的自由漂浮關注（freely floating attention）（Epstein 1984）。當注意力是無負擔且均勻分配時，潛意識覺察便能獲得知情直覺（informed intuition）的資源。

　　整個訓練下來，學生培養了許多能知會他們工作的臨床反射作用（reflexes），特別是當他們能放下害怕犯錯的恐懼，放下需要知道或一般圍繞在臨床表現上的恐慌時。知情直覺時常在自發性的治療處遇背後，能透過均勻的懸浮和盤旋關注來獲得。此外，當模稜兩可（ambiguity）是被歡迎接受時，在任何療程時刻出現的活生生隨機事件，諮商師都可以對療程概念化的議題感到放鬆。均勻盤旋關注的技巧是靜觀和藝術的成果，也是臨床訓練所要培養的核心。

訓練應用

在臨床訓練上培養正念覺察

　　在我們整個訓練架構中，對靜觀的專注和正念取向都納入每個課程裡。第一年，所有學生都要研修兩個關於靜觀心理學的課程，第一個課程在課綱上的描述如下：

> 正念，是一種全然臨在的能力，對成熟的諮商師來說很重要。這門課在介紹正念呼吸練習（shamatha-vipashyana），靜坐是來自佛教傳統中一種發展即時即地覺察的方法，也是在日常生活情況中培養覺醒的方式（Naropa University 2012-2013）。

　　我徵詢了教授這些課程的四位靜觀講師來回答下面兩個問題，以下是他們的摘錄回應。

1. 為何在諮商師／藝術治療師的教育中納入靜觀訓練是重要的？
2. 你從學生那裡看到這個訓練的成果是什麼？

Acharya Dale Asrael, MA

　　為何在諮商師／藝術治療師的教育中納入靜觀訓練是重要的？

　　正念靜觀是一種身心練習，教導我們回到身體感官知覺的直接經驗；此外，它訓練我們辨識出在當下發生的感官知覺、想法、情緒或心情，而人類的心神本身就有自我反映的覺察特性，也就是說，心神能夠透過提問來覺察所覺察到的是什麼——「我覺察到什麼？」這個提問裡有極大的可能性。此外，正念靜觀培養一種感興趣的態度和接納當下時刻的任何發生，包含個人自己的心神、身體和外在事件。在正念靜觀裡要反覆的發現此時此刻身心正在發生什麼，即使是感到不舒服，總是有關聯性並充滿訊息。

　　在靜觀心理學的第一堂課，Acharya Asrael 問她的學生：「當我們於諮商情境下與另一個人坐在一起時，我們正在做什麼？」「要成為一位好的、有助益的諮商師，你需要知道什麼？」從學生的回答裡，開展出關於臨在、清晰看見、接納、關注，以及在模稜兩可的狀態下也需要能放鬆的討論。學生需要知道心神是什麼，以及心神如何運作。在靜觀心理學課程的尾聲，會透過直接練習來闡釋心神是什麼的提問。

　　透過這些先前的討論過程，學生很快的學會他們不是要去修好個案——他們更像是一名助產士而不是機械維修人員。天生明智和本初善的核心價值會被提及，做為固有存在於所有人的基石概念。即使是在心神最極端和不安的狀態下，仍需要認可有天生明智的存在。

　　學生也學到正念靜觀能將那些阻礙快樂和活出滿意生活之行為的覺察拉出表層，而之後的討論會再回到學生需要知道些什麼，以成就身為諮商師的工作。透過整個學期的個人練習，這門課探索了介於想法、情緒和行為上根深蒂固的模式，以及如何釋放慣常的模式兩者之間的關係。隨著課程的進展和靜坐

練習的建立，學生瞭解到新的行為模式能夠透過正念靜觀來發展。

就心神狀態而言，對自己友善的能力或態度是任何療癒歷程的一部分。某些特定智性類型不是透過線性的方式就可以獲得——而是需要在發現的過程中，保持對問題開放及忍受混亂和模糊。學生因而知道自己的制約——在諮商關係中看到什麼是自己的制約、什麼是他人的制約。另一個重要的瞭解是：關注到如何在服務他人時，不帶評判和意見的混淆，同時正念的成為自己的資源。

你從學生那裡看到這個訓練的成果是什麼？

從自我關懷的觀點來看，靜坐練習的結果能增強重組（reorganization）的能力，因為人都需要能夠帶著好奇與和善的態度來關注自己的心神、想法、言論和行為，所以這點很重要。此外，還有一個改變是學生如何去擁抱和接納自己。他們學會帶著適當的幽默感來面對自己的錯誤，也就是說，學生能夠呈現用更多的柔軟來環抱個人的掙扎，那是一種對個案更有幫助的臨在。

Cathy Hubiak Zimmerman, MA

為何在諮商師／藝術治療師的教育中納入靜觀訓練是重要的？

治療師能夠給個案最有幫助的禮物是無條件的臨在。我認為正念靜觀的練習是無條件臨在的典型訓練……當我們慢下來並創造出正念的狀態，我們才能開始去辨別自己是否處於臨在……最重要的貢獻之一是這樣的練習，使我們對自身的自我評判有種溫暖和接納，即是所謂的「慈愛」（maître），也就是友善的對待我們自身的情結議題。當我們靜觀時，我們開始看到和發展出與自我評判心的關係，隨著時間的前進，就是這種看到是什麼和如其所是的關係，成為讓我們接納自身不願踫觸之材料的舞台。當我們對治療的實務工作還是新手時，要與他人的痛苦同在是頗具挑戰性的，我們也許會發現在擬定策略、問題解決時，迷失在自身的聯想中。我們的正念練習帶我們回到治療關係的當下。

你從學生那裡看到這個訓練的成果是什麼？

我見證到學生的解脫和放鬆，面對自身的心神不是因為心的脆弱，而是需要勇氣才能如此做。當學生能夠如實的與真實的自己相遇，喜悅會油然而生，

學生也會感到更為紮根。他們能夠放鬆，並且知道自己可以對即將發生之事保持臨在；他們可以不用戴上理論或技術的盔甲，這是一種真實自信的非凡形式。

John W. Steele, PH.D.

為何在諮商師／藝術治療師的教育中納入靜觀訓練是重要的？

培養均勻的盤旋關注和情感寬容

Freud 寫過，治療師在治療時段應該要有「均勻的盤旋關注」……要與不涉入情感的個案保持連結是困難的，就像是要去跟隨一位想法歷程混亂或難以忍受自己情緒的個案一樣困難。如果我們無法忍受自己的情緒，也許結果是我們會對有情緒困擾的個案疏離。正念練習訓練我們保持均勻的盤旋關注，有時我們稱之為「鎮定」（equanimity）……並培養我們自身的能力來面對和接受自己與他人困難的情緒。

培養關注、同理和無條件正向關懷

Carl Rogers 的諮商取向聚焦於全心關注、真誠關心、同理、無條件正向關懷等治療因子……透過練習有焦點的好奇、不評判、臨在中心的覺察和關懷，正念靜觀培養了這種無條件正向關懷和真誠關心的能力。

培養清晰看見

正念練習培養了我們對自己的想法、觀念和理論有較少的直接認同……我們注意到介於自己的邏輯與擺脫建構世界的傳統方式之間有差距……我們對未知保持開放，並且擺脫自我受限的信念，如此我們才能在過程中協助個案，讓他們擺脫自我灌輸的限制。

自我照顧

科學證據顯示正念靜觀能減少壓力有關的症狀，能夠強化前額皮質有關專注力的部分，發展出同理和積極情緒，同時縮小與戰鬥或逃跑反應相關的杏仁核。從這些發現來看，似乎清楚可見，靜觀在諮商師／治療師的自我照顧中扮

演一個重要的角色。

　　你從學生那裡看到這個訓練的成果是什麼？

　　來自於我指導之研究生的回饋和其個人觀察說服了我，正念訓練與心理工作的結合，使得學生在培養對自己與他人有寬廣的覺察、根本的接納和真誠的關懷時，對個人和文化上的制約也會有所洞察。

Lisa Schaewe, LPC, ATR-BC

　　為何在諮商師／藝術治療師的教育中納入靜觀訓練是重要的？

　　在我們的課堂中對正念的定義是：「接納對當下的覺察」；正念的另一個定義是：「關照存在的複雜歷程」。正念呼吸、靜坐、靜走、身體掃描和對日常活動的覺察等多樣的技巧，都在靜觀心理學的課程中介紹，這些正念練習培養不概念化、臨在中心、不評判、有意圖的、參與的、實驗的……等特質。學生被要求維持規律的靜觀練習……這是整合訓練的一部分，培養自我提問、覺醒，以及與個案同在能力。此外，靜觀練習提供自我照顧的工具來抵抗職業倦怠和關懷之心的疲累。

　　大致來說，正念靜觀能發展對慣性認知模式的覺察，到頭來這會讓學生辨識出反移情和區別出介於個案的表達性溝通中內在回應和客觀觀察的差異。

　　你從學生那裡看到這個訓練的成果是什麼？

　　我曾督導一位學生於養護中心的藝術治療團體，團體成員是有嚴重精神疾患的成人。有位患者因加劇的精神狀態需要送醫院而叫了救護車。依規定警察和消防部門也要同時派遣，一旦他們到達，混亂隨之而來，團體被進一步的破壞中斷。當與危機個案和緊急處理人員交涉時，實習生有技巧的關照歷程中的團體，他在混亂之中的鎮定，協助了其他團體成員感到安全和支持。我相信靜觀的訓練幫助他在混亂情況下，仍維持清明的臨在。

　　這些受過訓的老師和學生都注意到相似的結果，摘要他們觀察的結論是：正念提升對人的無條件臨在和正向關懷，特別是在模稜兩可的狀況下。另一種方式來摘要這個結果是：增強自我關懷或慈愛──友善對待自己。下一個好處則是運用正念靜觀來自我照顧，自我照顧的某一部分是在培養自我反映的覺

察。根據這些講師所說，正念靜觀教導學生不帶評判的觀察和檢視自己的想法，學生和老師都注意到練習正念能免於認知習慣和模式的糾纏；此外，見證內在知覺、想法和情緒能軟化自我評判，並且增加對模稜兩可的忍受力。整體來說，正念練習培養治療師透過學習均勻分布的關注使得內在有更大的可能來與個案同在。

如同靜觀，藝術幫助實務工作者培養鎮定，對挑釁的刺激不排斥或防衛（Walsh and Shapiro 2006）。Baer 等人（2006）觀察到靜觀練習的相似成果，例如：當保持對感官知覺、想法和感受潮起潮落的覺察時，能軟化內在的反應；此外，這些作者也呈現了靜觀練習者如何學會描述和觀察想法及感官知覺，並且避免評判自己的內在經驗。

同樣的，Kabat-Zinn（1990）整理出正念靜觀練習的七項根本要素：不評判、耐性、保持初心、信任、不對抗、接納和放下（pp.33-40）。在藝術歷程中，這七項因素會持續的循環。

藝術和靜觀的狀態和特性

特定的身體和認知狀態來自靜觀練習的結果。狀態是指浮現的知覺、認知和自我參照的覺察在靜觀中轉換，而特性是指承受來自靜觀的變化。相似的狀態和特性在藝術和靜觀中都會存在（Cahn and Polich 2006）。Walsh 和 Shapiro（2006）觀察到正念靜觀隨著創造力和降低壓力而提升了感知的敏感度。靜觀練習者能熟練掌握觀察而非對想法做出直接反應，這種為人所熟知的技巧稱為「去除認同」（disidentification）（Walsh and Shapiro 2006）。正如靜觀者熟稔於對心神的見證，藝術家也同樣透過對外在想法和感受的細心觀察直接反映在他們的作品上。藝術是將外顯的想法或經驗以象徵和形式的美感語言呈現，藝術家透過繪畫、陶土或其他藝術媒材，將觀察到的這些認知思考用物質形式外化來呈現，而非僅只於內心螢幕上觀察想法。看見想法和以可碰觸到的形式來持有想法，提供額外途徑深入內在的沉思覺察，特別是當想法和感受是模稜兩可與困惑的時候。

Csikszentmihalyi（1997）的心流和自發性人格（autotelic personality）的

概念提供藝術和靜觀的狀態和特性之間的額外連結，他定義心流是不費力的全神貫注於為活動而活動，這是自發性人格的本質。藝術時常被用這樣的方式描述，也就是說，創作即是在此時此地為創作而創作，是一種自我內在的獎賞，喜悅來自於完全沉浸於和藝術媒材、歷程和作品的互動裡。不同於「外求」（exotelic）（p.117）人格追求外在大眾認可的強化，自發性人格因為完全沉浸而達到自我實現。

案例研討：正念與藝術的學生案例

　　接下來的案例呈現前述研究提及的靜觀組合因素，如何直接在藝術歷程中出現。

　　我們系上有位學生因為伴侶關係問題激動的來到工作室，發狂的她決定面對這個不舒服的狀態，並且透過直接表達進入產生的情緒中，而非被不舒服狀態所劫持，她朝向挑釁刺激前進，而非否認不舒服的狀態。

　　她首先畫了一個大頭，這畫像充滿了 54× 73.5 公分的畫紙（圖 19.1）。

　　她接著在大頭上畫上了反芻的思緒，那紛飛於內在心神與外在頭顱的想法，透過啟動這過程並維持自己投入在這些不舒服的思緒中，她練習用軟化的不反應來面對內在經驗。最令人印象深刻的是，她象徵性的創造出能在自己面前看見內在感受到確切的擾動脈絡。當藝術作品要她面對真實的煩擾時，她待在平衡與鎮定的狀態。這個約束評判和保持「初心」的形式，讓整個過程維持清新和成熟，以利進一步的探究。

　　當歷程逐漸開展時，她待在觀察者的角色，透過藝術歷程，見證和接納視覺化的滿溢情緒，她也正念的外化和包容那些讓她惱怒的多樣議題在其繪畫中。她一方面注意到自己呼吸的吸吐與作品的主題／背景，同時擺動於經驗者和觀察者之間，讓激起的情緒進入到真實作品中。她在想像歷程中保持平衡，並覺察到身體感官知覺和反應。透過把惱怒變成圖像，她帶著關注自己批判心的眼睛，視覺化的標示出它們。

　　在這個歷程之後，她反思自己的作品，開始深入聆聽圖像所要傳達的敘事脈絡。此接續的部分提供與先前陳述的靜觀結果另一種相遇，當觀察她的作品並無預期的被自己的圖像所觸發，她再次練習不評判地臨在，觀察自己的思緒，帶著更大的覺察繼續前進，透過藝術呈現她接收到的不同經驗層次。

　　在這單一的藝術作品中，這位學生練習不評判、耐性、保持初心、內在友善、不對抗、接納和放下。當她保持覺察身體感官知覺、想法和感受的潮起潮落時，她同時軟化了內在反應的反射作用。這個案例強調的是諮商師和藝術治療師如何使用

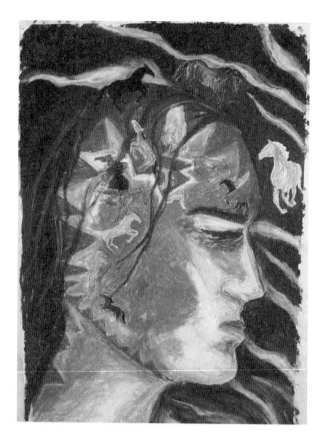

圖 19.1：惱怒思緒的學生作品

藝術歷程來與情緒同在，並且管理這些強而有力的情緒，以為和未來個案工作做準備。她不僅成為身體感官知覺的觀察者，她也觀察自己從作品中浮現的各式各樣思緒。這作品顯然真實呈現了 Trungpa Rinpoche 所說的靜觀給不安的動物寬廣的草地，這 54×73.5 公分的畫紙像是寬廣的牧場，讓學生不安的思緒和情緒能漫步其中。當令人困擾的經驗誠實的呈現在她的藝術作品上時，這些狀態最後得以安頓。藝術是意識心神的外化，意識能被定義為覺察狀態的內省和感受特質。根據 Siegel（2010）的說法，心神和它重要的「檢視和調整」特性能被定義成「調節能量流和訊息流的體現和關係性歷程」（p.25）。在這案例中，藝術可做為自我調節歷程，正念的主觀化和客觀化個人想法、洞見和情緒的訊息活動。這簡短的案例呈現了 Siegel 所說的心見（mindsight）概念，心見能透過「開放、客觀、觀察」（p.xxi）來促進神經整合，這在此學生的藝術歷程中都呈現了。

結論：做為藝術治療師和諮商師的一席之地

也許對某些人來說頗具爭議性，為了能全然吸收正念靜觀的好處，我的信念是必須要實踐練習，包含有紀律的靜坐。年復一年，我注意到神奇的時刻是，學生們原本不安到想要從座墊上跳起來並衝出靜坐空間，到後來能夠安坐於墊子上並處於當下面對任何的發生，他們變得能夠安在，用彈性的心去觀察即時即地的內、外在事件。

雖然事實上在洗碗、園藝或畫畫時都可以練習正念，但用靜坐與觀察來取代一邊做事一邊觀察有其極大的益處。我並不偏執那一種是最好的，但我的確看到這兩種取向都是培養正念臨在的要素，任何一種我們可以發展出對即時即地的覺察，都是值得去練習。總括而言，透過承認本初善和清明智是存在於所有人身上，我們促進了內在和外在的友誼。最終，這些都是對自己和他人無條件正向關懷背後最基本的道德和倫理條件。

文獻

Baer, R.A., Smith, G.T., Hopkins, J., Krietemeyer, J., and Toney, L. (2006) "Using self report assessment methods to explore facets of mindfulness." *Assessment 13*, 1, 27–45.

Cahn, B.R. and Polich, J. (2006 March) "Meditation states and traits: EEG, ERP, and neuroimaging studies." *Psychological Bulletin 132*, 2, 180–211.

Csikszentmihalyi, M. (1997) *Finding Flow: The Psychology of Engagement with Everyday Life.* New York: Basic Books.

Davis, D.M. and Hayes, J.A. (2011) "What are the benefits of mindfulness? A practice review of psychotherapy-related research." *Psychotherapy 48*, 2, 198–208.

Epstein, M.D. (1984) "On the neglect of evenly suspended attention." *The Journal of Transpersonal Psychology 16*, 2, 193–205.

Fabrice, M. (2004) *Chogyam Trungpa: His Life and Vision.* Boston, MA: Shambhala.

Farrelly-Hansen, M. (2001) *Spirituality and Art Therapy: Living the Connection.* Philadelphia, PA: Jessica Kingsley Publishers.

Feuerstein, G. (2001) *The Yoga Tradition: Its History, Literature, Philosophy and Practice.* Prescott, AZ: Hohm Press.

Feuerstein, G. (2003) *The Deeper Dimension of Yoga: Theory and Practice.* Boston, MA: Shambhala.

Fish, B.J. (2012) "Response art: The art of the art therapist." *Art Therapy: The Journal of the American Art Therapy Association 29*, 3, 138–143.

Franklin, M. (1990) "Aesthetics and empathy: A point of convergence." *American Journal of Art Therapy 29*, 2, 42–47.

Franklin, M. (1999a) "Becoming a student of oneself: Activating the Witness in meditation, art, and super-vision." *The American Journal of Art Therapy 38*, 1, 2–13.

Franklin, M. (1999b) "Art practice/psychotherapy practice/meditation practice: Sitting on the dove's tail." *Guidance and Counseling 15*, 3, 18–22.

Franklin, M.A. (2010a) "Affect regulation, mirror neurons and the 3rd hand: Formulating mindful empathic art interventions." *Art Therapy: The Journal of the American Art Therapy Association 27*, 4, 160–167.

Franklin, M.A. (2010b) *Aesthetic Mind – Meditative Mind: Reflections on Art as Yoga and Contemplative Practice.* Ph.D. dissertation. Cambridge, MA: Lesley University.

Franklin, M. (2012) "Karuna – Ahimsa – and Relational Aesthetics: Empathic Art Interventions for Contemplative Approaches to Psychotherapy." In P. de Silva (ed.) *Buddhist Psychotherapy*. Ayuthaya, Thailand: Mahachulalongkornrajavidyalaya University. Available at www.undv.org/vesak2012/iabudoc/15FranklinFINAL.pdf, accessed May 9, 2013.

Franklin, M., Farrelly-Hansen, M., Marek, B., Swan-Foster, N., and Wallingford, S. (2000) "Transpersonal art therapy education." *Art Therapy: The Journal of the American Art Therapy Association 17*, 2, 101–110.

Germer, G.K, Siegel, R.D., and Fulton, R.F. (2005) *Mindfulness and Psychotherapy*. New York: Guilford Press.

Kabat-Zinn, J. (1990) *Full Catastrophe Living: Using the Wisdom of Your Body and Mind to Face Stress, Pain, and Illness*. New York: Delacorte.

Khanna, M. (1979) *Yantra: The Tantric Symbol of Cosmic Unity*. New York: Thames.

Lewis, P.P. (1992) "The creative arts in transference/countertransference relationships." *The Arts in Psychotherapy 19*, 3, 317–323.

Moon, B.L. (1999) "The tears make me paint: The role of responsive artmaking in adolescent art therapy." *Art Therapy: The Journal of the American Art Therapy Association 16*, 3, 78–82.

Naropa University (2013–2014) *Course Catalog 2013–2014*. Available at http://coursecatalog.naropa.edu, accessed October 10, 2013

Rappaport, L. (2009) *Focusing-Oriented Art Therapy: Accessing the Body's Wisdom and Creative Intelligence.* London: Jessica Kingsley Publishers.

Rubin, J.A. (2009) *Introduction to Art Therapy: Sources and Resources.* New York: Taylor and Frances.

Siegel, D.J. (2007) *The Mindful Brain*. New York: Norton.

Siegel, D.J. (2010) *The Mindful Therapist: A Clinician's Guide to Mindsight and Neural Integration*. New York: W.W. Norton and Company.

Speeth, K.R. (1982) "On therapeutic attention." *The Journal of Transpersonal Psychology 14*, 2, 141–160.

Sterba, R.F. (1934) "The fate of the ego in analytic therapy." *International Journal of Psychoanalysis 18*, 117–126.

Trungpa, C. (1976) *The Myth of Freedom and the Way of Meditation*. Berkeley, CA and London: Shambhala.

Trungpa, C. (1996) *Dharma Art*. Boston, MA: Shambhala.

Walsh, R. and Shapiro, S.L. (2006) "The meeting of meditative disciplines and Western psychology: A mutually enriching dialogue." *American Psychologist 61*, 3, 227–239.

Wegela, K.K. (2010) *The courage to be Present: Buddhism, Psychotherapy, and the Awakening of Natural Wisdom.* Boston, MA: Shambhala.

Yogananda, P. (2003) *Autobiography of a Yogi*. Los Angeles, CA: Self Realization Fellowship.

第二十章

關係正念和關係動作於訓練舞蹈／動作治療師的應用

Nancy Beardall、Janet Surrey

在舞蹈／動作治療中，個案與治療師之間的關係是治療工作的核心要素。「舞蹈治療是運用動作的心理治療，促進個體在情緒、生理和認知上的整合」（Levy 2005, p.11）。創始的舞蹈治療師 Marian Chace 提到了「具治療性的動作關係」（Chaiklin and Schmais 1993, p.79），這個概念是 Chace 對舞蹈／動作治療的貢獻——治療師隨著個案而動作，同時溝通出一種接納及被看見的感受（Levy 2005, p.22）。Chace「用動作象徵性的表達『我知道你的感受』，因而建立具情感和同理的互動」（Chaiklin and Schmais 1993, p.79）。呼吸、動作上關係的流動和動作靜止（movement in stillness），讓個案和治療師之間產生內在和外在的同調——不論是投入在極小或極大的動作——或是介於兩者之間的流動。舞蹈中的關係動作（relational movement）也反映在其他舞蹈／動作治療先驅所貢獻的理念中，例如：Whitehouse（Pallaro 1999）、Adler（2002）和 Canner（1975）。

關係正念（relational mindfulness）是在兩人或兩人以上的關係流動之中的正念練習（Surrey 2005）。在關係覺察中有三個焦點面向：首先，是提供機會給發生在關係動作裡的內在經驗、感官知覺、情緒及想法的即時即地覺察；其次，覺察的面向聚焦在經驗到與他人的同理同調（empathic attunement）；第三，聚焦在關係裡所經驗到的動作和連結與中斷的流動。

在療癒裡，關係動作的中心地位是最初促使本章兩位作者共同合作撰寫的一個共識。新手的舞蹈／動作治療師需要去欣賞關係的重要，並學習如何使用動作裡的關係療癒力量，而非聚焦在個體的內在改變。身為舞蹈／動作治療教

育工作者，Beardall 博士感到關係文化理論（relational cultural theory，簡稱 RCT）（Jordan *et al.* 1991）和關係正念的練習（Surrey 2005）可做為早期階段訓練舞蹈／動作治療師的寶貴工具。

　　Janet Surrey 博士是 Jean Baker Miller 訓練基金會的創始學者及靜觀和心理治療機構的委員；Nancy Beardall 博士是 Lesley 大學舞蹈／動作治療學程的協調專員，她們倆對 Lesley 大學舞蹈／動作治療研究所接受第一年訓練的學生們，合作進行超過三年關於 RCT 及關係正念的訓練，提供學生相關的語言和理論概念，以瞭解療癒關係的基礎。靜觀練習也整合在學習之中，讓學生能直接經驗並覺察關係面向。

　　本章呈現人際神經生物學（interpersonal neurobiology）的顯著貢獻，以及其與關係動作間的關聯，還有 RCT 和關係正念的概觀。我們也呈現關係正念和關係動作運用在訓練舞蹈／動作治療研究生的模式，包括訓練過程的描述和來自舞蹈／動作治療研究生的應用討論和反思。

理論架構

人際神經生物學

　　社會關係神經科學（social-relational neuroscience）支持關係在社會和情緒發展上的重要性（Siegel 2007），並且能夠透過在訓練舞蹈／動作治療師的鏡映（mirroring）、同調（attunement）、同理反映（empathic reflections）的練習，以及他們在訓練新的治療師和實務工作者的角色上觀察到。從 1990 年代以來，神經科學研究有助於強調並驗證了身心之間的連結、大腦的可塑性、關係大腦（relational brain）及與他人的同調（Siegel 2007）。研究持續探索鏡像神經元系統（the mirror neuron system）在支持同理反映和回應上的角色。見證、鏡映、同理反映、關係正念和關係動作在身體─心神以經驗去知道的方式裡發生。

　　Siegel 已經研究了介於正念與大腦整合之間的關係，以及安全的關係性同

調所扮演的角色，提供了生活中健康和韌性的基礎。如果同調產生大腦內的整合，人際同調和個人內在同調會彼此強化而產生更大的神經整合，這些可做為連結靜觀覺察透過提升整合而促進關係的和內在的健康的神經面向（Siegel 2007, p.201），Siegel 把這過程稱為人際神經生物學。

帶著開放、臨在、傾聽、觀察並與個案同調——創造性的動作和即興回應，是舞蹈治療師與他人建立關係的必要能力。這個同理歷程需要被舞蹈／動作治療實務工作者所經驗和練習，因為這是在發展個案和治療師之間相互連結感和信任的關鍵。

關係文化理論

RCT 是新興的臨床關係練習的模式，提供受訓中的臨床工作者一種寶貴的語言和理論來表述他們的臨床練習和目標。RCT 是為了人的成長而形成的心理架構，在 Jean Baker Miller 訓練機構、史東中心（The Stone Center）、Wellesley 學院已發展超過 30 年之久。這個理論描述了關係在形塑心理發展的基礎力量，以及描繪出在成長和療癒中關係動作的弧線。史東中心的研究員和臨床工作者認為，健康的人類發展在相互連結之中或往相互連結的過程裡發生，所有的關係在走向或是遠離心理連結的動態（從來不是靜態）中被看見。在整個生命週期裡，人類基本的連結渴望和促進心理和生理健康的連結力量，如今早已有據可查（Miller and Stiver 1997）。

朝向促進成長之關係的動作，是為了相互關係而持續掙扎下所創造出來的——相互真誠、相互同理、相互賦能和相互負責，這些歷程透過強化關係的過程來強化個體。關係被視為是有「生命」或是由個體共同創造出來的存在，然後對成長和發展做出貢獻。

關係覺察是一種對連結和中斷流動的覺察，是發展的必要面向，也十分重要。Jean Baker Miller 描述了促進成長的關係有五種正向特質：(1)熱情增加（活力）；(2)採取行動能力的增加（賦能）；(3)明晰性增加（對自我、他人和關係有更清晰的面貌）；(4)價值感增加；(5)對關係要超越某一特定關係的渴望增加。這五種特質描述了促進成長之關係的結果——我們成長並不是要走

向分離，而是走向更大的相互關係和同理的可能性。在治療之中，雖然關注的焦點主要在個案的經驗；然而，治療師和個案都在關係中和透過關係經驗了這五項特質。

除了描述這類關係的好處外，RCT探討了中斷（disconnection）的影響，並承認中斷是關係中不可避免的部分（由於同理的失敗、關係的暴力、傷害等）。在回應中斷時，感到受傷的人（特別在文化力量上較弱勢的人）能夠表達他們的感受，並且其他人能夠同理的回應，中斷的經驗就能夠導向更強化的關係，並且增加關係的勝任感（例如：能夠在連結之中影響改變和感到有效能）（Jordan 1995）。然而，當一個感到受傷或較少力量的人無法代表他們自己，或是接收到漠不關心的回應、額外的傷害或否認他們的經驗，他們會開始把自我的觀點從關係中脫離以保有或維持關係，這些適應性策略稱為「中斷的策略」。

這是治療裡中央關係矛盾（Central Relational Paradox）的核心，尊重這些中斷的策略和承認潛藏的對連結的渴望是必要的。在以RCT為基礎的治療中，治療師受到這些矛盾的指引，關注持續的即時即地連結和中斷的時刻，並且協助關係朝向再連結移動。

關係透過連結的深化而成長，這樣的成長能夠透過在中斷內的動作，以及治療師有技巧的與個案的經驗同在的交涉過程中發生，做為一種將關係朝向更為豐富及遼闊連結層次移動的方式。關係動作的弧線呈現在圖 20.1。

訓練應用

在關係正念的靜觀中，覺察是兩人練習正念時「一起同在」和「一起呼吸」所培養出來的。關係動作是關係正念練習的核心，在二元關係靜觀中，二個（或更多）的參與者一開始先靜默，然後再投入正念的說話和傾聽的靜觀。

關係正念和關係動作的歷程

關係正念／關係動作的歷程（圖 20.2）包含七個階段：(1)在呼吸正念的

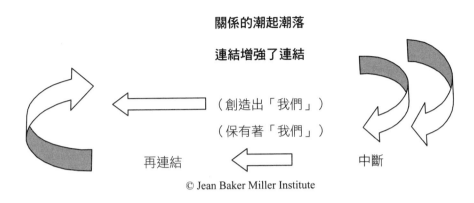

圖20.1：關係動作的圖示

基礎上進行靜默的協同靜觀；(2)與靜觀夥伴進行反映；(3)過渡到與夥伴一起動作和見證；(4)團體參與在連結、中斷和再連結的舞蹈中；(5)在小團體和大團體中進行觀察和反映；(6)進行更大的個人和關係覺察；(7)整合及療癒，然後再回流到第一階段關係正念的靜觀或動作靜止。

　　這個過程增加了臨床工作者對自我、夥伴和兩者之間關係動作的關係覺察；自我和夥伴之間即時即地的覺察，以及維持關懷臨在的能力。

與夥伴靜觀、呼吸正念（圖 20.2，第一階段）

　　學生們體驗到的第一個活動是呼吸正念，閉著眼睛聚焦在內心，然後張開眼睛。

1. 坐在椅子或墊子上，以舒服的距離和夥伴面對面坐著，閉上你的眼睛，把注意力帶到你呼吸時一進一出的動作上（二到三分鐘），當你的心神在遊盪時，回到呼吸上。

2. 張開你的雙眼，維持對你呼吸的覺察，觀察你夥伴的呼吸動作，在彼此內在和外在經驗的覺察裡休息，注意到什麼正在發生，也許是不舒服或評判，單純的回到呼吸動作的覺察上（三到五分鐘）。

3. 允許你的雙眼不定焦的與他人的凝視相遇，對眼神接觸保持開放；注意到什麼正在發生：自我意識、不舒服、抗拒。回到當下，探索共享的凝視，注意到內在的和關係中的連結與中斷的流動。你注意到什麼（三到五分鐘）？

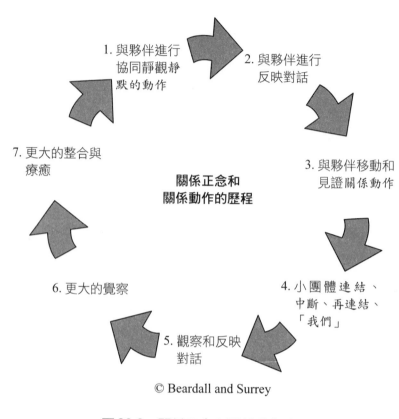

圖20.2：關係正念和關係動作的歷程

　　這一階段的過程裡，有位舞蹈／動作治療學生回應說：「我們先以閉眼開始，對我來說是很大的解脫，我發現一開始就看著另一個人的眼睛是種很嚇人的練習。在我的夥伴和我張開雙眼並開始看著彼此後，我感到有種奇特的舒服，沒有原本我想得那樣不舒服。馬上的，我注意到我倆的呼吸開始銜接上，我們的呼吸彼此互補並提醒我持續呼吸。」

　　這種練習的親密感可能會帶出困惑、不舒服和慣性的中斷策略，也時常有令人驚訝的深度連結時刻。「看著」他人和「被看」是單純的、人性的和具發展性的經驗。嬰兒會自然的尋找這種相互的凝視；然而，邀請去看和被看可能會變得不舒服和具挑戰性。在安全和安靜的環境下，不舒服的感覺會被正常化和探索，並且每一個人都能被支持的去「照顧」自己和他人，關係正念因此能夠被培養，而中斷策略的覺察也能夠被揭露和釋放。

洞見對話、反映對話（圖 20.2，第二階段）

　　關係靜觀的第二階段是基於「洞見對話靜觀」（Kramer 2007），教導這個練習的六項指引分別是：暫停、放鬆、開放、信任、浮現、深層聆聽和說真話。要培養真誠的說話和「深度」聆聽的正念，學生練習使用文字和聲音的口語和非口語經驗的關係覺察，來表達和探究他們的真實經驗。

1. 與夥伴面對面坐著；在說話之前、說話之中和說話之後記得暫停，對說話和對話的慣性模式有廣大的覺察。有什麼發生（身體感官知覺、想法和意象），就說出當下的真實感受，深度的傾聽自己和他人。

2. 指定第一發言和第二發言者；思考「你在當下覺察到什麼？」第一發言者說五分鐘，然後第二發言者花兩分鐘反映說出所聽到的；接著第二發言者說五分鐘，第一發言者花兩分鐘反映說出所聽到的。

3. 花幾分鐘靜默，然後表達你對一起分享這些時刻的感激。對你的夥伴表達感激及欣賞，並祝福你的夥伴身心健康，且記得要同樣接受夥伴對你的感激和祝福（三到五分鐘）。

4. 帶領者敲鈴，並給予同組夥伴五分鐘一起分享過程經驗。

5. 回到大團體中分享經驗。

　　培養非概念性的知道和深層的接收力是通往關係／動覺（kinesthetic）連結的大門，對關係中具互動性、共構細微動作的「同在」與「進入」的正念，便能被認識和探索。當訓練從沉思靜坐移動到體現動作或關係中的舞蹈時，留意即時即地的流動或動作變成一種同調的主題。

與夥伴共舞：關係動作（圖 20.2，第三階段）

　　課堂上的關係動作練習體驗提供了機會去練習正念，以及與舞蹈／動作治療理論、RCT 和關係正念、關係動作和舞蹈的連結。

　　第一個動作練習是基於真實動作的歷程（Adler 2002），以及見證者與動作者間的舞蹈。

1. 學生兩人一組；第一位學生開始舞動，第二位學生跟隨動作；然後，第二位學生舞動，第一位學生跟隨動作。直到兩人在關係中動作，沒有帶領者，也沒有跟隨者。在這過程中，他們於兩人的動作及關係流動中彼此見證，也與自己保持連結（四分鐘）。

2. 每位夥伴分享兩分鐘。

小團體：連結、中斷和再連結（圖 20.2，第四階段）

在此階段，給學生們一個形成小團體的任務，並且在「連結的動作」和「中斷的動作」之中，創造一種「移向或離開」的舞蹈（Beardall, Bergman, and Surrey 2007）。

1. 將班級學生分成三到四人的小團體，賦予其中一個小團體的任務是編出從膚淺的連結到痛苦的中斷和孤立的舞蹈或動作，另一個小團體的任務是編出從連結、中斷、再連結的舞蹈或系列動作，引出更深層的連結。每個小團體即興演出、動覺的表達，並且跟著關係的動作發展回應共鳴（五分鐘）。

2. 小團體透過活動來觀察動作的品質和不同的移動方式，學生在動作的流動中覺察到極小和極大的動作。舞動者感到自己與其他人彼此動作的同調和不諧調，學生們溝通和體現出關係動作的舞蹈。

3. 在團體經驗分享之後，接下來的對話是針對這些活動如何不同的被編排、感受和經驗。

兩位舞蹈／動作治療學生對於這個活動的意見是：「我們分成小團體，並透過身體雕塑和動作場景來表達連結、痛苦的中斷和健康的再連結。看到每個小團體使用不同的方式來進行練習十分有趣，那提醒了我人類互動的許多可能性。因為身體能感受這麼多，當我們建立和打破人的連結時，重要的是去留意正在發生什麼。」

另一位學生分享說：「創造兩人小團體的過程進行的很順暢，我們的轉換感覺非常能代表真實連結的關係能夠如何形成。看見其他團體對任務的詮釋也很有趣，能夠看到很多不同的方式去達到深層連結和理解的最後目標是很棒的。」

觀察和反映對話（圖 20.2，第五階段）

整個班級參與小團體的反映對話，然後小團體彼此分享他們在舞蹈中觀察到什麼和動覺感受，他們也探索關係動作如何創造隱喻——透過以下提問來引導學生看到連結和中斷的舞蹈：

1. 你觀察到什麼？
2. 你感受到什麼？
3. 你學習到什麼？

更大的覺察和整合（圖 20.2，第六階段和第七階段）

在對話之後，學生反映出並寫下他們在 RCT 和舞蹈／動作治療接合之處的經

驗。學生們註記任何新的覺察，以及這些覺察如何在治療情境下對個人關係和專業發展產生影響。

　　這整個循環會重複好幾次，每次的經驗都是建立在先前的基礎上。在每個發生的時刻，舞蹈／動作治療學生在關係正念靜觀的經驗和關係動作，有助於在開展的當下體現覺察和臨在整合。位在具創造力顯現的邊緣——未知但信任連結（和中斷）的動作——即時即地逐漸強化的認知感，允許過程和關係自然發生。

　　在首次週期歷程的最後，分享舞蹈治療先驅 Norma Canner 的影片剪輯，這是關於她生活和工作的影片，名為「跳舞時刻」（A Time to Dance）（Brownell and Wilcoxen 1998）。Norma 與自閉症青少年工作，類似的示範了「暫停、放鬆、開放、信任、浮現、深層聆聽和說真話」的「洞見對話」歷程（Kramer 2007）。Norma 的臨在與當時孩子的狀態相遇，在他的關係中斷（關係矛盾）期間，她用關係的動作／舞蹈與他連結並包容他，最後允許他與自己相互連結，這是一個很美的例子，在他們兩人之間編組出關係的舞蹈。

學生反映的主題

　　在經驗關係靜觀和動作練習的進程後，從學生寫下的反映意見可摘錄出三個常見的主題——包括：與自己及他人的靜觀、一起見證和動作，以及在連結、中斷和再連結時刻舞蹈。

體現增加

　　舞蹈／動作治療學生表達他們的身體有更多的全然臨在，有位學生分享說：「我感到在課程開始之初，我的身體並沒有十分臨在，但是直到要求我們去找夥伴並與之同步呼吸時，我允許自己放鬆，我的肩膀開始放下，我的呼吸變得更為全然，我緩慢的張開我的眼睛看到夥伴和善的眼神，她允許我去凝視她、被看著，我同時也允許自己被她看著。這個活動對我來說很舒服，因為夥伴和我都能夠在凝視彼此的第一時刻如此容易的連結，我非常享受這個活動，它允許我置中自己同時又歡迎連結。」

　　另一名學生說：「使用舞蹈／動作治療做為促進關係正念和關係動作的方式是有助益的，因為它讓我在身體層次上去感受和內化一段關係的真實。」

連結和中斷的覺察增加

　　第二個出現的主題是：關係的矛盾，渴望連結又避免連結，使用策略來避免連

結。有三位不同的學生做了以下的回應：

- 「我在之前從來沒有想過關係矛盾，我現在特別能夠在自己的關係裡看到這樣的矛盾。我嘗試疏離來避免與他人親近，我也許會把人推開，只是為了要明白我在生活裡需要他們。很不幸的，這在我生活裡實在發生太多次了。」

- 「在我個人生活中，我觀察到自己是如何與父母中斷而造成孤立，透過這些活動，我明白自己需要創造更好的關係，除非我與父母進行對話，才能夠幫助我與父母再連結。」

- 「連結或創造出『我們』是非常有力量的，我來自另一個國家，我想我已經逐漸適應這裡的文化，同時又跟隨我自己的文化，我嘗試在自己的文化和這裡的文化之間保有持續性的平衡。」

整合、自我、關係和連結

　　第三個主題包含了四個相互關聯的面向——整合；經驗和體現關係正念和關係動作；臨在並與自己及個案同調；保持對互動性舞蹈之間親近和距離的敏感。以下是引自另外三位舞蹈／動作治療學生的話：

- 「我感到似乎有為我而產生的宇宙連結，我的頭腦了解舞蹈／動作治療的真實，以及為何舞蹈／動作治療有效，然而我的身體和心需要複習，我需要體現為何我相信它有效，關係動作活動幫助了我。連結和中斷的靈性提醒及舞蹈，幫助我體現這個相信。」

- 「保持正念的覺察你如何跟個案連結或中斷，對一個成功的團體來說非常重要。我認為透過體驗活動讓我們看著夥伴真正的示範了這點。我們有時候很難保持長時間的連結，有時候我們都發現想要彼此漠視，或是看向房間的某個地方，但是也有些真誠連結的時刻。我們的呼吸和姿勢都一樣，彷彿我們是合為一體而動。」

- 「彼此相互同理的關係指的是能夠描述他人的經驗，也是關於受到他人的感動，並且透過他人的眼睛來看。哇！這確實是連結，就在這個反映的時刻裡。我瞭解到這不僅僅只是對話或在一起——真正的傾聽他人，意思是要把自己放下，進入某人的經驗之中，這是關於進入……進入然後回到你自己身上。你不曾失去自己，也許這就是自由的意涵——進入他人，然後瞭解他人的經驗，之後總是能夠回到自己身上，並且知道自己是誰。我們必須知道我們自己是誰，然後我們才能夠瞭解他人。」

結論

　　這個模式目前還在初始階段的發展，我們建議在舞蹈／動作治療師的訓練上使用一整套教學方案，且需要額外的機會去觀察和評估這個過程。關係正念和關係動作歷程也能應用和改編到表達性藝術心理治療師和臨床實務工作者的訓練上。

　　在舞蹈／動作治療的訓練經驗和個人歷程中，學生的評語道出了關係正念和關係動作的力量。學生們開始體現和整合對自己、他人、關係或「我們」的覺察，這種關係正念和關係上的動作（Surrey 2005）歷程允許學生去經驗內在的信任感，而動作靜止增加他們正念的覺察和臨在的意圖，並且知道即時即地正在發生什麼。「暫停、放鬆、開放、信任、浮現、深層聆聽和說真話」告訴學生身為臨床工作者的內在和外在歷程，例如：與一個夥伴的關係正念靜觀，讓他們以細微的方式一起動作，無論是處於他們之間靜止的動作，還是流動的連結動作。

　　引導臨床工作者去體現這個歷程，也同樣提供了一種經驗在於關係正念和關係動作的歷程如何支持他們的實務工作。關係正念、關係動作、RCT、洞見對話和關係的神經科學之間的接合是一種有效的方式，來引導舞蹈／動作治療學生和臨床工作者去體現在關係動作歷程上的正念臨在，這有助於增加對自我、他人和關係流動舞蹈的覺察感和臨在感。

　　如同先前所陳述的，這樣的歷程還在研討和探索的早期階段，目前這一章是初次嘗試呈現一套頗富潛力在訓練關係正念和關係動作於舞蹈／動作治療師及其他臨床工作者上的模式。未來的探索和研究將有助於在這極具意義的領域中進一步發展更全面的方案，引導臨床工作者在與他人動作、連結和舞蹈時，進入正念覺察和關係發展之中。

致謝

　　作者們感謝 Lesley 大學舞蹈／動作治療研究所學生們的悉心反映。

文獻

Adler, J. (2002) *Offering from the Conscious Body*. Vermont: Inner Traditions.

Beardall, N., Bergman S., and Surrey, J. (2007) *Making Connections: Building Community and Gender Dialogue in Secondary Schools*. Cambridge, MA: Educators for Social Responsibility.

Brownell, I. and Wilcoxen, W. (directors) (1998) *A Time to Dance: The Life and Work of Norma Canner* (Documentary/Biography). Somerville, MA: Bushy Theater.

Canner, N. (1975) *And a Time to Dance*. Boston, MA: Plays, Inc.

Chaiklin, S. and Schmais, C. (1993) "The Chace Approach to Dance Therapy." In S. Sandel, S. Chaiklin, and A. Lohn (eds) *Foundation of Dance/movement therapy: The Life and Work of Marian Chace*. Columbia, MD: American Dance Therapy Association.

Jordan, J., Kaplan, A., Miller, J., Stiver I., and Surrey, J. (1991) *Women's Growth in Connection: Writings from the Stone Center*. New York: Guilford Press.

Jordan, J.V. (1995) "Relational Awareness: Transforming Disconnection." Work in Progress, No. 76, Wellesley, MA: Stone Center Working Paper Series.

Kramer, G. (2007) *Insight Dialogue: The Interpersonal Path to Freedom*. Boston, MA: Shambhala Press.

Levy, F.J. (2005) *Dance/movement therapy: A Healing Art*. Reston, VA: AAHPERD.

Miller, J.B. and Stiver, I. (1997) *The Healing Connection*. Boston, MA: Beacon Press.

Pallaro, P. (ed.) (1999) *Authentic movement: Essays by Mary Starks Whitehouse, Janet Adler and Joan Chodorow*. London and Philadelphia, PA: Jessica Kingsley Publishers.

Siegel, D. (2007) *The Mindful Brain*. New York: Guilford Press.

Surrey, J. (2005) "Relational Therapy, Relational Mindfulnes". In C. Germer, P. Fulton, and R. Siegal (eds) *Mindfulness and Psychotherapy*. New York: Guilford Press.

第六部分

神經科學、正念和各類型藝術治療

第二十一章

臨床神經科學的觀點
正念與治療性應用的藝術

Jared D. Kass、Sidney M. Trantbam

　　透過正念和治療性應用的各類型藝術，可以促進內在沉著（internal composure），成為彈性應對與心靈健康的基礎。在生活裡有著不可避免的危機、人際衝突、發展上的挑戰和存在焦慮，內在沉著可以幫助個體靈活的應對人事物，而避免引發不必要的壓力回應。本章將會從神經科學的角度來說明，失調性引發的壓力回應為不良的調適應對，造成心理疾病、危害健康的行為和反社會行為。內在沉著可以用平靜的颱風眼來比喻，讓人用建設性和具關懷的方式來駕御壓力源，在自信的生活和自我中保持一個正向的世界觀（Kass 1998），並強化重要的社交網絡。

　　我們也會解釋內在沉著是我們必須培養的生命特質。它是一種與生俱來的，在人類意識進化下自然形成的特質，為了能夠在有壓力的生活情境下獲取這樣的特質，我們需要有意圖和技巧性的培養才能夠對它了解更多。基於這個理由，正念和治療性應用的藝術成為心理治療、創傷心理學和社會轉變的關鍵工具。

　　本章呈現在這些重要想法及方法上的神經科學基礎。我們首先用依附理論和完形治療，從功能層面來定義內在沉著。接著，我們討論彈性及破壞性應對（resilient and destructive coping）的神經科學，以Porges（2011b）創新的「聚合迷走神經」（polyvagal）觀點來探究自主神經系統（autonomic nervous system）；以MacLean（1990）具影響力的三腦一體模式（triune model）來瞭解大腦；和以Reich（1980）的情緒武裝來認識體感記憶（somatic memory）。最後，我們會探索透過正念和治療性應用藝術的特定方法及機制，來培養我們

自然生成的內在沉著能力。

內在沉著：彈性應對的基礎

內在沉著是一個正念的與自我同調的狀態。它可以包括強烈的情緒，如憤怒和悲傷，以及內心的平靜。然而，個人不會被動的受這些情緒控制，相反的，內在沉著可以幫助個人以意念來應對情緒，從而促進以建設性的方式來投入或健康的抽離人群和情境。從完形治療的人際觀點來看（Woldt and Tomen 2005），投入及抽離為人生中的陰與陽，對成長（關係接觸；用抽離來休息和反映）與防衛（戰鬥與逃跑）有其必要性。缺少內在沉著（害怕／焦慮）會產生僵化靜止，對促進成長和防衛導向以投入及抽離所做的努力來說，是一種干擾（Perls 1973）。

與依附理論的關係

從依附理論的發展觀點（Bowlby 1969）來看，內在沉著是嬰兒—照顧者關係形成的根源（Ainsworth 1985; Ainsworth and Eichberg 1991; Ainsworth *et al.* 1978）。在安全的依附中，一個平靜慈愛的照顧者，能夠通過右腦對右腦（如體感、前語言）的共鳴來準確的同調孩子的情緒狀態。嬰兒缺少調節性的自我結構，協調的照顧者能夠幫助他們緩和對刺激所產生的高或低警覺（hyper- or hypo-aroused）回應，逐漸的形塑他們情緒自我調節的能力（Schore 2000, 2009; Schore and Schore 2008）。長久下來，他們便可以發展能夠對刺激做出一致性回應——投入和抽離的彈性自我結構（Rogers 1961），因而強化內在的沉著。

最近的研究將安全依附與焦慮、回避性和游離／混亂的關係模組區分開來（Schore 2009）。這些模組強化了個體對人及情境的高或低警覺反應，因而產生了投入及抽離的障礙，長期性的研究也支持這樣的模式。安全依附有助於嬰兒心理健康和後續的情感調節（Schore 2001），混亂的依附會損害兒童右腦自我調節的過程，特別是與早期的關係創傷並行時（Schore 2002），加深了青少年和成人的循環性暴力傾向（Schore 2003a）。安全和不安全的童年依附預測

了成年期的功能性（Siegel 2012）。人在安全的關係中表現出更好的情緒調節，特別是能從憤怒情緒中恢復（Diamond and Hicks 2005）。

幸運的是，內在沉著可以在日後的生命階段中培養。成人能夠透過心理靈性的發展來「博得」安全的依附（Siegel 2003）。認知行為方法可以辨識出引發失調回應的依附模組。正念、治療性應用的藝術和靜觀，可以催化見證和忍受失調情緒的能力，促進建設性的投入和抽離。逐漸的，內在沉著可以在人際關係及個人與宇宙的關係經驗中，促進安全的依附。這樣安全存在的依附是心理靈性成長一個迫切需要的特性（Kass 2007）。因此，培養內在沉著和博得的安全依附成為主要的治療目標。

彈性和破壞性應對的神經科學

神經行為機制調節了演化中動物的投入及抽離能力——哺乳類、爬蟲類、前脊椎動物——當這些功能都還是相對的單純時；然而在人類身上，這些機制已經逐漸演化去支持心理成長和防衛的複雜形式。人類的大腦可以建立自我、他人與生活的認知模式；透過關係經驗、自我反思和靜觀來調整這些模式；調節情緒反應；並且將原始本能中所保護的層次需求與關係的能力連結，讓合作解決問題、同理的同調、化解衝突和愛成為可能。但是，當這些迫切重要的認知、社會情感和沉思的技巧遭受心理傷害的衝擊，我們較為進步的應對能力將變成哺乳類動物和爬蟲類所演化的防衛機制（Porges 1995, 1998）。

當我們遇到生命受威脅的情況時，這些原始系統仍有作用。此外，人類的演化將這些系統適應成新的用處。不過在一般情況下，若人們執念的用戰鬥／逃跑／凍結的方式，來回應複雜的社會壓力，那麼他們的行為或許會變成功能失調。在心理治療中，「對壓力的反應幾乎是所有疾患的共同特性，或至少是一個共通的構成情境。」（Lambert and Kinsley 2005, p.78）。「精神病理學的關鍵特徵或許包含個人在安全的環境中，無法抑制防衛機制；亦或是在危險的情況下，無法啟動防衛機制——或者是兩者兼具」（Porges 2011b, p.12）。

因此透過內在沉著的培養能彈性的應對，是人類演化中很迫切的神經行為

能力。這些成熟能力背後的機制，在我們近期對自主神經系統、大腦和體感記憶的研究下一目了然。

自主神經系統：新的「聚合迷走神經觀點」

　　自主神經系統是人體神經系統的主要元素，調節了對於掌控壓力應對的重要代謝過程（圖 21.1）。ANS 模式，典型上聚焦在交感神經系統（sympathetic nervous system，簡稱 SNS），強調對壓力回應的啟動；然而，新的「聚合迷走神經觀點」已經改變了這樣的焦點（Porges 2011b）。它在應對過程中，給抑制副交感神經系統（parasympathetic nervous system，簡稱 PNS）及其主要途徑（迷走神經）優先權，包括社交投入和防衛的調節。

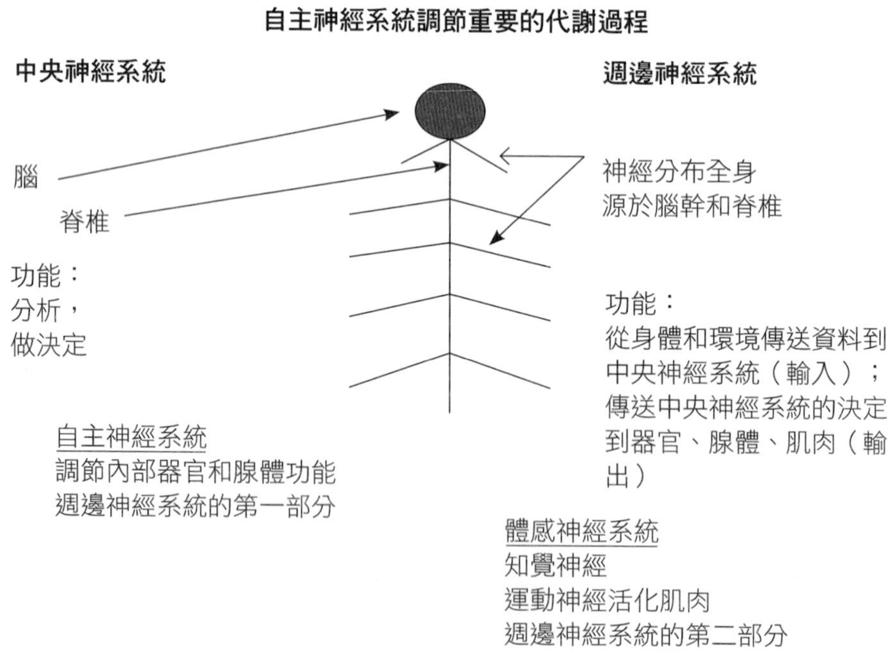

自主神經系統調節重要的代謝過程

中央神經系統　　　　　　　　　　　　**週邊神經系統**

腦

脊椎

神經分布全身
源於腦幹和脊椎

功能：
分析，
做決定

功能：
從身體和環境傳送資料到
中央神經系統（輸入）；
傳送中央神經系統的決定
到器官、腺體、肌肉（輸
出）

自主神經系統
調節內部器官和腺體功能
週邊神經系統的第一部分

體感神經系統
知覺神經
運動神經活化肌肉
週邊神經系統的第二部分

© Jared D. Kass, Psychological Maturation and Therapeutic Change; Used with Permission of Author

圖 21.1：神經系統概觀

副交感神經系統和彈性應對

迷走神經有兩個獨立的分支——迷走神經背側複合體（dorsal vagal complex，簡稱DVC）和迷走神經腹側複合體（ventral vagal complex，簡稱VVC）（Porges 1995, 1998）。爬蟲類及冷血動物因需要保存能量，因此發展了DVC。為了降低新陳代謝率和提供偽裝功能，這種迷走分支的抑制作用能產生靜止作用，使爬蟲類動物的心率急劇下降，而呈現假死的狀態。這種古老的代謝策略對爬行動物是有效的；但是，腦幹和心臟之間的訊息傳遞卻相對緩慢，對於刺激產生細微漸變的反應變成不可能，因此爬行動物要不是處在「關閉」（迷走神經完全呈現抑制）就是「開啟」（沒有迷走神經抑制）的狀態。

VVC發展自溫血、群居的哺乳類動物身上（Porges 1995, 1998）。為了支持這些進步的演化，這樣的迴路功能更加的複雜。首先，它更快。髓鞘使腦幹和心臟之間能快速傳遞訊息，使哺乳類動物能對刺激產生細微漸變的活力反應。再者，VVC遠離了DVC，並遷至腦幹不同的地方，即疑核（nucleus ambiguous）。在這裡，它與顱神經中調節臉及頭部的橫紋肌連結，控制面部表情、發聲和聽覺。Porges解釋，以這種方式，VVC成了用臉和頭的表情肌群來連結心及肺部的整合迴路，這對於社交投入和依附有著關鍵的影響（Porges 1995, 1998）。

透過VVC，心率和呼吸的細微漸變與面部表情、聲調和聽力的細緻漸變有所相連（Porges 1998, 2009）。以這樣的方式，同調的母親和孩子可以建立心的共鳴，例如：在餵撫及聲音交流的同時，相互凝視對方的眼睛，強化了彼此的安全依附（Schore 2001）。這個迷走神經分支也刺激丘腦垂體（hypothalamic-pituitary）釋放催產素（oxytocin）——能提升愉悅和安全感連結的荷爾蒙——使依附進一步的加深。簡單而言，這個「聰敏」的迷走神經在促進同調和慈愛的溝通中，對安全依附的形成有很重要的影響（Porges 1995）。

聰敏的迷走神經

聰敏的迷走神經在恢復性休息和健康的活動中扮演同樣重要的角色（Porges 1998）。當個人擁有強大的內在沉著並感到安全時，聰敏的迷走神經就會使心率減速、達到深層呼吸，並且活化消化過程（胃和小腸及位於橫隔膜的下方都是由 DVC 調節，在個體感受到內在沉著／安全感的期間，VVC 和 DVC 會一起工作）。

瞭解透過聰敏的迷走神經來調節心臟是有用的。心肌的自然收縮被稱為竇房結（sino-atrial node）的神經束所支配，其自然的速率為 100-120 次／分，這樣的速度若持續長時間作用是不健康的（Opthof 2000）。在恢復性休息和平靜功能的作用期間，聰敏的迷走神經會抑制心率至底線 60-80 次／分，扮演「煞車／制動」（vagal brake）的保護角色（Porges *et al.* 1996）。當有必要動員時，聰敏的迷走神經會減弱煞車機制，增加代謝的輸出。最終，如果感知到危險，迷走神經會放棄控制，讓 SNS 啟動戰鬥／逃跑的機制。然而，如果沒有感受到危險，聰敏的迷走神經也有足夠靈活度，在不啟動 SNS 的情況下動員能量。

有兩個原因使這一點很重要。首先，戰鬥／逃跑在代謝中需要很高的代價；其次，在戰鬥／逃跑中，社交投入系統的功能不太有效，這隱含著對健康和彈性應對重要的影響。當人們在生活挑戰中保持內在沉著時，並在沒有意識到這些挑戰的威脅下，他們可以活化能量和利用社會支持，以建設性和合作的方式來應對挑戰——而不用付出戰鬥／逃跑的生理成本。此外，如果一定程度的 SNS 活化是必要的，強大的迷走神經制動力也會儘快抑制這項活動，並協助心血管的復原（Porges, 1998）。

當迷走神經制動功能有效運作時，「迷走神經的張力」較高，這讓有益的廣泛心率變異性（heart rate variability，簡稱 HRV）成為可能。由於聰敏的迷走神經也調節呼吸，因此對 HRV 的有效測量能檢測心臟和肺之間的微妙關係。在吸氣時，迷走神經制動略為放鬆——增加心率；呼氣時，迷走神經制動會稍微增加——減緩心率，這種變化稱為呼吸性竇性心律不齊（respiratory sinus arrhythmia，簡稱 RSA）。高 RSA，表示心血管的健康（Porges 1998, 2007）。

毫不訝異的是，高的 RSA 也預測了一生的心理健康。在嬰幼兒中，高的RSA 預測了三歲時有較多的社會適應行為（Porges and Furman 2011; Porges *et*

al. 1996; Porges *et al.* 1994）。在學齡期的兒童中，迷走神經張力與親社會行為
（prosocial behavior）（Eisenberg *et al.* 1995）、同情（Fabes, Eisenberg, and
Eisenbud 1993），以及與更好的父母衝突應對相關（El-Sheikh, Harger, and
Whiton 2001）。在大學生中，高度靜息狀態下的 RSA 與六至八個月間的正向
情緒和樂觀有關（Oveis *et al.* 2009），也與自我調節的能力有所關聯（Seger-
strom and Solberg-Nes 2007）。當大學生面對負向刺激時，經由表情變化測量
得知，高度靜息狀態下的 RSA 與內在沉著有關（Demaree *et al.* 2006）。在成
人身上，低的 HRV 與焦慮、憂鬱、敵意的上升相關（Demaree *et al.* 2004）。
在歷經九個星期，對日常生活個人經驗的自我反思後，一開始呈現高 RSA 的
成人，比低 RSA 的成人呈現更多正向情緒和社會連結。此外，還有雙向關係。
正向情緒和社會連結的增加也預測迷走神經張力的改善，和初始迷走神經張力
水平的獨立（Kok and Fredrickson 2010）。

　　這些資料顯示有彈性的個體具有高度的迷走神經張力──意指能以內在沉
著、正向情緒和社會支持來面對生活的挑戰，減少戰鬥／逃跑動員機制的代
價。因此，聚合迷走神經理論說明了彈性應對反映出人類進化的新興階段，提
供人類安全依附、愛、社交投入的獨特能力（Porges 2011b）。它提供一種瞭
解以正念和治療性應用的藝術做為促進內在沉著的扎實基礎（圖 21.2）。

交感神經系統和潛在的破壞性應對

　　當面臨生命受到威脅的狀況，或是遇到其他挑戰而需要高能量輸出的情況
時，SNS 對壓力回應的活化是必要的。不過就聚合迷走神經的觀點而言，這是
演化較少的次級壓力應對方式。它應該只有在必要時刻意的被活化。如上面所
述，精神病理學的特徵是對威脅情況的錯誤評估──失調的引發壓力回應。

SNS 活化的好處和代價

　　高度活化的 SNS 壓力應對增加了心率（通常高於原本的速率）。支氣管
通道會擴張來增加耗氧量，以便產生能量，血壓也會升高來促進養分的運送。
由於需要大量的時間來提供快速戰鬥／逃跑所需的能量，因此消化會受到抑

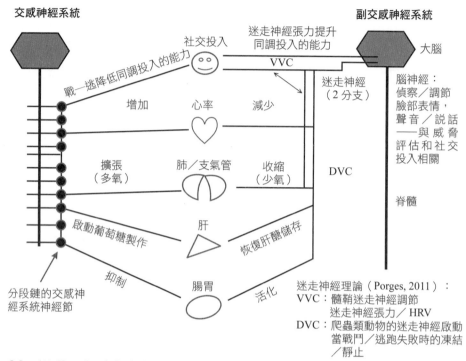

© Jared D. Kass, Psychological Maturation and Therapeutic Change; Used with Permission of Author

圖21.2：自主神經系統途徑——社交投入和防衛

制；同樣的，生殖能力也會受到抑制。為了提供葡萄糖快速生產能量，肝臟會停止將營養物質儲存為肝醣（肝在恢復性休息時的功能），並將儲存的肝醣轉換為葡萄糖。血流量會遠離皮膚以減少出血，血液會導向大的肌肉系統，以因應戰鬥／逃跑的狀態。心智警戒和肌肉緊張會增加，社交投入減少，取而代之的是側重於排除威脅的簡略（通常是緊張的）溝通交流（見圖21.2）。

　　這種應對策略給人類帶來潛在危險的代謝問題。升高的心率、高血壓、抑制的消化和生殖功能是為了適應受威脅的情況，而非慢性問題。這些對健康的危險因子會進一步加劇，因為壓力回應同時也活絡了持久性的壓力荷爾蒙。

下丘腦—垂體—腎上腺軸（Hypothalamic-Pituitary-Adrenal Axis, HPA）

　　下丘腦位於腦部靠近腦幹的位置，它調節內分泌系統，並透過 SNS 與腎

上腺有直接的連結。快速的 SNS 刺激腎上腺髓質（adrenal medulla），釋放了進入血流中的腎上腺素（adrenaline）和正腎上腺素（nor-adrenaline）。這些荷爾蒙增加心率和血壓，延長 SNS 的活化效果。下丘腦也連接到垂體（懸在它的下方）。如圖 21.3 顯示，下丘腦也傳達了腎皮釋素（corticotropin-releasing hormone，簡稱CRH）到腎上腺皮質，以釋放促腎上腺皮質激素（adrenocorti-cotropic hormone，簡稱ACTH）。透過血管迴路，ACTH引發腎上皮質釋放糖皮質激素（glucocorticoids）（皮質類固醇的子集）。

　　皮質醇（cortisol），也稱為壓力荷爾蒙，是體內運行的主要糖皮質激素，它具有幾個正負影響的功能。首先，皮質醇刺激肝臟釋放葡萄糖，延長 SNS 的活化並擴大戰鬥／逃跑的能量。再者，它抑制了免疫系統。事實上，短時間的壓力回應增加了免疫功能，保護身體在出血時免受細菌感染。然而，如同消化和繁殖

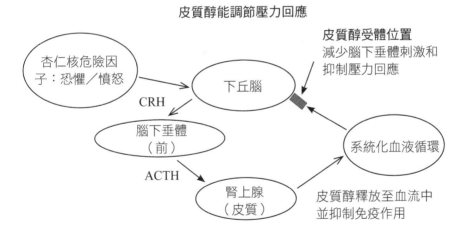

皮質醇能調節壓力回應

創傷後壓力症候群（Post-Traumatic Stress Disorder，簡稱 PTSD）：
感知持續的危險或威脅——壓力調節機制不會關閉
出乎意料的數據：血流中低指數的皮質醇（Yehuda,1997）

未完全理解的機制；各種理論：
．低皮質醇的基因體質／較小的海馬迴（Stein, *et al.*, 1997）
．創傷加劇負 HPA 的回饋：對低皮質醇指數敏感（Anisman, *et al.*, 2001）
．皮質醇指數減少與動物惡意攻擊有關（Haller, *et al.*, 2003）

©Jared D. Kass, Psychological Maturation and Therapeutic Change; Used with Permission of Author

圖21.3：壓力回應的調節器：皮質醇指數和創傷後壓力症候群

一樣，戰鬥病原體在危及生命的情況下失去優勢。如皮質醇增加葡萄糖的產生，它將能量帶離蛋白質的合成作用，其中也包括免疫細胞生成所需的蛋白質。

　　如果壓力回應成為個體缺乏的應對策略，長期釋放的皮質醇將變成有害的，使免疫功能明顯下降（O'Connor, O'Halloran, and Shanahan 2000; Sapolsky 1998）。這個問題在現代生活中十分普遍，因為社會評價的威脅成為激發皮質醇分泌的因素（Dickerson and Kemeny 2004）。進一步的併發症：皮質醇會傷害海馬迴，導致其萎縮（Sapolsky 1992）。正如我們所要討論的，海馬迴在記憶結構中起著核心作用，因此萎縮有嚴重的負面影響。這個問題因傷害性的循環而加劇，破壞海馬迴會增加皮質醇的釋放（Sapolsky 1996, 2003）。

　　皮質醇有另一個額外的、出乎意料的調節作用：它抑制壓力回應。如圖21.3所示，下丘腦有皮質醇的受體位置，當達到設定點時，皮質醇會抑制CRH的釋放（O'Connor et al. 2000; Sapolsky, Romero, and Munck 2000）。因此，它是一個重要的「壓力調節器」，提供反饋讓身體回到平衡狀態。不過，在許多情況下，這個壓力調節器不能正常工作。例如：將近有50%憂鬱症患者的HPA軸，都是處於高反應的狀態。高指數的尿皮質醇顯示調節器沒有關閉（Southwick, Vythilingam, and Charney 2005）。

　　矛盾的是，在PTSD中，尿皮質醇指數依舊是低的——無論有多高指數的腎上腺素／正腎上腺素，或持續高度的警覺症狀（Mason et al. 2001; McGirr et al. 2010; Yehuda et al. 1990a, 1990b）。在這裡，下丘腦有可能適應性的增加皮質醇受體（Yehuda et al. 1991）。儘管減少了皮質醇，也沒有達到設定點，HPA系統演變成對壓力的急性反應（van der Kolk 1994）。

　　動物的皮質醇研究也許能解釋為什麼創傷性暴力會重複的發生。同樣模式的高SNS腎上腺素和低HPA皮質醇，在攻擊性強的動物身上十分明顯（Koolhaas et al. 1991），特別是那些表現出最危險的暴力類型（Haller and Kruk 2003）。在動物研究中，攻擊被認為是達到支配地位的正常行為，但大多數好鬥行為是裝腔作勢。支配者以「憤怒」行為（例：叫哮、擊胸）來警告屬下是為了避免實際的戰鬥。但是，皮質醇指數低的動物戰鬥管道不同，他們會毫無預警的攻擊。他們的攻擊是惡性的，以殺死為目的（Haller and Kruk 2003）。創傷可能對人類

有相似的作用，使我們更容易發生惡性暴力和其他後續的傷害他人。這種神經行為機制將有助於解釋為什麼群體之間的暴力和衝突變得如此棘手。

迷走神經背側複合體和靜止

正如創傷心理學所顯示，有第三層級的壓力應對——靜止（Immobilization）。當戰鬥／逃跑被認為是不可能的，個人被恐懼淹沒，使他們的身體和心理凍結。四肢麻木、認知過程關閉，也有可能會出現昏迷或解離的自我保護。這些事件的記憶仍然是隱性、支離破碎的、體感的和侵入性的，往往導致個人透過物質依賴來得到自我緩解（Herman 1997; Rothschild 2000; Siegel 2003; van der Kolk 1994）。

聚合迷走神經理論解釋，在過度的威脅下，SNS-HPA 壓力應對會崩解，演變為爬蟲類動物的壓力應對模式——靜止（見圖 21.2）。迷走神經的原始分支（DVC）成為支配者，迅速減少代謝活動（Porges 2001, 2011b; van der Kolk 1994）、產生解離及沒有溝通交流的狀態（Schore 2009）。雖然對爬蟲類動物有效，但也提供人類在歷經創傷性事件期間部分的保護，解離反應會產生在PTSD 中典型的高和低警覺游移模式中（van der Kolk 2003）。在這種心理模式中，凍結狀態的個人幾乎讓治療處遇無法介入。不意外的是，有不安全依附的歷史會增加對PTSD的脆弱性，而有安全依附則具保護性（Schore 2003a; Siegel 2012）。

總而言之，理解自主神經系統的聚合迷走神經，提供了三層級的神經生物學應對模式。它突顯了內在沉著和彈性應對之間的關係，並強調錯誤威脅評估的危險。

三腦一體：社交投入和威脅評估

認知和情緒評估發生在大腦中。圖 21.4 提供腦結構的簡化圖，採用 MacLean（1990）的爬蟲類動物、哺乳類動物和人類／靈長類的三腦一體（Triune Brain）模型。雖然這個模型無法涵蓋大腦完整的複雜性，但它具有解釋力（Cozolino 2006）。如聚合迷走神經觀點中的三層級應對，大腦已經從爬蟲類動

物的功能演化到我們的認知能力、自我反思、情緒調節、社交投入與同理同調。

腦幹：「爬蟲類」的大腦

　　爬蟲類動物沒有社交生活，牠們是冷血動物，所以其行為僅限於基本的生存功能。雖然牠們聚焦在環境的專注力是敏銳的，但牠們沒有反思認知或社會連結的功能。簡言之，牠們的神經系統主要是自主神經系統。MacLean（1990）描述到人類的腦幹調節自主生存功能及關注外部刺激，為「爬蟲類」的腦（圖 21.4）。

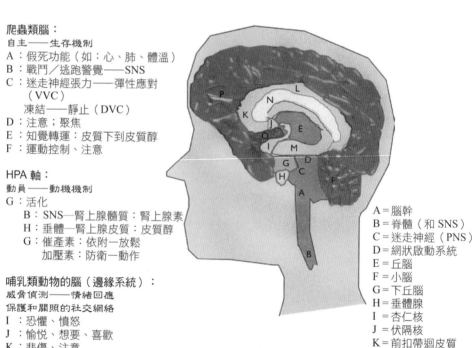

爬蟲類腦：
自主——生存機制
A：假死功能（如：心、肺、體溫）
B：戰鬥／逃跑警覺——SNS
C：迷走神經張力——彈性應對
　　（VVC）
　　凍結——靜止（DVC）
D：注意；聚焦
E：知覺轉運：皮質下到皮質醇
F：運動控制、注意

HPA 軸：
動員——動機機制
G：活化
　　B：SNS—腎上腺髓質：腎上腺素
　　H：垂體—腎上腺皮質：皮質醇
　　G：催產素：依附—放鬆
　　　　加壓素：防衛—動作

哺乳類動物的腦（邊緣系統）：
威脅偵測——情緒回應
保護和關照的社交網絡
I：恐懼、憤怒
J：愉悅、想要、喜歡
K：悲傷、注意
L：邊緣——皮質連接器
M：外顯記憶

人類的腦（先進的新皮質）：
自我意識——理性決定——世界觀建立
精細的威脅評估與依附模組
N：連接左右半腦
O：內臟狀態評估
P：認知評估、情緒調節、決定、
　　整合皮質下和左右腦數據

A＝腦幹
B＝脊髓（和 SNS）
C＝迷走神經（PNS）
D＝網狀啟動系統
E＝丘腦
F＝小腦
G＝下丘腦
H＝垂體腺
I＝杏仁核
J＝伏隔核
K＝前扣帶迴皮質
L＝扣帶迴皮質／腦迴
M＝海馬迴
N＝胼胝體
O＝腦島皮質／島葉
P＝前額葉皮質

©Jared D. Kass, Psychological Maturation and Therapeutic Change; Used with Permission of Author

圖 21.4：三位腦一體：壓力應對和評估

腦幹包括了延髓，是 ANS（聰敏的迷走神經、SNS、DVC）和體感神經系統的起點。因此，它控制所有代謝過程的抑制和啟動，接收輸入的關於環境和內部器官的訊息（身體到大腦），也發送輸出的資訊（大腦到身體）來控制對環境的回應（見圖21.1）。在接近腦幹頂端的網狀啟動系統調節警覺、注意力、清醒和睡眠，它連接到丘腦——知覺的輸入轉運到更高功能的大腦部分。

邊緣系統：「哺乳類動物」的大腦

哺乳類動物有社交生活，牠們是溫血動物，會照料後代直到成熟。牠們表現出明顯的依附、連結、社會團體和組織層級。牠們的行為表明情緒狀態：憤怒、恐懼、幸福、屈服和分離悲傷。當小狗玩在一起時，牠們以非語言及聲音的方式溝通——並表現出許多漸變的靠近和回避行為。基於這些原因，MacLean（1990）指出邊緣系統為「哺乳類動物」的大腦。

邊緣系統位於腦幹上方及丘腦周圍，它是一團對情境產生情緒回應的結構。它會使用比腦幹更加複雜的聯想記憶來評估威脅和吸引的情境。恐懼、厭惡、憤怒、吸引和愉悅的感覺，透過活化下丘腦和腦幹產生社交投入（靠近一抽離）及防衛（戰鬥／逃跑／凍結）。每個邊緣結構是雙向的，有點類似於大腦皮質半球。研究已經開始區分左右邊的活動——但無論損壞那一邊都會減少兩邊的功能。

杏仁核

這個杏仁形狀的器官評估知覺的資料，並產生恐懼（逃跑／凍結）、憤怒（戰鬥）、排斥（回避）及吸引（靠近）的情緒狀態。保護警惕是它的主要作用，它放大驚嚇反應，並以評估面部表情的方式來決定他人的可靠性（Adolphs, Tranel, and Damasio 1998）。相較於對「內團體」臉孔的回應，它對於其他種族的臉孔更具反應性（Hart et al. 2000）。然而，杏仁核也對正向刺激和快樂的面孔也有所回應。因此，它的主要功能是情感刺激的評估（Luan Phan et al. 2004）。為了幫助此評估過程，它會喚回充滿情感的記憶（Rauch et al. 1996）。因此，杏仁核讓人際關係中充滿情感的能量。不過，當其快速回應而

繞過前額葉皮質（prefrontal cortex，簡稱 PFC）的審查時，它也會產生錯誤的反應。

伏隔核

這個多巴胺通路的中樞是大腦的愉悅和獎賞中心，它有著喜歡和想要的核心作用。有一些神經科學家認為它與邊緣系統分離，但是許多人認為伏隔核（nucleus accumbens，簡稱 NA）也是邊緣結構，因為它會影響動機和情緒行為（Lambert and Kinsley 2005）。當我們感到被愛、慈愛或有上癮的行為（例如：酒精、性、賭博、電玩）時，NA 創造正向的回饋來強化這些活動。雖然有些活動是自我毀滅的，NA 在靠近行為和社交投入中起著至關重要的作用。

前扣帶迴皮質

扣帶迴皮質（cingulate cortex）（或腦迴）是大腦皮質的古老部分，在其他邊緣結構的周邊。前部有皮質（認知）和邊緣（社會—情緒）功能，在這些部分的腦之間轉運資料。從認知的角度來看，前扣帶迴皮質（anterior cingulate cortex，簡稱 ACC）有助於保持集中注意力。從邊緣的角度來看，ACC 與悲傷有關。它在回憶起負面的自傳式經驗（autobiographical experience）（Luan Phan et al. 2004）的過程和臨床上的憂鬱時，便會活化起來（Liotti et al. 2000）。

海馬迴

海馬迴在長期記憶中起了核心作用。「保持」記憶的神經迴路並不集中在大腦的某一部分（Lashley 1950）。但是，嚴重損害海馬迴會產生健忘症，包含損害前後所發生的事件，因此它似乎在創造記憶迴路和提取上發揮了作用。

記憶分成兩種——內隱和外顯。內隱的例子為體感編碼記憶（somatically encoded memory），例如：當孩子表現出對過去經歷的焦慮，但又無法以口語描述。相反的，當一個人可以透過口語回溯和描述其脈絡細節時，記憶則為外顯。海馬迴將日常經驗轉化為外顯記憶。尤其是自傳式記憶。但是，壓力所引起的皮質醇破壞了海馬迴細胞（Sapolsky 1996）。在誘發解離性靜止（dissociative immobalization）的創傷事件中，海馬迴起不了作用。這就是為什麼創傷性記憶經常為內隱的——無法以語言探索，但是對身理和心理都具有侵入性和壓力（van der Kolk 2003）。

總而言之，這些邊緣結構所產生的情感和記憶會束縛及傷害人際關係。無論在成長和防衛方面，它們都在投入和抽離中起著重要的作用。然而，這種「哺乳類動物」的情緒腦缺乏自我反思的能力，因此，它容易產生不正確和過早的反應。

新皮質：先進的「人腦」

反思能力提供了對演化皮質準確的評估，所有哺乳類動物都有初級皮質。牠們從經驗中學習，並且透過相關和後續的訓練來保持學習。然而大多數哺乳類動物並不是透過觀察別人來學習，也不會在鏡子中認出自己，這些行為屬於靈長類動物，而我們人類最為廣泛的開發了這些能力。人類新皮質（neo-cor-tex）具有自我反思能力來提取感知，並構建一個全面的關於自我、他人和生命的世界觀（意義系統）。然而，認知能力並不能保證準確性。心理傷痛、創傷、社會文化的壓迫、家庭歷史的忽視／虐待，或不安全的依附都形塑了世界觀建構的過程。對過去經驗的歸納陳述，會扭曲對未來的期望和當前的看法。

因此，我們的自我反思能力受到去檢視我們世界觀、辨別扭曲及承擔對新行為回應風險的挑戰。內部沉著（高度迷走神經張力）增加了我們的學習和冒險能力。相反的，當新皮質被鎖在一個會引發 SNS 戰鬥／逃跑或 DVC 靜止的世界觀時，能精準提取細微感知的能力便會縮小。

前額葉皮質

前額葉皮質（PFC）在這些功能中起主要作用，它位於額葉前方（圖21.5）：

PFC 結合了來自腦部不同區域的資料——直接連結到邊緣結構和腦幹（Si-egel 2007）。它提供了對於環境刺激、抑制或放大來自邊緣系統的情緒訊號最後的執行評估。有鑑於以往的生活經驗，PFC 採用它的認知世界觀來評估具體

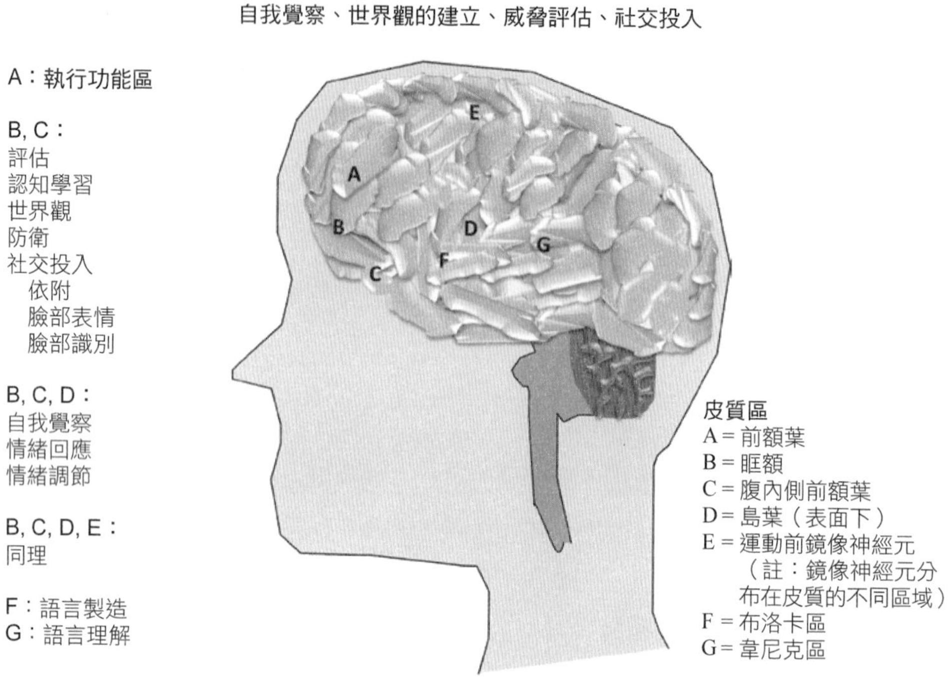

自我覺察、世界觀的建立、威脅評估、社交投入

A：執行功能區

B, C：
評估
認知學習
世界觀
防衛
社交投入
　依附
　臉部表情
　臉部識別

B, C, D：
自我覺察
情緒回應
情緒調節

B, C, D, E：
同理

F：語言製造
G：語言理解

皮質區
A = 前額葉
B = 眶額
C = 腹內側前額葉
D = 島葉（表面下）
E = 運動前鏡像神經元
　　（註：鏡像神經元分
　　　布在皮質的不同區域）
F = 布洛卡區
G = 韋尼克區

©Jared D. Kass, Psychological Maturation and Therapeutic Change; Used with Permission of Author

圖21.5：新皮質

情況，並且形塑適當的行為回應。例如：如果 PFC 已經發展出細微的世界觀來區分不同程度的威脅，讓過去負向的經驗能夠有它的「聲音」，但不處於完全支配的角色，並且具有辨識新挑戰的潛力，那麼 PFC 便能準備好維持迷走神經張力和支持彈性應對。

隨著大腦掃描研究的進展，我們已經開始辨別前額葉皮質和額葉的特殊區域。最近的研究結果雖然不是確定的，但提供了關於評估、自我調節和社交投入過程的有用見解。

腦島皮質

島葉（insula）深埋在 PFC 中，靠近邊緣系統的額葉和顳葉交界處。它透過連接到進化的新錐板葉鞘（Lamina I），對自我覺察起重要的作用。葉鞘是一個神經迴路，從脊髓開始，並通過腦幹和丘腦到島葉，傳輸有關身體生理狀

態的資料。這個過程被稱為攔截（interoception）（Craig 2002），例子包括：心跳的覺察、肢體疼痛、胃飽的感覺，以及對所愛之人經歷痛苦的感同身受。

前腦島皮質（anterior insular cortex，簡稱 AIC）也會在自我識別（自我形象的觀看）、身體動作的自我覺察、情緒的自我覺察、時間感及一種得知感的過程中活化。由此看來，AIC 似乎對自我覺察很重要——知道「我是」和「這就是我的感受」（Craig 2009）。同時，Damasio（1999）認為島葉將內部身體感覺與外部刺激整合起來，產生「直覺」回應來引導出自於情緒的行為決策。最後，在 PTSD 患者身上，AIC 在重新經歷創傷時會活化，但在解離狀態時則不會（Hopper et al. 2007）。因此，腦島皮層（insular cortex）在評估、投入和防衛中扮演很重要的自我反思角色。

眶額皮質

在額頭底部，位於眼睛上面一點後方處的眶額皮質（orbitofrontal cortex，簡稱 OFC），是前額葉皮質中一個絕佳的決策區，評估來自於島葉、邊緣系統和其他相關區域的資料。OFC 調節情緒狀態和回應，就像一位將世界觀建構並精緻化的建築師一樣，它能快速學習和忘卻刺激連結的模式（Davidson 2004）。它將新的學習與目前的依附模組（安全、焦慮、回避或解離／混亂）整合，並形塑我們對人物和事件的回應（Schore 2000, 2003a, 2009）。

腹內側前額葉皮質

OFC 和腹內側前額葉皮質（ventro-medial prefrontal cortex，簡稱 vmPFC）有時會互換使用。嚴格來說，vmPFC 是在 OFC 正下方一個小面積的區域，共同負責情緒調節與威脅評估。vmPFC 的損傷可能會引起遲鈍的情感經驗、有缺陷的社會決策和缺乏洞察力（Hansel and von Kanel 2008）。它也與多種形式的精神病理學相關（Schore 2012）。vmPFC 的活動與消除先前所學的恐懼有關（Phelps et al. 2004）。此外，vmPFC 顯現調節迷走神經的制動力，它在迷走神經張力高或個人處於平靜而心神敏銳的狀態下，是活躍的（Hansel and von Kanel 2008）。迷走神經張力也受到島葉和邊緣結構的影響；然而，高 vmPFC 活動似乎反映了一種感知安全、自我調和，並有同調他人的正向狀態。

因此，它可能對安全的依附有幫助（Schore 2003a, 2009），並且成為內在沉著的一個焦點。

半球側化（Hemispheric Lateralization）—— 右大腦和左大腦功能

大腦半球控制另一側的身體——對側功能——一開始是在連接腦半球的神經迴路胼胝體受損的患者身上發現。之後的腦電圖（EEG）研究確定了額外的區別。但是，複雜的活動（例如說話），需要兩個半球相互協調的努力。例如：在左腦半球（left hemisphere，簡稱 LH）的布洛卡區（Broca's area），控制著語法；而在右腦半球（right heminsphere，簡稱 RH）的布洛卡區控制著聲調。在 LH 的韋尼克區（Wernicke's area）控制語言的理解，而在 RH 的韋尼克區則是識別音調，因此很容易誇大側向的不對稱性。儘管如此，這些活動反映了不同的功能。LH 是主導口語表達和概念思考，而 RH 主導非語言表達、體感經驗和視覺空間思維。

這些差異與出生後的前三年 RH 占有主導地位的發現是一致的（Chiron *et al.* 1997）。在這個形成的階段，語言是不存在或未發展的，嬰兒通過體感經驗學習。依附是通過身體的接觸和非語言的同調而形成。在 RH 和邊緣系統之間的神經連結快速成長，提高孩子的情緒向性（emotional valence）和非語言警覺系統的反應力。編碼記憶雖然很強——但是是隱性的。在大約四歲的時候，孩子們能夠以 LH 的口語表達能力進行對日常生活經驗的描述；然而，他們的描述保持高度的 RH 情感。當他們受到驚嚇時，LH 口語和概念化的過程則迅速關閉。

這種優勢使得 Schore（2009）描述 RH 的功能相當於 Freud 的潛意識——承載著早期童年經驗及因創傷解離而被抑制之記憶的容器。EEG 研究似乎支持這種模式（Allen 2004）。在精神病理學中，RH 的活動與戰鬥／逃跑反應和退縮行為有關，而 LH 的活動與正念改善、自我反思、情緒調節和靠近行為相關（Coan and Allen 2004; Davidson 2004）。這些差異指出臨床工作者必須提高與患者右腦對右腦的同調，並用左腦功能將內隱、體感的記憶轉化為切實的敘事情節與自我調節的學習（Schore 2009）。

鏡像神經元

最近的研究指出，鏡像神經元可能有助於我們的同理同調和威脅評估的能力。它們是一個廣泛的神經元陣列，當個人在表現一個行為或觀察他人執行相同的行動時會活化（Gallese *et al.* 1996; Rizzolatti *et al.* 1996）。例如：當我們觀察別人哭泣時，鏡像神經元會活化，也會在我們哭泣的時候活化。由於我們可以觸及他人的情緒，因此我們能夠感同身受。同樣的，鏡像神經元在我們觀察某人發怒時會活化，也會在我們生氣時活化。認識到這種內在情緒，使我們意識到這個人可能成為威脅。這種「體現的模仿」（embodied simulation）（Gallese 2005）可能為同理提供神經學上的基礎。

同理當然是一個複雜的過程，它需要前額葉皮質、島葉和邊緣系統的協調活動（Shamay-Tsoory 2009）。儘管如此，鏡像神經元可能發揮重要作用，他們對面部表情有著高度敏感，即使在早期階段也對兒童與照顧者之間的同調有著潛在的貢獻。同時，如何有效的運作鏡像神經元系統的功能，似乎有個體間的差異（Gallese 2007）。例如：對於自閉症者，鏡像神經元的活動是受限的，損害了給予和接收的社交投入線索的能力（Gallese 2006）。這些差異支持了鏡像神經元在同理過程中的作用。

總體而言，新皮質在社交投入和威脅評估中扮演相當有幫助的角色。它會形塑世界觀來決定我們如何回應這個環境，不是抑制就是活化下皮質和內臟系統（visceral system）來戰鬥／逃跑／凍結或靠近。錯誤評估具有精神病理學上的象徵含義，而準確評估則意味著彈性應對。這能夠解釋為什麼認知行為方法幫助患者來辨識他們的世界觀，對於心理治療而言，它的效果往往是有效的。但是，傳統的認知行為療法對於治療複雜的創傷和嚴重的依附疾患效果不佳，因為混亂的感知、內隱記憶和身體承載情緒讓自我反思的能力受限。在這個治療領域，正念和治療性的藝術應用變得特別有幫助。為了要全然體會它們的價值，瞭解體感記憶和情緒武裝是有必要的。

體感記憶：情緒武裝和記憶的神經肌肉抑制

創傷倖存者身體化情緒記憶是一個既定的現象（Rothschild 2000; van der Kolk 1994），情緒抑制的神經肌肉過程需要進一步詳細闡述（Scherer 2000）。近期的研究強調臉部和發聲（Ekman 1993, 2003; Mehu *et al.* 2012），因為它們在親子依附（Schore 2001）和「聰敏的」迷走神經在社交投入（Porges 2011b）上具有中心地位。然而，最近的研究說明了整個身體被用於情緒的抑制和表達（Dael, Mortillaro, and Scherer 2011），這指出情緒不只是一種心理狀態，更是一個活化的過程，皮質和邊緣結構發送不同的訊息到神經運動系統，來啟動或抑制生理動作（Scherer 2000）。這種身體／心神的連結，透過患者藉由體感隱喻描述情緒來說明（例如：肩膀是緊的；腸道翻攪；身體在燃燒）。它也說明了患者受益於在心理治療中，加入生物能量綜合的身體動作（例如：放鬆肩膀，或在說話前做瑜伽伸展；打枕頭來釋放憤怒情緒）（Conger 1994; Lowen 1975; Wilner 1999）。

近期對全身表達的分析是機械化的方式，對特定部分的動作（例如：手臂、手腕活動）（Dael *et al.* 2011）或動作品質進行編碼（Gross, Crane, and Fredrickson 2010; Laban 1988）。一個更有效的方法對比了調節抑制和表達的神經肌肉系統，例如：Scherer（2000, p.238）報告指出孩子忍住笑聲會「緊閉雙唇」。Gross 和 Levenson（1993）則指出成年人抑制厭惡感時的眨眼更為頻繁。

Reich 是體感心理學的先驅，他以功能綜合模型來解釋這種現象（Frager and Fadiman 2005; Herskowitz 2008; Reich 1980）。當表達很健康時，情緒能量會活化整個身體。正在笑的孩子會深層呼吸——喉嚨肌肉暢通、嘴部肌肉放鬆，孩子的笑聲自然傾瀉而出。在喧鬧的笑聲中，孩子興奮踩著腳或「沉浸」在歇斯底里中。Reich 觀察到健康的表達能量，會在體內上下流動，並與脊椎平行。反之，當人們壓抑情緒時，神經運動區會阻斷脊椎的能量，將感覺抑制——典型的僵硬上唇。橫向區域包括眼睛、嘴唇、肩膀、喉嚨、隔膜、腹部和骨盆，Reich 觀察到壓抑情緒和抑制記憶總是涵蓋這些區域中一部分或全部的

緊張反應。當在治療中有合適患者探索壓抑的內容時，釋放在這些區域的壓力能流動情緒的表達和對特定事件的記憶（Conger 1994; Lowen 1975; Reich 1960a; Wilner 1999）。

採用進化的觀點（類似 Porges 和 MacLean 的觀點，但有些差異），Reich 將這個心理—生理情緒調節系統描述為分段式的（segmented）——這是發展於前脊椎動物（分段外骨骼），做為防衛結構的功能適應。在人類身上，結構性的痕跡可以在 SNS 神經中樞和脊椎的分段鏈中發現（見圖 21.2），儘管這種適應主要是功能性的（Reich 1960b）。脊椎的分段促使強健的擴張和收縮運動，流通了笑容、憤怒、悲傷、社交投入、性親密及退縮等生物能。橫向分段區提供神經肌肉抑制機制。SNS 啟動的肌肉緊張將情緒「把持住」在體內（有時是無意識的），直到這些內隱記憶和儲存的情緒可以在治療中被觸及（Conger 1994; Ogden, Minton, and Pain 2006）。結合這些橫向區的臨床工作被許多以體感為導向的臨床工作者所使用（Gendlin 1982, 1998; Hazell and Perez 2011; Keleman 1985; Kurtz 1990; Levine 2005; Pesso 1973; Pierrakos 1987; Wilner 1999），說明了情感武裝在體感記憶中的神經肌肉動力。

正念與治療性應用的藝術：行動的神經科學

正如我們所見，內在沉著是彈性應對的關鍵因素。它賦能個體可以回應壓力和存在焦慮、維護社會支持和正向的世界觀（對生活和自我有自信；安全的存在依附），而這些都與高迷走神經張力有關。這些自然產生的人類能力必須被培養，否則應對會演變成原始的戰鬥／逃跑／凍結行為，雖然偶爾有用，但倘若成為慣性或慢性行為時，則具有傷害性。社會科學已經到了一個要學習促進這些不斷發展的能力，並且超越原始防衛系統的關鍵時刻。在心理治療、創傷心理學和社會轉變工作中，培養內在沉著已經成為一個具體的目標。

此神經科學的資料也說明了心理創傷、情緒激動和扭曲的認知源於語言前期的體感編碼經驗。出於這個原因，正念和治療性應用的藝術，提供了有效的臨床工作之必要工具。當個人感受不到足以自我坦露的安全感、與內臟感覺和

身體內部的訊息脫離、無法經由口語來準確的觸及情緒、生活在高和低警覺的擺盪之中，或是缺乏自我觀察的反思能力時，需要有體驗性、感覺動作「由下而上」（bottom-up）的心理治療，而非以口語為主「由上而下」（top-down）的形式（Fosha 2003; Schore 2009）。這樣的治療提供了語言前期的安全體感經驗、增加感覺動作的覺察、體感情緒調節技巧以建立情緒耐受力、對體感記憶抽絲剝繭卻不造成解離的退化、冷靜核心的內在經驗，以及循序漸進的從動作到口語能力來自我坦露和社交投入。

　　儘管有這個浮現出來的共識，這些臨床方法相對是比較新的。口語和非口語治療的整合需要進一步探索，需要以嚴謹的研究來證實非口語模式對治療結果的貢獻（Schore 2003b; Wiener 1999）。我們提供簡短的準則和近期研究的回顧。

正念和靜觀

　　心理治療提供了一個關係的過程，使不安全的依附、人際情緒失調、破壞性應對得以修復（Ginot 2012）。單獨的靜觀練習很少能取代這種改善的經驗；然而，將正念和靜觀融入心理治療，對這些目標有實質上的幫助（Germer and Siegel 2012）。正如我們所見，經由非評判的觀察注意、接受和內在平靜來覺察最近的經歷（體感、情緒、認知），這些構成了心理和諧（Rogers 1961）和情緒健康（Davidson 2004; Kabat-Zinn 1990; Siegel 2007）的核心特徵。

　　Kabat-Zinn（1990）開創性的正念減壓（MBSR）方案結合正念的動作形式（行禪、哈達瑜伽、食禪和身體掃描）與靜坐。動作形式特別與治療性應用的藝術相關，因為行動的正念可以加深覺察和專注的質量，讓個人帶入表達性工作的和日常生活中。此外，這些活動介紹了更嚴格的靜坐過程——能轉向內在，學習觀察形塑出世界觀和行為的制約思維和情緒。

　　當個體覺察到他們當前的感知場域時，靜觀強化了治療過程，使他們可以療癒扭曲的認知基模、情感創傷和不安全的依附。此外，靜觀可以緩和情緒創傷和記憶失調的激發，它逐漸在自我的中心顯示出和平及沉著的核心（Kass and Lennox 2005; Kass *et al.* 1991; Siegel 2007）。當我們經常的練習，靜觀能加強內在沉著和彈性應對。

有趣的是這種「簡單」的練習可以是非常有用——我們已探索的神經科學有助於解釋這種現象。靜觀所培養的平靜深呼吸增加了迷走神經張力（Gevirtz 2011）、抑制 SNS-HPA 的活動，並活化 VVC 的社交投入系統（Porges 2001）。在這種情況下，心神是向內的，將 VVC 與內在經驗同調，產生一種放鬆的開放式專注（open-ended attentiveness）狀態。

靜觀的長期影響可以進一步用聚合迷走神經理論來解釋。Porges 認為人類已經發展了對 DVC 靜止的正向調適。在撫育孩子的共同假想中，母親與嬰兒相互連結的身體在靜態中成長（Porges 1998），在這撫育的時刻裡，母親平靜的注意到孩子的線索，產生一個無需思慮、慈愛同調的安全依附狀態。對靜觀的假想有可能採用相同的適應機制，逐漸產生一種關照、無思慮、對生活本身有慈愛的同調的平靜狀態（見 Taylor 2009）。因此靜觀可以成為一種安全存在依附的來源（Kass 2007; Kass 2014）。

研究支持了這些構想。靜觀增加了 HRV（Burg, Wolf, and Michalak 2012; Ditto, Eclache, and Goldman 2006, Peng *et al.* 2004; Peng *et al.* 1999），並且活化前額葉和邊緣神經結構中與注意力和警覺相關的部位（Lazar *et al.* 2000）。它也產生與靠近行為和改善免疫功能相關的左側前額葉的活化（Davidson *et al.* 2003）。此外，靜觀增加在前額葉和島葉的皮質厚度（Lazar *et al.* 2005），並且增加在島葉和海馬迴中的灰質（Holzel *et al.* 2008）；靜觀者感受壓力的下降也與杏仁核的灰質減少相關（Holzel *et al.* 2010）。靜觀已被證明能增加西塔（theta）和阿爾法（alpha）的腦波活動（Cahn and Polich 2006; Lagopoulos *et al.* 2009），使高振幅的伽瑪波（gamma）達到神經性的同步（Lutz *et al.* 2004），這也許解釋了結合放鬆、提高注意力、心神清明和整合 RH 和 LH 過程的特色（Kass 2014; Siegel 2007）。已有研究顯示正念能增加心理照護臨床工作者的專注力、同理和關懷之心（Davis and Hayes 2011）。即便仍需要進一步的研究（Chiesa and Serretti 2010），系統性的檢視支持了這些結論（Cahn and Polich 2006; Greeson 2008; Holzel *et al.* 2011; Treadway and Lazar 2009）。

這些令人印象深刻的效果與內在沉著的重要指標相關。心理健康和強化的神經結構促進了彈性的應對能力。靜觀，做為一種自我反思的卓越過程，可以對治療目標和實踐有顯著貢獻。有一些媒介方法，如澄心聚焦（Rappaport 2009）和引導視覺化（guided visualization）（Kass 1996a, 1996b），能進一步介紹靜觀過程，並提供給個案更結構化的指導。

治療性應用的藝術

以下討論將出現兩個主題。首先，治療性應用的藝術是一種具體的、以體感為導向「由下而上」的臨床實務方式。其次，以神經行為在治療性應用藝術的效果為指標的實證研究並不多。在我們完成檢視得到結論的同時，也提出對這個問題的解決方法。

音樂

神經科學早已懷疑語言和音樂是一起發展的。在民族文化團體中，通常語言的韻律結構與他們的音樂節奏相互平行呼應（Patel 2008）。這顯示具文化和諧的音樂也許可以促進治療性結盟和口語溝通。聚合迷走神經理論提供了進一步的見解。調節聽覺和發聲功能的顱神經是 VVC 的一部分，它密切的與心臟和社交投入的迷走神經調節系統聯繫在一起。溫柔的、有節奏的音樂，活化了前語言的神經迴路，提高 HRV、安全的感知與親密的結盟。

對解離性創傷患者來說，音樂可以調整邊緣的高警覺狀態（Porges 2011a）。這種方法也與可能包含社交投入功能障礙的自閉症者進行測試。當自閉症兒童聽著經過聲學設計的聲音（使他們的中耳能夠更有效的分辨人的聲音與背景的雜音）時，觀察到的社交行為與同儕和父母的溝通技巧皆有改善（Porges 2001）。因此，聚合迷走神經理論提供了 Tomatis 對中耳功能障礙，以及音樂在生理效益研究上的概念性支持（Thompson and Andrews 2000）。在一個系統化的回顧中，Ellis 和 Thayer（2010）總結了音樂治療與改善 HRV 的初期研究。Mrazova 和 Celec（2010）則強調需要額外的神經生物學結果的研究。

動作和舞蹈

Adler（1970）在與自閉症兒童工作的經典案例中，提供了有力的證據來說明舞蹈／動作治療，提供不說話的個案安全感和知覺動作的學習，來達到由下而上的治療性成長（Ogden 2009; Reich 1960b）。最初，孩子僵硬和極度尷尬的自我對照動作（self-referential movements），反映了斷裂的、情感和生理能量的體感障礙。當 Adler 細緻敏感的鏡映孩子的動作時，我們幾乎可以「看見」孩子的鏡像神經元系統變得有所回應（Gallese 2007）。漸漸的，他們達到了某個程度的行為同步，指出了同理同調的過程（Vacharkulksemsuk and Fredrickson 2012）。接著孩子嘗試性的探索「接近和抽離」的行為，Adler 接收到了以平靜、內在沉著來回應這兩種類型的動作。在許多療程中，孩子開始能夠容忍自己尋求依附的行為所激起的焦慮。最後，女孩溫和的坐在 Adler 的腿上，反映出她安全依附的經驗。這項研究無懈可擊的顯示了當前神經科學的研究；然而，舞蹈／動作領域還是缺少以神經生物學為基礎的實證研究。

視覺藝術

在大量的藝術治療案例研究文獻中，顯示出許多以體感導向的治療取向應用（Malchiodi 1990, 2008; Rogers 1993, 2011; Steele and Malchiodi 2012）。這些方法包括安全感的培養（例如：畫下或視覺化一個讓你覺得滋養和安全的地方）；感覺動作經驗的探索（例如：使用顏色和形狀來呈現你的肩膀感覺如何）；以象徵性的方式表達潛意識的情緒（例如：斷掉枝幹的樹）；創傷事件的具象化圖像（例如：可怕的人）；一個安全的容器來表達原始情感（例如：橫跨頁面的紅色斜線）；融合口語表達和自我坦露（例如：寫下一個關於這幅畫的句子）；平靜核心的培養（例如：現在你感覺更平靜，請畫下這樣的感受）；培養自我觀察（例如：讓我們從這個很有力量的圖畫中退開一步，並思考它如何影響到你），以及情緒調節的內在軌跡（例如：讓我們比較當你感到害怕和感到平靜的圖畫）。

越來越多的文獻將近期神經科學與藝術治療做概念性的連結（Buk 2009;

Gantt 2009; Hass-Cohen and Carr 2008; Klorer 2005; Lusebrink 2004）。有小部分的文獻指出對藝術感知和藝術創作的單一案例腦電圖研究，雖然研究一致指出雙側半球的活動與整合（Belkofer and Konopka 2008; Bhattacharya and Petsche 2002; Ziadel 2005），但也顯示一些具爭議性的數據。總之，藝術治療領域需要更扎實的努力來蒐集以神經生物學為指標的成果資料。

戲劇演繹

感覺動作狀態、情緒、衝突和創傷性事件的身體演繹（enactment）是一種有效的治療工具（Emunah 1999; Haen 2008）。演繹可以從建立安全的活動開始（例如：讓我們假裝走在鋼索上），然後以對參與者有象徵意義的虛構故事和民間傳說（如灰姑娘）的演出來逐步增加情感深度；最後，以團體的表達性行動來釋放情緒並建立人際連結（例如：讓我們對著這條龍一起吼叫）。演繹也可以為關係和事件提供整合性的治療結束（例如：雖然你的父親已經過世了，讓我們想像與他交談；或使用你的身體來塑造當你被打時的感覺，接著，演出你想對攻擊你的人做些什麼）。在每一個案例中，演繹提供了克服 DVC 靜止狀態的具體方法（Ogden 2009; Porges 2009），這些方法很可能對迷走神經張力有正向的影響，然而目前這方面的研究，仍欠缺卻頗為重要。

在治療性應用藝術中的神經行為研究

我們發現有一個為什麼一直缺乏這類研究的具體原因。由於大腦掃描和腦電圖研究需要處在不動的狀態進行，這在以行動為基礎的正念形式或治療性應用的藝術中是不可能的；然而，本章內容建議了一個解決方案。靜息心率變異性（resting HRV）已成為迷走神經張力和內在沉著的神經生物學相關性的公認指標（Porges 2011b）。靜息心率變異性可用於準實驗（quasi-experimental）或隨機（ransomized）設計中，來比較實驗和控制條件下，治療處遇前和後的數據資料。該程序將提供給必要的研究一個神經生物學的基礎。

結論

　　內在沉著和彈性應對是人性進化神經行為途徑中自然產生的特質。本章重點介紹了正念和治療性應用的藝術在促進內在沉著的臨床價值，以及提供從神經科學的角度來理解這些相對較新的臨床實務。當臨床工作者愈加熟悉神經科學時，他們將愈能辨識出自己已自然而然運用這些原理的方法，同時也學習更正念的融合這些方法。

文獻

Adler, J. (1970) *Looking for Me.* Berkeley, CA: University of California/Berkeley.

Adolphs, R., Tranel, D., and Damasio, A.R. (1998) "The human amygdala in social judgment." *Nature 393*, 6684, 470–474.

Ainsworth, M.D. (1985) "Attachments across the life span." *Bulletin of the New York Academy of Medicine 61*, 9, 792–812.

Ainsworth, M.D. and Eichberg, C. (1991) "Effects on Infant–Mother Attachment of Mother's Unresolved Loss of an Attachment Figure, or Other Traumatic Experience." In C.M. Parks, J. Stevenson-Hinde, and P. Marris (eds) *Attachment Across the Life Cycle.* New York: Tavistock/Routledge.

Ainsworth, M.D., Blehar, M., Waters, E., and Wall, S. (1978) *Patterns of Attachment.* Hillsdale, NJ: Lawrence Erlbaum.

Allen, J.J.B. (2004) "Frontal EEG asymmetry, emotion, and psychopathology: The first, and the next, 25 years." *Biological Psychology 67*, 1–2, 1–5.

Belkofer, C.M. and Konopka, L.M. (2008) "Conducting art therapy research using quantitative EEG measures." *Art Therapy: Journal of the American Art Therapy Association 25*, 2, 56–63.

Bhattacharya, J. and Petsche, H. (2002) "Shadows of artistry: Cortical synchrony during perception and imagery of visual art." *Cognitive Brain Research 13*, 2, 179–186.

Bowlby, J. (1969) *Attachment and Loss. Volume 1: Attachment.* New York: Basic Books.

Buk, A. (2009) "The mirror neuron system and embodied simulation: Clinical implications for art therapists working with trauma survivors." *The Arts in Psychotherapy 36*, 2, 61–74.

Burg, J.M., Wolf, O.T., and Michalak, J. (2012) "Mindfulness as self-regulated attention: Associations with heart rate variability." *Swiss Journal of Psychology 71*, 3, 135–139.

Cahn, B.R. and Polich, J. (2006) "Meditation states and traits: EEG, ERP, and neuroimaging studies." *Psychological Bulletin 132*, 2, 180–211.

Chiesa, A. and Serretti, A. (2010) "A systematic review of neurobiological and clinical features of mindfulness meditation." *Psychological Medicine 40*, 8, 1239–1252.

Chiron, C., Jambaque, I., Nabbout, R., Lounes, R., Syrota, A., and Dulac, O. (1997) "The right brain hemisphere is dominant in human infants." *Brain 120*, 6, 1057–1065.

Coan, J.A. and Allen, J.J.B. (2004) "Frontal EEG asymmetry as a moderator and mediator of emotion." *Biological Psychology 67*, 1–3, 7–50.

Conger, J.P. (1994) *The Body in Recovery: Somatic Psychotherapy and the Self.* Berkeley, CA: Frog Books.

Cozolino, L. (2006) *The Neuroscience of Human Relationships: Attachment and the Developing Social Brain.* New York: Norton.

Craig, A.D. (2002) "How do you feel? Interoception: The sense of the physiological condition of the body." *Nature Reviews Neuroscience 3*, 8, 655–666.

Craig, A.D. (2009) "How do you feel—now? The anterior insula and human awareness." *Nature Reviews Neuroscience 10*, 1, 59–70.

Dael, N., Mortillaro, M., and Scherer, K.R. (2011) "Emotion expression in body action and posture." *Emotion* (Advanced Online Publication). DOI: 10.1037/a0025737.

Damasio, A.R. (1999) *The Feeling of What Happens: Body and Emotion in the Making of Consciousness.* New York: Harcourt Brace.

Davidson, R.J. (2004) "Well-being and affective style: Neural substrates and biobehavioral correlates." *Philosophical Transactions of the Royal Society London, Biological Sciences 359*, 1449, 1395–1411.

Davidson, R.J., Kabat-Zinn, J., Schumacher, J., Rosenkranz, M., *et al.* (2003) "Alterations in brain and immune function produced by mindfulness meditation." *Psychosomatic Medicine 65*, 4, 564–570.

Davis, D.M. and Hayes, J.A. (2011) "What are the benefits of mindfulness? A practice review of psychotherapy-related research." *Psychotherapy 48*, 2, 198–208.

Demaree, H.A., Pu, J., Robinson, J.L., Schmeichel, B.J., and Everhart, D.E. (2006) "Predicting facial valence to negative stimuli from resting RSA: Not a function of active emotion regulation." *Cognition and Emotion 20*, 2, 161–176.

Demaree, H.A., Robinson, J.L., Everhart, D.E., and Schmeichel, B.J. (2004) "Resting RSA is associated with natural and self-regulated responses to negative emotional stimuli." *Brain and Cognition 56*, 1, 14–23.

Diamond, L.M. and Hicks, A.M. (2005) "Attachment style, current relationship security, and negative emotions: The mediating role of physiological regulation." *Journal of Social and Personal Relationships 22*, 4, 499–518.

Dickerson, S.S. and Kemeny, M.E. (2004) "Acute stressors and cortisol responses: A theoretical integration and synthesis of laboratory research." *Psychological Bulletin 130*, 3, 355–391.

Ditto, B., Eclache, M., and Goldman, N. (2006) "Short-term autonomic and cardiovascular effects of mindfulness body scan meditation." *Annals of Behavioral Medicine 32*, 3, 227–234.

Eisenberg, N., Fabes, R.A., Murphy, B., Maszk, P., Smith, M., and Karbon, M. (1995) "The role of emotionality and regulation in children's social functioning: A longitudinal study." *Child Development 66*, 5, 1360–1384.

Ekman, P. (1993) "Facial expression and emotion." *American Psychologist 48*, 4, 384–392.

Ekman, P. (2003) "Darwin, Deception, and Facial Expression." In P. Ekman, J.J. Campos, R.J. Davidson, and F.B.M. de Waal (eds) *Emotions Inside Out.* New York: New York Academy of Sciences.

El-Sheikh, M., Harger, J.A., and Whitson, S.M. (2001) "Exposure to interparental conflict and children's adjustment and physical health: The moderating role of vagal tone." *Child Development 72*, 6, 1617–1636.

Ellis, R.J. and Thayer, J.F. (2010) "Music and autonomic nervous system (dys)function." *Music Perception 27*, 4, 317–326.

Emunah, R. (1999) "Drama Therapy in Action." In D.J. Wiener (ed.) *Beyond Talk Therapy: Using Movement and Expressive Techniques in Clinical Practice.* Washington, DC: American Psychological Association.

Fabes, R.A., Eisenberg, N., and Eisenbud, L. (1993) "Behavioral and physiological correlates of children's reactions to others' stress." *Developmental Psychology 29*, 4, 655–663.

Fosha, D. (2003) "Dyadic Regulation and Experiential Work with Emotions and Relatedness in Trauma and Disorganized Attachment." In M.F. Solomon and D.J. Siegel (eds) *Healing Trauma: Attachment, Mind, Body, and Brain.* New York: Norton.

Frager, R. and Fadiman, J. (2005) *Personality and Personal Growth.* New York: Pearson Prentice Hall.

Gallese, V. (2001) "The 'shared manifold' hypothesis: From mirror neurons to empathy." *Journal of Consciousness Studies 8*, 5–7, 33–50.

Gallese, V. (2005) "Embodied simulation: From neurons to phenomenal experience." *Phenomenology and* the Cognitive Sciences 4, 23–48.

Gallese, V. (2006) "Intentional attunement: A neurophysiological perspective on social cognition and its disruption in autism." Brain Research 1079, 1, 15–24.

Gallese, V. (2007) "Intentional attunement: Mirror neurons and the neural underpinnings of interpersonal relations." Journal of the American Psychoanalytic Association 55, 1, 131–176.

Gallese, V., Fadiga, L., Fogassi, L., and Rizzolatti, G. (1996) "Action recognition in the premotor cortex." Brain 119, 593–609.

Gantt, L. (2009) "Support for a neurobiological view of trauma with implications for art therapy." The Arts in Psychotherapy 36, 3, 148–153.

Gendlin, E.T. (1982) Focusing. New York: Bantam Books.

Gendlin, E.T. (1998) Focusing-Oriented Psychotherapy. New York: Guilford.

Germer, C.K. and Siegel, R.D. (eds) (2012) Wisdom and Compassion in Psychotherapy: Deepening Mindfulness in Clinical Practice. New York: Guilford.

Gevirtz, R. (2011) "Autonomic Nervous System Markers for Psychophyiological, Anxiety, and Physical Disorders." In E. Gordon and S.H. Koslow (eds) Integrative Neuroscience and Personalized Medicine. New York: Oxford University Press.

Ginot, E. (2012) "Self-narratives and dysregulated affective states: The neuropsychological links between self-narratives, attachment, affect, and cognition." Psychoanalytic Psychology 29, 1, 59–80.

Greeson, J.M. (2008) "Mindfulness research update." Complementary Health Practice Review 14, 1, 10–18.

Gross, J.J. and Levenson, R.W. (1993) "Emotional suppression: Physiology, self-report, and expressive behavior." Journal of Personality and Social Psychology 64, 6, 970–986.

Gross, M.M., Crane, E.A., and Fredrickson, B.L. (2010) "Methodology for assessing bodily expression of emotion." Journal of Nonverbal Behavior 34, 4, 223–248.

Haen, C. (2008) "Vanquishing Monsters: Drama Therapy for Treating Childhood Trauma in the Group Setting." In C. Malchiodi (ed.) Creative Interventions with Traumatized Children. New York: Guilford.

Haller, J. and Kruk, M.R. (2003) "Neuroendocrine Stress Responses and Aggression." In M.P. Mattson (ed.) Neurobiology of Aggression: Understanding and Preventing Violence. Totowa, NJ: Humana Press.

Hansel, A. and von Kanel, R. (2008) "The ventro-medial prefrontal cortex: A major link between the autonomic nervous system, regulation of emotion, and stress reactivity?" BioPsychoSocial Medicine 2, 21. DOI::10.1186/1751-0759-1182-1121.

Hart, A.J., Whalen, P.J., Shin, L.M., McInerny, S.C., Fischer, H., and Rauch, S.L. (2000) "Differential response in the human amygdala to racial outgroup vs ingroup face stimuli." NeuroReport 11, 11, 2351–2355.

Hass-Cohen, N. and Carr, R. (eds) (2008) Art Therapy and Clinical Neuroscience. London: Jessica Kingsley Publishers.

Hazell, C. and Perez, R. (2011) What Happens When You Touch the Body? The Psychology of Body-Work. Bloomington, IN: AuthorHouse.

Herman, J. (1997) Trauma and Recovery: The Aftermath of Violence. New York: Basic Books.

Herskowitz, M. (2008) Emotional Armoring. Piscataway, NJ: Rutgers University-Transactions Publishers.

Holzel, B., Carmody, J., Evans, K.C., Hoge, E.A., et al. (2010) "Stress reduction correlates with structural changes in the amygdala." Social Cognitive and Affective Neuroscience 5, 1, 11–17.

Holzel, B., Lazar, S.W., Gard, T., Schuman-Olivier, Z., Vago, D.R., and Ott, U. (2011) "How does mindfulness meditation work? Proposing mechanisms of action from a conceptual and neural perspective." Perspectives on Psychological Science 6, 6, 537–559.

Holzel, B.K., Ott, U., Gard, T., Hempel, H. et al. (2008) "Investigation of mindfulness meditation practitioners with voxel-based morphometry." Social Cognitive and Affective Neuroscience 3, 55–61.

Hopper, J.W., Frewen, P.A., Van der Kolk, B.A., and Lanius, R.A. (2007) "Neural correlates of re-experiencing, avoidance, and dissociation in PTSD: Symptom dimensions and emotion dysregulation in responses to script-driven trauma imagery." Journal of Traumatic Studies 20, 5, 713–725.

Kabat-Zinn, J. (1990) *Full Catastrophe Living*. New York: Dell Publishing.

Kass, J. (1996a) "Coping with life-threatening illnesses using a logotherapeutic approach, stage I: Health care team interventions." *International Forum for Logotherapy 19*, Spring, 15–19.

Kass, J. (1996b) "Coping with life-threatening illnesses using a logotherapeutic approach, stage II: Clinical mental health counseling." *International Forum for Logotherapy 20*, Fall, 10–14.

Kass, J. (1998) "The Inventory of Positive Psychological Attitudes: Measuring Attitudes which Buffer Stress and Facilitate Primary Prevention." In C. Zalaquette and R. Wood (eds) *Evaluating Stress: A Book of Resources*. Lanham, MD: University Press of America.

Kass, J. (2007) Spiritual maturation: A developmental resource for resilience, well-being, and peace." *Journal of Pedagogy, Pluralism, and Practice 12*, Summer, 56–64.

Kass, J. and Lennox, S. (2005) "Emerging Models of Spiritual Development: A Foundation for Mature, Moral, and Health-Promoting Behavior." In W.R. Miller and H. Delaney (eds) *Judeo–Christian Perspectives on Psychology: Human Nature, Motivation, and Change*. Washington, DC: American Psychological Association.

Kass, J. (2014) "Person-centered spiritual maturation: A multidimensional model." *Journal of Humanistic Psychology*. Accepted for publication.

Kass, J., Friedman, R., Leserman, J., Zuttermeister, P., and Benson, H. (1991) "Health outcomes and a new measure of spiritual experience." *Journal for the Scientific Study of Religion 30*, 2, 203–211.

Keleman, S. (1985) *Emotional Anatomy*. Berkeley, CA: Center Press.

Klorer, P.G. (2005) "Expressive therapy with severely maltreated children: Neuroscience contributions." *Art Therapy: Journal of the American Art Therapy Association 22*, 4, 213–220.

Kok, B.E. and Fredrickson, B.L. (2010) "Upward spirals of the heart: Autonomic flexibility, as indexed by vagal tone, reciprocally and propsectively predicts positive emotions and social connectedness." *Biological Psychology 85*, 3, 432–436.

Koolhaas, J.M., Korte, S.M., De Boer, S.F., Van Der Vegt, B.J., Van Reenen, V., and Hopster, H. (1991) "Coping styles in animals: Current status in behavior and stress physiology." *Neuroscience and Behavioral Reviews 23*, 7, 925–935.

Kurtz, R. (1990) *Body-Centered Psychotherapy: The Hakomi Method: The Integrated Use of Mindfulness, Nonviolence, and the Body*. Mendocino, CA: LifeRhythm.

Laban, R. (1988) *The Mastery of Movement* (Fourth edition). Plymouth: Northcote House.

Lagopoulos, J., Xu, J., Rasmussen, I., Vik, A., *et al.* (2009) "Increased theta and alpha EEG activity during nondirective meditation." *Journal of Alternative and Complementary Medicine 15*, 11, 1187–1192.

Lambert, K. and Kinsley, C.H. (2005) *Clinical Neuroscience*. New York: Worth Publishers.

Lashley, K.S. (1950) "In search of the engram." In *Physiological Mechanisms in Animal Behavior: Symposia of the Society for Experimental Biology 4*, 454–482.

Lazar, S.W., Bush, G., Gollub, R.L., Fricchione, G.L., Khalsa, G., and Benson, H. (2000) "Functional brain mapping of the relaxation response and meditation." *NeuroReport 11*, 7, 1581–1585.

Lazar, S.W., Kerr, C.E., Wasserman, R.H., Gray, J.R., *et al.* (2005) "Meditation is associated with increased cortical thickness." *NeuroReport 16*, 17, 1893–1897.

Levine, P.A. (2005) *Healing Trauma: A Pioneering Program for Restoring the Wisdom of Your Body*. Boulder, CO: Sounds True.

Liotti, M., Mayberg, H.S., Brannan, S.K., McGinnis, J., Jerabek, P. and Fox, P.T. (2000) "Differential cortico-limbic correlates of sadness and anxiety in healthy subjects: Implications for affective disorders." *Biological Psychiatry 48*, 1, 30–42.

Lowen, A. (1975) *Bioenergetics*. New York: Penguin Books.

Luan Phan, K., Wagner, T.D., Taylor, S.F., and Liberzon, I. (2004) "Functional neuroimaging studies of human emotions. *CNS Spectrums 9*, 4, 258–266.

Lusebrink, V.B. (2004) "Art therapy and the brain: An attempt to understand the underlying processes of art expression in therapy." *Art Therapy: Journal of the American Art Therapy Association 21*, 3, 125–135.

Lutz, A., Greischar, L.L., Rawlings, N.B., Ricard, M., and Davidson, J.M. (2004) "Long-term meditators self-induce high amplitude gamma synchrony during mental practice." *Neuroscience 101*, 46, 16369–16373.

MacLean, P.D. (1990) *The Triune Brain in Evolution*. New York: Plenum Press.

Malchiodi, C. (1990) *Breaking the Silence: Art Therapy with Children from Violent Homes*. New York: Brunner-Mazel.

Malchiodi, C. (ed.) (2008) *Creative Interventions with Traumatized Children*. New York: Guilford.

Mason, J.W., Wang, S., Yehuda, R., Riney, S., Charney, D.S., and Southwick, S.M. (2001) "Psychogenic lowering of urinary cortisol levels linked to increased emotional numbing and a shame-depressive syndrome in combat-related posttraumatic stress disorder." *Psychosomatic Medicine 63*, 3, 387–401.

McGirr, A., Diaconu, G., Berlim, M.T., Pruessner, J.C., *et al.* (2010) "Dysregulation of the sympathetic nervous system, hypothalmic-pituitary-adrenal axis and executive function in individuals at risk for suicide." *Journal of Psychiatry Neuroscience 35*, 6, 399–408.

Mehu, M., Mortillaro, M., Banziger, T. and Scherer, K.R. (2012) "Reliable facial muscle activation enhances recognizability and credibility of emotional expression." *Emotion 12*, 4, 701–715.

Mrazova, M. and Celec, P. (2010) "A systematic review of randomized controlled trials using music therapy for children." *Journal of Alternative and Complementary Medicine 16*, 10, 1089–1095.

O'Connor, T.M., O'Halloran, D.J., and Shanahan, F. (2000) "The stress response and the hypothalamic-pituitary-adrenal axis: From molecule to melancholia." *Quarterly Journal of Medicine 93*, 6, 323–333.

Ogden, P. (2009) "Emotion, Mindfulness, and Movement: Expanding the Regulatory Boundaries of the Window of Affect Tolerance." In D. Fosha, D.J. Siegel, and M.F. Solomon (ed.) *The Healing Power of Emotion: Affective Neuroscience, Development, and Clinical Practice*. New York: Norton.

Ogden, P., Minton, K., and Pain, C. (2006) *Trauma and the Body: A Sensorimotor Approach to Psychotherapy*. New York: Norton.

Opthof, T. (2000) "The normal range and determinants of the intrinsic heart rate in man." *Cardiovascular Research, 45*, 1, 177–184.

Oveis, C., Cohen, A.B., Gruber, J., Shiota, M.N., Haidt, J., and Keltner, D. (2009) "Resting respiratory sinus arrythmia is associated wtih tonic positive emotionality." *Emotion 9*, 2, 265–270.

Patel, A.D. (2008) *Music, Language, and the Brain*. New York: Oxford University Press.

Peng, C.K., Henry, I.C., Mietus, J.E., Hausdorff, J.M., *et al.* (2004) "Heart rate dynamics during three forms of meditation." *International Journal of Cardiology 95*, 1, 19–27.

Peng, C.K., Mietus, J.E., Liu, Y., Khalsa, G., *et al.* (1999) "Exaggerated heart rate oscillations during two meditation techniques." *International Journal of Cardiology 70*, 1, 101–107.

Perls, F. (1973) *The Gestalt Approach and Eye Witness to Therapy*. New York: Science and Behavior.

Pesso, A. (1973) *Experience in Action: A Psychomotor Psychology*. New York: New York University Press.

Phelps, E.A., Delgado, M.R., Nearing, K.I., and LeDoux, J.E. (2004) "Extinction learning in humans: Role of the amygdala and vmPFC." *Neuron 43*, 6, 897–905.

Pierrakos, J.C. (1987) *Core Energetics: Developing the Capacity to Love and Heal*. Mendocino, CA: LifeRhythm.

Porges, S.W. (1995) "Orienting in a defensive world: Mammalian modifications of our evolutionary heritage." *Psychophysiology 32*, 4, 301–318.

Porges, S.W. (1998) "Love: An emergent property of the mammalian autonomic nervous system." *Psychoneuroendocrinology 7*, 8, 837–861.

Porges, S.W. (2001) "The polyvagal theory: Phylogenetic substrates of a social nervous system." *International Journal of Psychophysiology 42*, 2, 123–146.

Porges, S.W. (2007) "The polyvagal perspective." *Biological Psychology 74*, 2, 116–143.

Porges, S.W. (2009) "The polyvagal theory: New insights into adaptive reactions of the autonomic nervous system." *Cleveland Clinic Journal of Medicine 76*, 2, 886–890.

Porges, S.W. (2011a) "Music Therapy, Trauma, and Polyvagal Theory." In S.W. Porges *The Polyvagal Theory: Neurophysiological Foundations of Emotions, Attachment, Communication, Self-Regulation*. New York: Norton.

Porges, S.W. (2011b) *The Polyvagal Theory: Neurophysiological Foundations of Emotions, Attachment, Communication, Self-regulation.* New York, NY: Norton.

Porges, S.W. and Furman, S.A. (2011) "The early development of the autonomic nervous system provides a neural platform for social behavior: A polyvagal perspective." *Infant Child Development 20,* 1, 106–118.

Porges, S.W., Doussard-Roosevelt, J.A., Portales, A.L., and Greenspan, S.I. (1996) "Infant regulation of the vagal 'brake' predicts child behavior problems: A psychobiological model of social behavior." *Developmental Psychobiology 29,* 8, 697–712.

Porges, S.W., Doussard-Roosevelt, J.A., Portales, A.L., and Suess, P.E. (1994) "Cardiac vagal tone: Stability and relation to difficultness in infants and 3-year-olds." *Developmental Psychobiology 27,* 5, 289–300.

Rappaport, L. (2009) *Focusing-Oriented Art Therapy: Accessing the Body's Wisdom and Creative Intelligence.* London: Jessica Kingsley Publishers.

Rauch, S.L., Van der Kolk, B.A., Fisler, R.E., Alpert, N.M., *et al.* (1996) "A symptom provocation study of posttraumatic stress disorder using positron emission tomography and script-driven imagery." *Archives of General Psychiatry 53,* 5, 380–387.

Reich, W. (1960a) (First published 1942) "Therapy: Breakthrough into the Vegetative Realm." In *Wilhelm Reich: Selected Writings.* New York, NY: Farrar, Straus, and Giroux.

Reich, W. (1960b) (First published 1942) "Therapy: The Expressive Language of the Living." In *Wilhelm Reich: Selected Writings.* NY: Farrar, Straus, and Giroux.

Reich, W. (1980) (First published 1933) *Character Analysis* (Third edition) New York, NY: Farrar, Straus, and Giroux.

Rizzolatti, G., Fadiga, L., Gallese, V., and Fogassi, L. (1996) "Premotor cortex and the recognition of motor actions." *Cognitive Brain Research 3,* 2, 131–141.

Rogers, C.R. (1961) *On Becoming a Person.* Boston, MA: Houghton-Mifflin.

Rogers, N. (1993) *The Creative Connection.* Palo Alto, CA: Science and Behavior.

Rogers, N. (2011) *The Creative Connection for Groups: Person-Centered Expressive Arts for Healing and Social Change.* Palo Alto, CA: Science and Behavior.

Rothschild, B. (2000) *The Body Remembers: The Psychophysiology of Trauma and Trauma Treatment.* New York: Norton.

Sapolsky, R.M. (1992) *Stress, Aging, and the Mechanisms of Neuron Death.* Cambridge, MA: MIT Press.

Sapolsky, R.M. (1996) "Stress, glucocorticoids, and damage to the nervous system: The current state of confusion." *Stress 1,* 1, 1–19.

Sapolsky, R.M. (1998) *Why Zebras Don't Get Ulcers: An Updated Guide to Stress, Stress-Related Diseases, and Coping.* New York: W.H. Freeman.

Sapolsky, R.M. (2003) "Stress and plasticity in the limbic system." *Neurochemical Research 28,* 11, 1735–1742.

Sapolsky, R.M., Romero, L.M., and Munck, A.M. (2000) "How do glucocorticoids influence stress responses? Integrating permissive, suppressive, stimulatory, and preparative actions." *Endocrine Review 21,* 1, 55–89.

Scherer, K.R. (2000) "Emotional Expression: A Royal Road for the Study of Behavior Control." In A. Grob and W. Perrig (eds) *Control of Human Behavior, Mental Processes, and Awareness.* Hillsdale, NJ: Lawrence Erlbaum.

Schore, A.N. (2000) "Attachment and the regulation of the right brain." *Attachment and Human Development 2,* 1, 23–47.

Schore, A.N. (2001) "Effects of secure attachment relationship on right brain development, affect regulation, and infant mental health." *Infant Mental Health Journal 22,* 1–2, 7–66.

Schore, A.N. (2002) "Dysregulation of the right brain: A fundamental mechanism of traumatic attachment and the psychopathogenesis of posttraumatic stress disorder." *Australian and New Zealand Journal of Psychiatry 36,* 1, 9–30.

Schore, A.N. (2003a) "Early Relational Trauma, Disorganized Attachment, and Development of a Predisposition to Violence." In M.F. Solomon and D.J. Siegel (eds) *Healing Trauma: Attachment, Mind, Body, and Brain*. New York: Norton.

Schore, A.N. (2003b) *Affect Regulation and the Repair of the Self*. New York: Norton.

Schore, A.N. (2009) "Right-brain affect regulation: An essential mechanism of development, trauma, dissociation, and psychotherapy." In D. Fosha, D.J. Siegel, and M.F. Solomon (eds) *The Healing Power of Emotion: Affective Neuroscience, Development, and Clinical Practice*. New York: Norton.

Schore, A.N. (2012) *The Science of the Art of Psychotherapy*. New York: Norton.

Schore, J.R. and Schore, A.N. (2008) "Modern attachment theory: The central role of emotional regulation in development and treatment." *Clinical Social Work Journal 36*, 9–20.

Segerstrom, S.C. and Solberg-Nes, L. (2007) "Heart rate variability reflects self-regulatory strength, effort, and fatigue." *Psychological Science 18*, 3, 275–281.

Shamay-Tsoory, S.G. (2009) "Empathic Processing: Its Cognitive and Affective Dimensions and Neuroanatomical Basis." In J. Decety and W. Ickes (eds) *The Social Neuroscience of Empathy*. Cambridge, MA: MIT Press.

Siegel, D.J. (2003) "An Interpersonal Neurobiology of Psychotherapy: The Developing Mind and the Resolution of Trauma." In M.F. Solomon and D.J. Siegel (eds) *Healing Trauma: Attachment, Mind, Body, and Brain*. New York: Norton.

Siegel, D.J. (2007) *The Mindful Brain: Reflection and Attunement in the Cultivation of Well-Being*. New York: Norton.

Siegel, D.J. (2012) *The Developing Mind: How Relationships and the Brain Interact to Shape Who We Are* (Second edition). New York: Guilford.

Southwick, S.M., Vythilingam, M., and Charney, D.S. (2005) "The psychobiology of depression and resilience to stress: Implications for prevention and treatment." *Annual Review of Clinical Psychology 1*, 1, 255–291.

Steele, W. and Malchiodi, C. (2012) *Trauma-Informed Practices with Children and Adolescents*. New York: Taylor and Francis.

Taylor, J.B. (2009) *My Stroke of Insight: A Brain Scientist's Personal Journey*. New York, NY: Plume/Penguin.

Thompson, B.T. and Andrews, S.R. (2000) "An historical commentary on the physiological effects of music: Tomatis, Mozart, and neuropsychology." *Integrative Physiological and Behavioral Science 35*, 3, 174–188.

Treadway, M.T. and Lazar, S.W. (2009) "The Neurobiology of Mindfulness." In D. Fabrizio (ed.) *Clinical Handbook of Mindfulness*. New York: Springer.

Vacharkulksemsuk, T. and Fredrickson, B.L. (2012) "Strangers in synch: Achieving embodied rapport through shared movements." *Journal of Experimental Social Psychology 48*, 1, 399–402.

van der Kolk, B.A. (1994) "The body keeps the score: Memory and the evolving psychobiology of post-traumatic stress disorder." *Harvard Review of Psychiatry 1*, 5, 253–265.

van der Kolk, B.A. (2003) "Post-Traumatic Stress Disorder and the Nature of Trauma." In M.F. Solomon and D.J. Siegel (eds) *Healing Trauma: Attachment, Mind, Body, and Brain*. New York: Norton.

Wiener, D.J. (ed.) (1999) *Beyond Talk Therapy: Using Movement and Expressive Techniques in Clinical Practice*. Washington, DC: American Psychological Association.

Wilner, K.B. (1999) "Core Energetics: A Therapy of Bodily Energy and Consciousness." In D.J. Wiener (ed.) *Beyond Talk Therapy: Using Movement and Expressive Techniques in Clinical Practice*. Washington, DC: American Psychological Association.

Woldt, A. and Toman, S. (2005) *Gestalt Therapy: History, Theory, and Practice*. Thousand Oaks, CA: Sage.

Yehuda, R., Giller, E.L., Southwick, S.M., Lowy, M.T., and Mason, J.W. (1991) "Hypothalamic-pituitary-adrenal dysfunction in post-traumatic stress disorder." *Biological Psychiatry 30*, 1031–1048.

Yehuda, R., Southwick, S.M., Mason, J.W., and Giller, E.L. (1990a) "Interactions of the Hypothalamic-Pituitary-Adrenal Axis and the Catecholaminergic System in Post-Traumatic Stress Disorder." In E.L.

Giller (ed.) *Biological Assessment and Treatment of PTSD*. Washington, DC: American Psychological Association.

Yehuda, R., Southwick, S.M., Nussbaum, G., Wahby, V., Giller, E.L.J., and Mason, J.W. (1990b) "Low urinary cortisol secretion in patients with post-traumatic stress disorder." *Journal of Nervous and Mental Disease 178*, 6, 366–369.

Ziadel, D.W. (2005) *Neuropsychology of Art: Neurological, Cognitive, and Evolutionary Perspectives*. New York: Psychology Press.

附錄一
資源

基礎的正念練習

洞見靜觀

這是由 Joel Gluck 改編自南傳佛教的教導。

關於這四個步驟的完整版本，請參考網址：www.insightimprov.org/Resources.html.

1. 進入靜觀──放鬆──留意當下

在一個安靜的房間裡，找一個舒適的地方坐下。讓身體放鬆。如果你覺得這樣做有幫助，可以閉上眼睛，花幾分鐘單純的進入當下的狀態。

無須改變任何事，留意有什麼已經在那裡。留意身體與墊子或椅子的接觸點，留意身體中的能量、「感覺基調」（feeling-tone）或心情。你今天或現在的感覺如何？留意是緊張還是放鬆。有目的的吸氣至任何緊張的部位，吐氣時將緊張一併吐出。讓非必要的憋氣或僵硬釋放，以放鬆但有意識的方式坐著。

2. 以呼吸的正念培養專注

當你準備好，留意你的呼吸。你可能會注意到每一次呼吸肚子會上升和下降，或者你可能意識到鼻孔一吸一呼之間的感覺。選擇一個區塊聚焦，不要試圖改變或控制呼吸，只需留意它。

如果你發現自己在想什麼，任何事──過去、未來、判斷、規劃、幻想等等──只需留意自己正在想什麼（你可以說這是在腦海裡的「思緒」），然後回歸到呼吸。會想什麼是一件正常的事──無須對自己做評判──只需單純的將意識回歸到呼吸。這種一直回歸到靜觀的對象上（在這裡指的是呼吸）叫做

「正念」，每一次吸入，每一次呼出，都留意細節——身體的感覺及變化為何？呼吸是深的、淺的、不順的、平順的、快的、慢的嗎？被呼吸所吸引。

在轉換到內觀靜坐之前（請見步驟三），以此方法靜觀 5 到 15 分鐘。

3. 對無擇覺察保持開放內觀靜坐

現在，我們不再選擇單一對象來靜觀，而是打開所有覺察的通道，讓對象選擇我們。在整體的靜觀過程中——如果你發現自己心煩意亂或不知所措——你可以用它來定錨，隨時回到你的呼吸。

在準備進行內觀靜坐時，先造訪「六覺門」是有幫助的。首先，打開對整個身體的覺察，留意任何顯著的身體感官知覺，同時覺察身體的整個能量和感覺基調。接著，逐步的打開你的其他感官知覺：聲音、嗅覺、味道和視覺。如果你發現自己在思考其中一種感覺，並迷失在思考中，請回到當下。無論下一個感覺是什麼，留意它的直接特徵——例如，單純的接收一個聲音（音調、音量、音色等）。最後，花一點時間打開第六覺的門：心神對象（mind object）。留意頭腦裡的想法與聲音，以及內心的意象。

現在讓自己對內觀靜坐保持開放，不去有意識的選擇要注意什麼。留意任何在意識層面出現的東西，也許是一個聲音、氣味、疼痛、搔癢、想法、情緒等等。留意此對象的浮現，注意它是如何改變，如果有，也注意它是如何消逝的。

如果這有幫助的話，可以自由的標註此對象浮現的覺察途徑：「聲音」、「體感」、「氣味」、「心神對象」等等。這些可以幫助你保持即時即地的覺察，而不會迷失在思緒裡。

當內觀靜坐隨著練習而深化時，你可能會注意到越來越多不僅出現在覺察領域中的對象，而是覺察本身的天性。

若你是靜觀的初學者，可以用這樣方式靜觀 5 到 10 分鐘。有經驗者，時間則可延長。

4. 練習慈愛

　　練習慈愛的目的是用我們第一部分的靜觀所培養的正念特性與開放，來發展我們對自己和他人的慈愛、關懷、同樂和鎮定。

　　以傳送慈愛給自己做為開始，當你在心中默唸時（如果這些不適合你，也可以找到自己的詞彙），打開你的心來迎接這些訊息。盡可能的重複這些話語中的任何一句，真正的感受並融入它：

- 願我幸福快樂。
- 願我身心舒暢。
- 願我的心充滿慈愛——愛與良善。
- 願我可以放手得以自由。
- 願我生活在祥和之中。

　　然後用多一點時間將任何其他慈愛的訊息傳送給自己——這些可以是你感覺現在或今天特別需要的訊息。

　　接下來，我們傳送慈愛給另一個人或生命（如果你在坐著時有充分的時間，可執行這個部分。傳統的慈愛靜觀分成三個步驟——將慈愛分別傳送給一個你愛的人、一個中立的人，和一個具有挑戰性的人。如果你是慈愛練習的新手，發送慈愛給一個你容易發送出去的對象。）

　　在你的心目中想像一個人，想像他們以開放的心來接受你的慈愛：

- 願你／妳幸福快樂。
- 願你／妳身心舒暢。
- 願你／妳的心充滿慈愛——愛與良善。
- 願你／妳可以放手得以自由。
- 願你／妳生活在祥和之中。

　　花一些時間傳送任何其他的慈愛訊息給這個人。

　　最後，我們將慈愛傳送給所有生命——想像我們可以把慈愛送到全世界，所有的人、動物、植物——尤其是世界上那些因疾病、貧窮、饑餓、不公不正、漠視而受苦的人——以及所有存在於宇宙間的生命：

- 願所有生命幸福快樂。
- 願所有生命身心舒暢。
- 願所有生命的心充滿慈愛——愛與良善。
- 願所有的生命可以放手得以自由。
- 願所有生命生活在祥和之中。
- 願有和平、願有和平、願有和平。

以花些時間傳送任何其他的慈愛訊息給今天你想要送給的所有生命來結束練習。接著溫和的將靜觀帶入到一天的生活中——帶著正念、開放與慈愛與他人互動。

其它的正念練習

練習 5、6 和 7 是根據一行禪師的教導，本書編著者 Laury Rappaport 將其改編〔節選自 Rappaport（2009）所撰寫之《澄心聚焦藝術治療：獲取身體的智慧和創造性智能》（*Focusing Oriented Art Therapy: Accessing the Body's Wisdom and Creative Intelligence*），由倫敦 Jessica Kingsley 出版社出版。指南有聲書：身心健康的澄心聚焦，請參考網址：www.focusingarts.com〕。

5. 正念呼吸

鈴：當你聽到鈴聲時，允許自己享受呼吸。

一開始先做幾次深呼吸進入身體，感受椅子、大地和天空的支持。當你呼吸時，留意吸氣和吐氣，並安靜的將這些短語和你的呼吸相互協調：

「吸氣，我知道我在吸氣；吐氣，我知道我在吐氣。」

重複幾次。

「無論你內心在想什麼，只需留意它們，並讓它們如天上的雲一樣飄過。」

一段時間過後，內在的短語可以縮短成單字「進」和「出」。其他的字句或短語可以被取代，如「吸入寧靜，呼出祥和。」一行禪師（2001）也教導處理困難情緒的方式：「吸氣，我覺察到內在的憤怒；吐氣，憤怒離開了我。」

我設計了一些短語來符合個案的需求。

6. 行走靜觀

一開始先做幾次深呼吸進入身體，留意吸氣和吐氣。當你抬起腳時，把覺察帶到你的呼吸和每隻腳上。在空間內漫步，並與地面接觸，步調是緩慢的。重複默唸短語或片語來搭配呼吸和某一特定的腳。

左腳：吸氣，我覺察到自己正在吸氣。

右腳：吐氣，我覺察到自己正在吐氣。

重複幾次之後，你可以縮短語句。

左腳：吸，覺察到吸氣。

右腳：吐，覺察到吐氣。

不同的短語可以替換。例如，你或許可以用下面的短語來轉換難受的感覺：

左腳：吸氣，我覺察到內在的憤怒。

右腳：吐氣，我覺察到憤怒離開了我。

（其他的感覺也可用來替換，如：焦慮、恐懼、孤獨等）。在使用這種短語一段時間後，通常會很自然的帶入祥和及寧靜的感覺。

左腳：吸氣，我感到寧靜。

右腳：吐氣，我感到祥和。

縮短語句：

左腳：吸，寧靜。

右腳：吐，祥和。

7. 卵石靜觀

將石頭或石塊放置於圓圈的中心。

鈴：響鈴，個案們會在聽到鈴聲之後，受邀來享受自己的呼吸。

每人拿四塊石頭。每一塊石頭代表不同的元素：花、山、水和空間。治療師邀請團體成員輪流拿起石頭，握著並正念的呼吸。治療師大聲朗讀下列短語

兩到三次，個案接著重複的默念：

第一顆石頭：吸氣，我看見自己如同一朵花。

　　　　　　吐氣，我感到神清氣爽（石頭放在一旁）。

第二顆石頭：吸氣，我看見自己如同一座山。

　　　　　　吐氣，我感到腳踏實地（石頭放在一旁）。

第三顆石頭：吸氣，我看見自己如同池塘裡靜止的水。

　　　　　　吐氣，我看得很清晰（石頭放在一旁）。

第四顆石頭：吸氣，我看見自己如同是一個空間。

　　　　　　吐氣，我感到自由（石頭放在一旁）。

　　另一種方式：在靜觀之後，留意你的感覺，透過藝術來表達你的深感。

8. 身體掃描正式練習

　　以下的練習是 Patricia D. Isis 改編 Kabat-Zinn（1999, pp.92-93）的方法（有聲書的相關訊息請見網站 www.MiamiArtTherapy.com）：

　　找一個安靜且舒適的地方躺下，讓你的雙腳張開，手臂放鬆置於身體兩側，雙手平放在地板上或以不交叉的方式放在肚子上。採用一個能讓你保持安靜和清醒的姿勢，留意你正在呼吸，讓呼吸自行運行，不試圖改變什麼或做些什麼。處在每個飽滿吸氣與呼氣的覺察中，不改變呼吸的節奏。

　　當你準備好，用你的呼吸定錨，專注在你的雙腳，讓呼吸進入雙腳並且離開。保持開放，允許任何出現在雙腳的感知覺察，包含腳趾、腳趾間的縫隙、腳底、腳背。想像你的呼吸穿透鞋子、襪子或長襪。邀請呼吸進入構成雙腳的皮膚、血流、骨骼、韌帶、肌腱、關節。允許覺察中浮現的任何感覺，無論是愉快的、不愉快的，或是中性的。

　　讓你的注意力轉移到腿上，將呼吸帶入腳踝，並往上移動來到肌肉組織、骨架、小腿的血液流動、膝蓋和髕骨、腿的前端，並往下回經腳踝。留意任何感覺，例如熱、涼、癢、乾、濕、緊、麻、疼，或沒有任何感覺。單純的讓你的呼吸穩定你對雙腿的和善覺察，正如你現在全然的體驗它們。

現在，輕輕的把注意力轉移到身體的骨盆部位。讓你的呼吸進出衣服、皮膚、骨盆腔、生殖器官和外陰部，以及臀大肌和肛門。以友好的方式留意所有的情緒、感官知覺，或是在你狂野且珍貴的身體區域中是否有缺少哪一種情緒及感知。保持開放並允許所有的覺察產生，無論是奇妙的、可怕的，還是普通的。

當你準備好，讓你的呼吸和注意力集中在你的脊椎和背部。感覺呼吸通過脊椎的底部並向上移動，使每一節的脊椎骨飽滿，並從你的背部完全釋放。歡迎所有你在呼吸時所產生的覺察，讓它成為你的引導。將注意力轉移到腹部，讓呼吸進出肚子的部位，觸及此刻你在生活和身體所容忍與消化的事物，無論你喜不喜歡，就讓一切進入，只因為此時此刻在你身體這個部位中顯而易見。現在，將焦點集中在你身體的胸部區域，讓你的呼吸進出你的衣服、皮膚和胸腔，然後進入你的內臟。你可能會注意到自己的心跳，並且仔細的留意肺在充滿及排空氣體時的經驗，不帶有任何評判。

當你覺得準備好了，讓你的注意力轉移到手掌和手臂上。把你的生命動能帶進指尖往下通過每根手指，以及手指間的縫隙和整個手掌、手腕、前臂、肘部和手臂的頂端。體驗呼吸通過皮膚、關節、骨骼、大小肌肉群和血流、韌帶、肌腱、靜脈和動脈的感覺。只需以溫柔和關懷的方式來留意所有存在或不存在的一切。

當你準備好吐氣時，將呼吸停留在肩膀的位置，讓呼吸進出你整個肩部區域，包含背部和肩胛骨。用慈愛和鎮定留意你所有遭遇的感覺。當你準備好時，讓呼吸進出你的頸部。注意任何熱、緊、痛、暗、輕、打開或閉鎖的感覺。無論你發現什麼，因為它已經在那裡了，就單純的讓它在那裡。

準備好之後，將呼吸轉移至臉和頭蓋骨（頭骨）。讓呼吸進入整個臉部，穿透皮膚，額頭、太陽穴、眼窩、眼睛、顴骨、鼻子及口腔、耳朵和下巴。擴張呼吸，通過毛囊進入頭骨，並且進出大腦。留意你在這個身體區域所有的愉快的、不愉快的或中性的經驗，並溫柔的在你的覺察中完全握持著它們。

當你準備好，想像你頭頂上有一個孔，就像鯨魚一樣。從你頭頂上那個想像的孔吸氣，並將它發送到你身體的每一個區域，將你的所有連成一個完整的

個體。讓呼吸進入頭蓋骨、大腦和臉部，進入頸部和肩部，往下到手臂、手掌和手指，然後進入胸部和胃部、背部、脊椎、骨盆、雙腿、雙腳和腳趾。再回到腳趾、雙腳、雙腿、骨盆、背部、脊椎、腹部、胸部、手掌、手臂、肩膀、脖子、臉部、頭蓋骨，並通過頭頂上假想的孔向外釋出。強化你的整體性和完整性，就像當下的你一樣。回歸自然的呼吸，輕輕動一動你的雙腳和腳趾。當你準備好時，轉向身體的一邊，慢慢轉換到一個能讓你分享經驗的姿勢。

音樂資源（Van Dort 和 Grocke ©2013）

　　以下選出的音樂曲目適合用在音樂和想像療程中，較短的曲目設計在開始使用，一旦團體熟悉音樂和想像的歷程，則是較長的曲目適用時機（備註：曲長會因不同的錄製版本而異）。

作曲者	曲目	曲長
巴哈	D 大調第三號管弦樂組曲第二樂章：空氣	5:15
巴哈	布蘭登堡協奏曲第六號：慢版	5:29
巴哈	聖誕神劇：牧羊人之歌	5:55
貝多芬	第五號鋼琴協奏曲：慢版	7:45
貝多芬	F 大調第二號小提琴與管弦樂浪漫曲	9:47
比才	卡門組曲第一組曲之第二幕間奏曲	2:32
巴特沃斯	綠柳岸	6:07
德弗扎克	捷克組曲：浪漫曲	4:32
艾爾加	弦樂小夜曲：甚緩版	5:49
艾爾加	悲歡（op.70）	4:31
佛瑞	孔雀舞曲	7:44
佛瑞	安魂曲：在天國	3:17
格魯克	奧菲歐與尤麗狄茜：幸福精靈之舞	2:44
葛利格	皮爾金第一組曲第四幕：晨歌	4:00
	皮爾金第二組曲第一、四、五幕：蘇爾維格之歌	5:00
葛利格	霍爾堡組曲第四曲抒情調	5:44
葛利格	搖籃曲	4:07
葛利格	悲歌弦律（op.34）：最後的春天	5:55

作曲者	曲目	曲長
霍爾斯特	行星組曲：金星（和平之神）	8:07
	行星組曲：海王星（神祕之神）	7:01
康果爾德	無事生非（op.11）：花園場景	4:38
利亞多夫	魔湖	7:58
馬斯卡尼	鄉間騎士：間奏曲	2:59
馬斯奈	泰伊斯冥想曲	5:47
馬斯奈	聖母：最後一眠	3:55
莫扎特	弦樂小夜曲第二樂章：浪漫曲（行版）	6:03
帕海貝爾	D 大調卡農	7:07
普契尼	蝴蝶夫人：哼聲合唱	2:46
拉赫曼尼諾夫	作品 34（op.34）：聲樂練習曲（無言歌）	6:51
拉威爾	悼念公主的帕凡舞曲	6:16
雷斯畢基	雀鳥組曲：夜鶯	4:30
	雀鳥組曲：鴿子	4:30
雷斯畢基	羅馬噴泉：黎明時分朱利亞峽谷街的噴泉	4:28
	羅馬噴泉：傍晚時分梅迪契別墅的噴泉	5:45
聖桑	動物狂歡節：天鵝	3:07
斯塔米茨	大提琴協奏曲第二號：浪漫曲	6:51
柴可夫斯基	F 小調浪漫曲	5:46
柴可夫斯基	如歌的行版（op.11）	6:44
佛漢・威廉斯	讚美詩歌前奏曲集之二	3:58
較長的選曲（每首大約 10 分鐘或更長）		
阿爾比諾尼	G 小調慢版：給弦樂與管風琴	11:46
德布西	牧神的午后	10:30
德弗扎克	F 小調小提琴協奏曲：浪漫曲	12:46
蕭邦	第一號鋼琴協奏曲（po.11）第二樂章：浪漫曲甚緩板	9:19
海頓	大提琴協奏曲第一號 C 大調：慢板	9:45
莫扎特	長笛與豎琴協奏曲：小行板	9:40
莫扎特	D 小調第 20 號鋼琴協奏曲第二樂章：浪漫曲	9:00
莫扎特	第 21 號鋼琴協奏曲第二樂章：行板	7:15
佩爾特	鏡中鏡	10:41
拉威爾	豎琴與管弦樂隊：前奏與快板	10:17
佛漢・威廉斯	小夜曲的禮讚	11:40

附錄二

各章節作者簡介

Pat B. Allen, Ph.D., ATR, HLM, is a writer, artist, and art therapist who connects to the creative source through art and writing. Her two books – *Art Is a Way of Knowing* (Shambhala 1995) and *Art Is a Spiritual Path* (Shambhala 2005) – explore the borders between art, psychology, spirituality, and social action. Her present work includes exploring the natural world via art, writing in Ojai, California. Her training in the field of permaculture and body-based exploration informs this work. Dr. Allen is a co-founder of the Open Studio Project in Chicago and currently assists with the training of certified Open Studio Process facilitators. She is at work on a book about dissolving dualities via the creative process.

Zoë Avstreih, MS, LPC, BC-DMT, NCC, the founder and Director of the Center for the Study of Authentic Movement, is a Board Certified Dance/Movement Therapist, a Licensed Professional Counselor in the State of Colorado, and a Licensed Psychoanalyst and Creative Arts Therapist in New York State. Zoë is the Coordinator of the Dance/Movement Therapy Concentration in the Somatic Counseling Psychology Program at Naropa University in Boulder, CO and a Professor in Naropa University's Graduate School of Psychology. She was the founder and former director of the Dance/Movement Therapy Program at Pratt Institute. As a pioneer in the development of Authentic Movement, Zoë lectures and teaches internationally and has published widely in the field focusing on Authentic Movement as both a form of therapy and a body-based awareness practice.

Nancy Beardall, Ph.D., BC-DMT, LMHC, CMA, is an Associate Professor in the Graduate School of Arts and Sciences, Expressive Therapies Division at Lesley University, Cambridge, MA. As a Dance/Movement Therapist, consultant, Certified Movement Analyst, and educator, Dr. Beardall's work has focused on cognitive, social-emotional, and relational development using dance/movement and the expressive arts in the public schools. Dr. Beardall has developed curricula for middle and high school students focusing on the prevention of bullying, sexual harassment, and teen dating abuse, promoting gender respect, decision-making skills, healthy relationships, and making a difference in the school community. Her community-building programs through the arts have involved students, parents, and community members.

Fiona Chang, REAT, RSW, M Soc Sc, is the founder and Program Director of the three-year Expressive Arts Therapy Training Program hosted by the Centre on Behavioral Health of the University of Hong Kong. She is the Vice-chairperson of "Art in Hospital," the President of the Expressive Arts Therapy Association of Hong Kong, and former executive member of the Hong Kong Association of Art Therapists. She supports several organizations as advisor, including "Art Therapy Without Borders," South Western College in Santa Fe, the Mind–Body Department of the Five Branches University in California, and the Ragamuffin Project in Cambodia. She is now the Co-chair the Regional Committee of the International Expressive Arts Therapy Association. She has integrated multimodal expressive arts processes in counseling and group therapy for nearly 18 years in a variety of settings. She is an international trainer, amateur artist, photographer, and full-time mother. She is interested in the blending of Chinese metaphors in the Western model of expressive arts therapy in body–mind connection to actualize the self-healing potentials of each individual for a holistic wellness.

John Fox, CPT, is a poet and certified poetry therapist. He is adjunct associate professor at the California Institute of Integral Studies in San Francisco. He teaches at John F. Kennedy University in Berkeley, The Institute for Transpersonal Psychology in Palo Alto, and Holy Names University in Oakland. John is author of *Poetic Medicine: The Healing Art of Poem-making* and *Finding What You Didn't Lose: Expressing Your Truth and Creativity Through Poem-Making*, and numerous essays in a range of books on education, writing, medicine, and healing. His work is featured in the PBS documentary, *Healing Words: Poetry and Medicine*. He contributed two chapters to *Whole Person Health Care*, a three-volume work published by Praeger/Greenwood. John presents in all kinds of settings throughout the U.S., including medical schools and hospitals such as Stanford, Harvard, Shands Hospital in Gainesville, University Hospital in Cleveland, Ohio, Fred Hutchinson Cancer Center in Seattle, Washington. He has taught in Ireland, England, Israel, Kuwait, South Korea, and Canada. John is President of The Institute for Poetic Medicine. Find out more about his work at www.poeticmedicine.org

Michael A. Franklin, Ph.D., ATR-BC, is the Coordinator of the Graduate Transpersonal Art Therapy program at Naropa University. He is also the Director of the Naropa Community Art Studio, an intentional learning environment to study and research service as a spiritual practice, cultural empathy, and the roles of the socially engaged artist. Prior to Naropa, Michael practiced as a clinician and directed the Art Therapy programs at the College of St. Teresa and Bowling Green State University. Michael is an international lecturer and has published numerous papers on various subjects including aesthetics, self-esteem, AIDs iconography, interpretive strategies, community- based art therapy, and contemplative approaches including yoga, meditation, and applied empathic methods. Michael's current research as an artist and writer focuses on integrating the relationships between art therapy, social engagement, yoga philosophy, and meditation (see artisyoga.com).

Jürgen Fritsche was born in Münster, Germany. He is currently pursuing his Ph.D. in Art Education at Munich University. He studied History of Art, Japanese Studies, and Slavic Studies, in Münster, Moscow, and Hamburg; Fine Art at the State Academy of Fine Arts Karlsruhe; and Art Therapy at the Academy of Fine Arts Munich (MA equivalence). He has been working and exhibiting in different countries including Germany, U.S., Brazil, Switzerland, Luxembourg, and Spain. His experience as an art therapist includes art therapy with psychiatric and psychosomatic patients, people affected with HIV/AIDS, cancer patients, patients with chronic pain syndrome, children and unaccompanied minor refugees. He has been teaching Art Therapy at the Academy of Fine Arts Munich, the University of Munich LMU, the Institute of Art and Therapy Munich IKT, the University of Granada—Faculty of Fine Arts, Spain, and soon the Sigmund Freud Private University Vienna, Austria.

Jürgan had been practicing Vipassana/Insight Meditation for over 20 years, beginning with the teachers Joseph Goldstein and Sharon Salzberg. Since 1996, he has been following the Vipassana tradition taught by S.N. Goenka. Monastic retreats in Thailand have deepened his practice.

Bonnie Gabriel has worked in the art therapy profession for the past 13 years after obtaining her Master's degree from Pratt Institute in Brooklyn, New York. She worked at Memorial Sloan-Kettering Cancer Center for 10 years as an assistant to Dr. Paola Luzzatto as well as with patients diagnosed with cancer. She was a member of the professional team that organized and facilitated the "Creative Arts Retreat" for people dealing with cancer in Italy. Her work history also includes working with severe mental illness.

Joel Gluck, M.Ed., RDT, is a drama therapist, meditator, theatre artist, and executive coach who offers individual and couples therapy, workshops, clinical training, and coaching for performers and professionals throughout the world. His writings on drama therapy include "Insight Improvisation in Thailand: Drama Therapy Meets Vipassana Meditation" in the forthcoming book *The Heart and Soul of Psychotherapy* edited by Saphira Linden (Trafford), and "Insight Improvisation" in *Interactive and Improvisational Drama* edited by Adam Blatner with Daniel Wiener (iUniverse, 2007). Joel is a Registered Drama Therapist accredited by the North American Drama Therapy Association (NADTA). He has used theater and drama therapy in his work with ex-convicts, inner-city students, tsunami survivors in Thailand, school teachers in rural India, people with borderline personality disorder patients, and the elderly. Joel has served 20 years as an executive coach and leadership trainer, working extensively with Harvard Business School and other top executive education programs, and with the leaders of some of the largest companies in the world. Joel received a Master of Education degree in Drama Therapy Studies from Lesley University, with a special focus on Buddhist psychology and peace-building. He lives in Cambridge, MA, with his wife, Orapin, and their two children.

Denise Grocke, Ph.D., RMT, MT-BC, FAMI, is Director of Guided Imagery and Music training at the University of Melbourne. She is co-author of *Receptive Methods in Music Therapy* (2007), and co-editor of *Guided Imagery and Music: The Bonny Method and Beyond* (2002). She has numerous book chapters and articles in refereed journals on music therapy and Guided Imagery and Music. She was a co-founder of the Australian Music Therapy Association (1975), and the Music and Imagery Association of Australia (1994).

Daniel Herring, MA, LMHC, has been practicing mindfulness meditation since 1977 when he met Larry Rosenberg (Larry Rosenberg and David Guy *Breath by Breath: The Liberating Practice of Insight Meditation*, Boston, MA: Shambhala Publications, 2004) while studying acting at Emerson College. He has done many intensive silent retreats since then at Insight Meditation Society and other centers. An Expressive Therapy graduate of Lesley College, he has been treating persons with acute and chronic mental illness since 1982 while raising five children and maintaining a daily meditation practice. His mission has been to integrate mindfulness and expressive therapy into mainstream mental health care. Daniel currently practices independently in Haverhill, MA, teaches Supervision and Psychopathology at Lesley University in Cambridge, MA. He lives in New Hampshire with his wife and youngest son.

Patricia D. Isis, Ph.D., LMHC, ATR-BC, ATCS, has a Ph.D. in the expressive therapies with an emphasis on art therapy. Dr. Isis is a licensed mental health counselor in Florida and a Registered Board-Certified Art Therapist, credentialed art therapy and LMHC supervisor. Since 1980, Patricia has practiced mindfulness meditiation and art psychotherapy in South Florida. Currently, she provides art therapy services full time in the public schools, maintains a part-time private practice, and provides mindfulness-based stress reduction (MBSR) classes and mindfulness trainings. Patricia is a popular presenter locally, nationally, and internationally. More information is available on her website www.MiamiArtTherapy.com

Debra Kalmanowitz, MA, RATh BAAT, HPCReg, has worked extensively in the context of trauma, political violence, and social change, locally, internationally, and in countries of conflict. Currently living in Hong Kong, Debra is a Research Postgraduate in the Department of Social Work and Social Administration and an Honorary Research Associate at the Centre on Behavioural Health, University of Hong Kong. Debra works with refugees and asylum seekers, continues to co-direct ATI (Art Therapy Initiative, www.atinitiative.org), and to work in her own studio. Debra is the co-author of the edited books *Art Therapy and Political Violence: With Art, Without Illusion, Art Therapy in Asia: To the Bone or Wrapped in Silk* and co-author of *The Portable Studio: Art Therapy and Political Conflict: Initiatives in the Former Yugoslavia and South Africa.*

Jared D. Kass, Ph.D., is a Professor in the Division of Counseling and Psychology, Graduate School of Arts and Social Sciences, Lesley University, in Cambridge, MA. Dr. Kass directs The Study Project on Well-Being, conducting research on the causes and effects of a resilient worldview. His courses integrate the neuroscience of resilient and destructive coping, trauma psychology, mindfulness, therapeutic use of the arts, and multicultural social justice perspectives into clinical practice. He was a staff member of the Person-Centered Approach Project (1975–1981), working closely with Dr. Carl Rogers, and Visiting Lecturer at Harvard Medical School (1985–1991), investigating the health effects of meditation with Dr. Herbert Benson. He has served as a Center Associate of the U.S. Department of Education's Higher Education Center for Alcohol, Other Drug Abuse, and Violence Prevention (1999–2001). Most recently, he has developed a curriculum that mentors social-emotional learning and psychospiritual development in higher education. He is a member of the Association for Contemplative Mind in Higher Education and the Phi Beta Kappa Society.

Anna Lagomaggiore, is a Dance-Movement Therapist, Psychologist, Art Psychotherapist, Certified Movement Analyst (Laban Institute, New York), supervisor and teacher for Art Therapy Italiana, Vice-president APID (Italian Professional Association Dance Movement Therapy), Deputy EADMT (European Association Dance Movement Therapy), Founder of the Associations INDACO and LO STUDIO VERDE, for Dance Movement Therapy and Art Therapy (Genova, Italy). Since 1990, she has worked with patients with genetic disorders (CePim, Genova) and privately with children and adults with eating disorders, anxiety, learning problems, and dyslexia. Anna has published a number of articles in professional journals, and chapters including, "Il terreno che non c'è. Il Contributo della Danza Movimento Terapia al disagio infantile contemporaneo. APID Conference Proceedings, 2011"; "Uovo dentro: sono io! La Danza Movimento Terapia con bambini e adolescenti affetti da Sindrome di Down," in A. Di Quirico (ed.) *Lasciar parlare il corpo*, Magi, 2012; and "Sul filo dell'acqua: modulazione corporea e immagini controtransferali nelle fasi iniziali del processo terapeutico in Danza Movimento Terapia," in I. Bolech and C. Macagno (eds) *Trent'Anni di Arte Terapia e di Danza Movimento Terapia*, Ananke, 2012.

Paola Luzzatto, Ph.D., Registered Art Therapist (U.K., U.S., Italy), Art Therapy teacher, and supervisor, trained at Goldsmiths College, University of London and specialized in Psychoanalytic Psychotherapy (Tavistock Institute, London), and Supervision Techniques (Westimster Pastoral Foundation, London). She worked for ten years in the field of Psychiatry at St Thomas' Hospital, London, with a special interest in Substance Abuse and Eating Disorders; and for another ten years in the field of Psycho-oncology at Memorial Sloan-Kettering Cancer Center, in New York. Paola Luzzatto received the 2004 Prize for Clinical Art Therapy from the American Art Therapy Association. She has published two books for children, a number of articles in professional journals, and two books: *Arte Terapia: una guida al lavoro simbolico per l'espressione e l'elaborazione del mondo interno* (Assisi: La Cittadella, 2009) and *Susanne Wenger, Artist and Priestess* (Firenze: Maremmi, 2009). She now lives in Florence, Italy.

Shaun McNiff, Ph.D., ATR, is founder of the first integrated arts in therapy graduate program at Lesley University in Cambridge, MA. He is a painter and the author of *Art Heals: How Creativity Cures the Soul; Trust the Process: An Artist's Guide to Letting Go; Art as Medicine: Creating a Therapy of the Imagination; Art-Based Research; Depth Psychology of Art; Integrating the Arts in Therapy; Art as Research: Opportunities and Challenges;* and many other books and writings which have been translated into Chinese, Japanese, Spanish, Portuguese, Russian, German, and other languages. A past President of the American Art Therapy Association, McNiff has received various honors and awards which include the Association's Honorary Life Member Award and citations from the Commonwealth of Massachusetts House of Representative and Senate for founding the Expressive Arts Therapy profession. In 2002 Lesley appointed him as its first University Professor.

Lucia Minerbi is a trained architect and later obtained a degree in Art Therapy at the Institute National de Formation du Personel Psychiatriques (INFIPP) in Dijon (France). She has worked as an art therapist in the Italian National Health Service for nearly 15 years, in a specialized semi-residential center for recovery from drug addiction, leading a weekly art therapy group. She has been teaching art therapy at the Lecco Art Therapy Training School, Italy. In 2002 she attended a full immersion course on "The Creative Journey and other art-therapy interventions" at the Memorial Kettering Cancer Center of New York. She has been a regular team member of the Silent Creative Retreats organized in Assisi for oncology patients and their relatives. She has published several articles in Italian professional journals and the chapter "Arte-Terapie e tossicodipendenza" in the book *Arteterapie: I fondamenti* edited by Carola Palazzi Trivelli and Alberto Taverna (Stampatori s.a.s., Torino 1998).

Ellen Mullin followed her training as an art therapist in London with a silent retreat at a Buddhist monastery in Thailand. This experience led to her interest in the dimension of silence as part of a therapeutic process. Her involvement in the creative silent retreats with colleagues from different professions has been a rich and fulfilling experience. She has found collective silence to be challenging but ultimately a time of important reflection, as well as a powerful connection with others; with timeless resonance. She was involved with retreat participants from the point at which they expressed an interest in attending, to welcoming them on their first day.

Gemma Oldrini graduated in Mathematics and Physics from the University of Genova, Italy. She has been a life-long teacher of Mathematics in one of the top higher secondary schools in Genova; she has also been active at a National and International level in the Girl Guides organization. On behalf of the Italian Ministries of Education and of Foreign Affairs Dr Oldrini has served on the examining Board of Italian schools in USA, India and Africa, where she has also traveled extensively on her own. Dr Oldrini is now retired as a teacher, but she is still active in Voluntary Associations and in numerous educational activities. Dr Oldrini has been the main administrator of the Assisi Retreats held from 2001 to 2010.

David K. Payne, Ph.D., is Instructor of Psychology, Wallace Community College, Dothan, Alabama. Up until 2004 he spent over a decade working with the psychological needs of cancer patients as a Clinical Assistant Psychologist (dual appointments in Department of Psychiatry and Behavioral Sciences and Department of Integrative Medicine) at Memorial Sloan-Kettering Cancer Center (New York) and as Assistant Professor of Psychology in Psychiatry at the Weill Medical College of Cornell University, New York. In this academic medical setting, he provided clinical care to patients facing end-of-life issues as well as providing supervision and training to post-graduate psychologists and psychiatrists in the assessment and treatment of psychological distress related to life-threatening illness. He has lectured and written extensively on cancer, pain, palliative care, coping with death and dying, and the use of integrative medicine interventions such as mindfulness and other behavioral techniques with patients facing chronic or life-threatening illnesses. He holds both a

Master's and Doctoral degree in Clinical Psychology from the University of Louisville. Currently he teaches Psychology at Wallace Community College where he is involved in training nurses and in teaching stress management techniques to students.

Caroline Peterson, MA, ATR-BC, LPC, a Board-Certified Art Therapist and Licensed Professional Counselor, is the founder of Springboard Studio in Philadelphia where she is in private practice, teaches Mindfulness-Based Stress Reduction (MBSR) programs, and hosts providers of community-based programs in Yoga and the not-for-profit Springboard Meditation Sangha. Her innovative work with Mindfulness-Based Art Therapy, beginning in 2000, was the focus of two NIH-funded research studies in Oncology from 2003–2010. Caroline is currently a clinician with the Supportive Care Team at the Joan Karnell Cancer Center at Pennsylvania Hospital/Penn Medicine where she has developed programs for persons with cancer and their care partners, including a new Mindfulness-Based Art Therapy program, Walkabout, that integrates mindful presence on outdoor walks using digital photography with collage-making, emphasizing the attitudinal foundations of mindfulness practice. Most recently, Caroline has developed a mindfulness skills training program for employees at Philadelphia Gas Works, the largest municipally owned utility in the U.S. Caroline received advanced training to teach MBSR at The Center for Mindfulness in Medicine, Health Care and Society at the University of Massachusetts Medical School; she received her graduate degree as an art therapist at Hahnemann now Drexel University in Philadelphia.

Laury Rappaport, Ph.D., REAT, ATR-BC, MFT, received her doctorate in Psychology and Spirituality in 1987 and has been teaching expressive arts therapies for over thirty years. She has served as a Professor at Five Branches University where she designed a Mind-Body Department, an Associate Professor at Notre Dame de Namur University, and a long time faculty at Lesley University where she was the Academic Coordinator of the International Expressive Therapies program. Laury is a Certifying Focusing Coordinator and Trainer with The Focusing Institute in NY and the founder/director of the Focusing and Expressive Arts Institute in Santa Rosa, CA. She is the author of *Focusing-Oriented Art Therapy: Accessing the Body's Wisdom and Creative Intelligence*, numerous chapters and published articles, and an audio CD: *Focusing for Wellbeing*. Currently, Laury is on the faculty at Sonoma State University, is an Integrative Psychotherapist with Sutter Health Institute for Health and Healing, and trains people nationally and internationally in Focusing-Oriented Expressive Arts. She has been a meditation practitioner for over 40 years—with roots in Hinduism and Buddhism. Her current teachers are Thich Nhat Hanh and Jakusho Kwong-roshi.

Merryl E. Rothaus, LPC, LMHC, ATR-BC is a Licensed Psychotherapist and Board-Certified Registered Art Therapist in private practice in Boulder, CO. A Transpersonal, Somatic Art Therapist, Merryl works with a diverse set of clients, and has created an innovative method of creative healing and growth, integrating her training in the mindfulness-based Hakomi method of Experiential, Body-Centered Psychotherapy with Art Therapy. Merryl is also an Art Therapy educator, having been Visiting Core Faculty at Antioch University, Seattle, and Adjunct Faculty at Naropa

University in Boulder, CO She is also a clinical supervisor for art therapists and mental health counselors worldwide. Merryl can be contacted at www.merrylrothaus.com

Lori Schwanbeck, MFT, is a mindfulness-based psychotherapist whose work is based on Dialectical Behavior Therapy (DBT), Hakomi Body Oriented Psychotherapy and the healing power of nature. Lori developed Sense and Sensibility, a sensory-focused mindfulness treatment for emotional regulation that she teaches internationally. Lori is an adjunct professor at J.F.K. University, teaches in the Mindfulness and Compassion program at California Institute of Integral Studies and leads workshops at Esalen. She is co-founder of San Francisco-based Mindfulness Therapy Associates.

Janet L. Surrey, Ph.D., is a clinical psychologist and a Founding Scholar of the Jean Baker Miller Training Institute at the Stone Center, Wellesley College. She is on the faculty of the the Andover-Newton Theological School. Dr. Surrey has been consulting and teaching Relational Cultural Theory nationally and internationally for over 20 years, and has been working to synthesize Buddhist and relational psychology. She has co-authored or co-edited a number of books, including *Women's Growth in Connection* (Guilford Press), *Women's Growth in Diversity, Mothering Against the Odds: Diverse Voices of Contemporary Mothers* (Guilford Press), *We Have to Talk: Healing Dialogues Between Women and Men* (Basic Books), *Making Connections: Building Community and Gender Dialogue in Secondary Schools* (Educators for Social Responsibility), and *Bill W. and Dr. Bob: The Story of the Founding of Alcoholics Anonymous* (Samuel French).

Jennifer Frank Tantia, Ph.D., BC-DMT, LCAT, is a Dance/Movement Therapist and somatic psychotherapist in New York City. She serves as a research advisor at Pratt Institute and teaches developmental and somatic psychology at Adelphi University. Former Program Director of the NY state chapter of the American Dance Therapy Association, Jennifer currently serves as Research Chair for the USABP and is the U.S. representative for the European Association for Body Psychotherapy. Jennifer leads Authentic Movement groups and works in private practice in Brooklyn and Manhattan, where she integrates Vipassana meditation into the treatment setting. Her research on Authentic Movement and the Autonomic Nervous System has been published and presented in both the U.S. and Europe.

Sidney M. Trantham, Ph.D. is an Associate Professor in the Division of Counseling and Psychology, Graduate School of Arts and Social Sciences, Lesley University, in Cambridge, MA. Dr. Trantham received his doctorate in Clinical Psychology in 1999 from the University of Florida, Gainesville. His doctoral work focused on exploring the impact of early childhood sexual experiences on the psychological functioning of adult males. He was a Harvard Clinical Fellow (1996–2000), where he completed his clinical psychology internship and neuropsychological post-doctoral fellowships as well as engaged in research identifying early cognitive markers of HIV-related dementia. Currently, Dr. Trantham maintains a private practice where he provides integrative psychological, neuropsychological, and gender assessment as well as psychotherapy with children, adolescents, adults, and families. Areas of expertise include working with gender variant children and adolescents.

Carolyn Van Dort, MA (Creative Arts Therapies), Grad Dip Guided Imagery and Music, Grad Dip Music Therapy, B Mus., is a music psychotherapist working in private practice. Mindfulness principles together with her music therapy training support her therapeutic work. Carolyn is an endorsed trainer for Guided Imagery and Music (GIM) training courses under the auspices of the Music and Imagery Association of Australia, and she is a clinical practitioner on the Psychotherapy and Counselling Federation of Australia, PACFA, register. Carolyn regularly conducts community workshops in music-based mindfulness. She can be contacted at www.musicpsycotherapy.com.au

Karin von Daler, Pscyhologist, MA, MFT, REAT, is an expressive arts psychotherapist, supervisor, and artist in private practice in Copenhagen. Educated and trained in the U.S., Switzerland, and India she teaches worldwide. Karin is the co-creator of the method Creative Mindfulness which she developed on the basis of her experience with meditation, the arts, and Dialectical Behavior Therapy.

Gabriella Ventrella has a degree in Humanities from Naples University (Italy) and she has worked in Naples for 15 years as a secondary school teacher. During this time she published fairy tales and essays, and a collection of short stories (Papadon, Marotta, 1984). She was also an active member of the Neapolitan Center of Semiotic Studies. Later on she trained at the Institute for Person-Centered Rogerian Approach to Listening. Between 1996 and 2001 Gabriella was in Paris and completed a formal training in Creative Writing at the Elisabeth Bing School, after which she attended further training in Creative Writing at the Aleph Atelier. Between 2001 and 2010 she was part of the team of the Silent Creative Retreat for oncology patients and their relatives. Since 2002, up to the present time, Gabriella has organized Creative Writing workshops and seminars, in public libraries and cultural associations, in Naples, where she lives.

Emily Tara Weiner, MA, MFTI, is a registered Marriage and Family Therapy Intern and holds a Masters degree in Marriage and Family Therapy and Art Therapy from Notre Dame De Namur University in Belmont, CA. Emily completed training in Dr. Laury Rappaport's Focusing-Oriented Arts Therapy (FOAT) Levels I-IV. Emily has been practicing meditation since 2004, primarily within the Korean Zen tradition, and lived and trained extensively for a year and a half in several Zen monasteries in South Korea (2006-2007). Emily is a Certified Mindful Schools Instructor, having completed and assisted with a year-long Mindfulness in Education Certification course with Mindful Schools (2012-2013). Emily is the founder of the Mindful Art Program for youth, and specializes in working with children and adolescents. Emily piloted her Mindful Art workshop in the summer of 2012 at the Omega Institute's, Omega Teen Camp, near Rhinebeck, NY, and has since offered her Mindful Art workshop at Inward Bound Mindfulness.

國家圖書館出版品預行編目（CIP）資料

正念與各類型藝術治療：理論與實務／Laury Rappaport
主編；吳明富，陳雪均，江佳芸譯.
--初版. -- 新北市：心理, 2018.12
　　面；公分. --（心理治療系列；22165）
譯自：Mindfulness and the arts therapies : theory and practice
ISBN 978-986-191-850-1（平裝）

1. 藝術治療

418.986　　　　　　　　　　　　　　　　　107021113

心理治療系列 22165

正念與各類型藝術治療：理論與實務

主　　編：Laury Rappaport
審 閱 者：吳明富
譯　　者：吳明富、陳雪均、江佳芸
執行編輯：高碧嶸
總 編 輯：林敬堯
發 行 人：洪有義
出 版 者：心理出版社股份有限公司
地　　址：231026 新北市新店區光明街 288 號 7 樓
電　　話：(02)29150566
傳　　真：(02)29152928
郵撥帳號：19293172　心理出版社股份有限公司
網　　址：https://www.psy.com.tw
電子信箱：psychoco@ms15.hinet.net
排 版 者：辰皓國際出版製作有限公司
印 刷 者：辰皓國際出版製作有限公司
初版一刷：2018 年 12 月
初版三刷：2022 年 9 月
I S B N：978-986-191-850-1
定　　價：新台幣 450 元